DOJIN
SENSHO
84

新型コロナウイルス対応改訂版

パンデミックを阻止せよ！

感染症を封じ込めるための 10 のケーススタディ

浦島充佳 著

改訂版によせて

二〇一九年一二月に中国・武漢で発生した新型コロナウイルス感染症はパンデミックとなり、いまだに留まるところを知らない。この状況を目の当たりにして私は、二〇〇〇年のハーバード公衆衛生大学院での感染症疫学の大家、ジョナサン・フリーマン教授による気迫に満ちた授業を思い出さずにはいられない。

教授：諸君は未知の感染症アウトブレイクが発生したとき、いったいどうする？
生徒A：検体を採取し、培養して調べます。
生徒B：過去の文献を調べます。

ひと通り聞いた教授は、やおら大きい目を見開いて声を大にしてこう叫んだ。

「**STOP IT !!**」

簡潔にして明瞭な力強い言葉である。次の瞬間、沢山の手が挙がった。

生徒Ｃ：最初の患者はどこで感染したのか？
生徒Ｄ：感染源はどこで、コントロールされているか？
生徒Ｅ：致死率は高いのか？
生徒Ｆ：人から人に感染するのか？
生徒Ｇ：感染経路は飛沫か接触か、それとも空気か？
生徒Ｈ：感染拡大のスピードはどれくらいか？
生徒Ｉ：地域でどれくらい感染は広がっているのか？
生徒Ｊ：医療従事者も感染して重症化しているか？
生徒Ｋ：潜伏期間中より感染性をもつか？
生徒Ｌ：不顕性感染はあるか？
生徒Ｍ：キャリアからも感染するか？
などなど。

フリーマン教授の授業はそれを最後に行われなかった。あとになってわかったことだが、教授は末期がんを患いながらも教壇に立ち続け、翌週に予定されていた最後の授業の直前に息を引き取られたのだ。「疫病が蔓延《まんえん》するのを阻止せよ。多くの命が失われるのを止めるのだ」。教授の遺言のように、私の心にはそう深く刻み込まれた。

この原稿を書いている四月半ば時点、緊急事態宣言が七都府県に発出（四月七日）されてから二週間、全国に拡大（四月一六日）されてから一週間、患者報告数が少し減り始めたようにも見える。今回はハーバードでのフリーマン教授の最後の授業を思い出しながら、第3章に「新型コロナウイルス感染症（COVID‐19）――武漢」を加えた。

二〇二〇年四月二二日　　外出自粛の自宅にて

はじめに

私の医師としての原点は小児医療にある。とくに骨髄移植を中心とした小児がん医療に携わってきた。この医療では大量化学療法や全身放射線照射といったきわめて強い免疫抑制をかけるため、重症感染症を含め幾多の深刻な合併症にも遭遇してきた。しかも相手は幼い命である。病棟医時代、数々の修羅場を体験してきたと思う。

助けることができた子どもたちの親御さん、あるいは助けることができなかった子どもの親御さんから、今でも感謝の手紙をいただくことがある。そのたびに「小児科医をやっていて本当によかった」と思う。それと同時に「もっと多くの尊い命を救うためにはどうしたらよいか」を考えさせられる。なぜなら日本を含む世界では、予防できる病気で大勢の命が失われているからだ。そんな思いもあり一九九九年から二〇〇〇年にかけてHSPH（ハーバード公衆衛生大学院）でパブリック・ヘルス（公衆衛生学・疫学）を学んだ。森の木々を詳細に観察すると同じ木が一つとしてないように、患者さんを診療していると仮に同じ急性リンパ性白血病という病名の子どもでも一人として同じ症状、同じ経過を示すことはない。一卵性双生児の性格が異なるように、皆違うのだ。一方疫学では、山の北側に広がる森の木々と南側に広がるそれらを比較するように、治療に反応した子どもとしなかった子どもを比較して「何が違うのか？」を問いかける。多くの命を救うためには、双方が重要である。

帰国後の二〇〇三年にはＳＡＲＳ（重症急性呼吸器症候群）のパンデミックがあった。ＷＨＯ（世界保健機関）のリーダーシップのもと、致死率一〇％であったこの感染症が各国の努力により封じ込められたことは、私にとって疫学の重要性を再認識するきっかけとなった。その際に思い出したのが、ジョナサン・フリーマン教授の感染症疫学のクラスだ（1〜2ページ参照）。最初のクラスは数理モデルにより感染症を考える論理的なものである。受験のときに学んだ微分・積分を二〇年後にこのような形で使うとは思ってもみなかった。二番目の授業は感染症の実地疫学である。データを使う本番さながらの机上訓練だ。生徒はアウトブレイクの仮想あるいは実際の数字を渡され、そのデータが何を意味しているか分析し、なぜそのようなことが起こっているのかを考察し、そして対策を考える。まさに What-Why-How である。インターネットが発達した昨今、情報は容易に入手できるようになった。そのため知っているだけでは意味をなさない。溢《あふ》れるような情報化社会の現代、情報を生かすために「考える」ことの重要性は高まるばかりだ。

アウトブレイクとは、感染症などの病気が時間的、空間的に集中して発生する現象をいう。やがて終息することもあれば、エピデミックとして国全体に広がり、さらには国境を越えてパンデミックになることもある。また、エンデミック（風土病）としてその地域に根づいてしまうかもしれない。疫学のなかでもアウトブレイク調査は急を要する。なぜなら調査官の判断・対応が一日遅れれば、そのぶん犠牲者の数も指数関数的に増えるからだ。アウトブレイク調査は限られた情報のなかで科学的な判断が求められるため、救急医療の疫学版のような存在だ。それではアウトブレイク調査の際、どうやったら的確に判断し、迅速に対応できるようになるのであろうか？

ハーバード大学では、ケース（事例）を使って勉強する。たとえばキューバ危機、アメリカ同時多発テロ、あるいはハリケーン・カトリーナの際、人々はどう行動したかといった内容を、インタビューや実際の記録をもとに事実のみを淡々と記述する。これがケースである。そして、学生は自分が当事者であるかのようにそれを深く読み込んで授業に臨む。まったく同じ事象は二度と発生しないであろう。しかし、過去にあった大きなイベントを机上であっても仮想体験することによって、類似の危機に遭遇した場合に、うまく立ち回れるであろう。ここでもWhat-Why-Howを考える。これがケース・メソッドの理屈だ。型にはまった教科書は存在しない。

感染症の大流行は人類の歴史を変えた。紀元前五四一年にエジプトから始まった記録に残る最古のペスト（指先などが黒く壊死《えし》に陥ることから黒死病と呼ばれた）の流行は、ヨーロッパに達するほどであった。結局、北アフリカ、中央、南アジアを含めて人口の半数以上が失われたとされる。二回目のペスト・パンデミックは一三四六年に始まり、二〇〇〇万から三〇〇〇万のヨーロッパ人を死亡させたといわれている。この人数は、当時のヨーロッパの人口の約三分の一に相当した。ペストに感染したネズミや人により村から村へと広がり、国から国へは船によって広がった。さらに流行は一三〇年続いたため、政治、文化、宗教にまで多大な影響をもたらした。

五〇〇年前、西洋人が南北アメリカ大陸に入植した際、一緒に天然痘と麻疹をもち込んだ。このためカリフォルニア、メキシコ、南アメリカの人口は一〇〇年間で五〇分の一に減り、逆にヨーロッパ人は当時南北アメリカに住んでいた民族から結核と梅毒をもらうはめになる。

マラリアはアフリカから広がった風土病だが、アフリカ人の多くがマラリアにかかっていれば、アフリカ人はある程度免疫で守られる。しかしマラリアにはじめて接する西洋人が侵入すると皆重症のマラリアにかかってしまう。そのためマラリアがアフリカを外敵から守ってきたともいえる。

六〇年ほど前、アメリカ公衆衛生局長は抗生剤の開発を受け「感染症の時代は終わった」と宣言した。しかし最近三〇年において、ずいぶん様相が変わっている。先進国においても、ふたたび感染症による死亡が増え始めているのだ。ノーベル賞受賞者であるロックフェラー大学のジョシュア・レダーバーグ博士は「エイズは最後の風土病か、はたまた大きな問題の始まりか?」と述べた。その予言どおり、エイズ(一九八一年)のあと、高病原性鳥インフルエンザ(一九九七年)、ニパ脳炎(一九九八年)、西ナイル熱(一九九九年)、炭疽《たんそ》菌テロ(二〇〇一年)、SARS(二〇〇三年)、パンデミック・インフルエンザ(二〇〇九年)、病原性大腸菌O104(二〇一一年)と、人類が直面する感染症アウトブレイクはその数と規模を加速している。

二一世紀は、ペスト流行時と同様、ふたたび移民の時代に突入した。二億人以上の人が出生国とは違う国で生活している。さらに、多くの国々が経済発展を遂げ、飛行機を使って一日以内に世界のどこにでも移動できる時代となった。アフリカで感染した観光客が帰国後発症、正しい診断がつかないままアウトブレイクに進展というシナリオも十分ありえるのだ。そう考えると人類は皆アウトブレイクのリスクに曝《さら》されているといっても過言ではない。日本に住んでいるから海外で新たに発生した重症感染症にかかる危険性はないと誰がいえるだろう？

ところがアウトブレイクの拡大を阻止する方法など、多くの人は自分とは無関係なことと考えている。WHOやCDC（アメリカ疾病予防管理センター）などの専門家がやる話だから関係ない、と。私はそんなことはないと思う。二つとして同じ事例は存在しないのであるが、世界で発生したアウトブレイクの事例を詳細に読み解くと共通点が見えてくる。専門家でさえも、もっとうまくやれたのではないかと思える局面があるのだ。さらに強調しておきたいのは、アウトブレイク調査のノウハウは感染症の問題だけではなく、政治経済やビジネス、地球環境における危機管理にも十分応用可能という点だ。なぜなら、アウトブレイクが発生する背景には人口増加、環境破壊、社会経済の変化が存在するからである。よって本書は、医療関係者以外の分野の人にもぜひとも読んでいただきたい。そのためには医学専門用語の解説も適宜加えるべきであるが、紙面の関係とインターネットで簡単に検索できる時代になったことを理由に、今回は省略することをお許しあれ。

読者の皆さんには、アウトブレイクに対応する専門家になったつもりで、自問自答しながら本書を読み進んでいただきたい。いわゆるロール・プレイ・ゲームである。読者が将来発生するかもしれない危機を回避し、多くの命が救われることを願う。

二〇一二年三月二二日桜が満開のワシントンDCにて

〈新型コロナウイルス対応改訂版〉
パンデミックを阻止せよ！

◉目次

改訂版によせて　*1*

はじめに　*4*

第1章　感染症封じ込め　七つのステップ　*15*

ステップ1．症例（Case）、クラスター（Cluster）、共通した症状・兆候（Common Characteristics）、症例定義（Case definition）　*16*

いつものパターンと同じか？／ほぼ全員に共通する点は何か？／症例を定義せよ

ステップ2．原因となる微生物（Causative agent）　*22*

既知のエージェントと比較？／未知の感染症かもしれない。どうする？

ステップ3．流行曲線（Curve）と感染中心（Center of epidemic（=epicenter））、伝染性（Communicable）と致死率（Case-fatality rate）　*25*

感染流行曲線――拡大速度は速いか？／最初の患者は？／感染源は？／感染性か？／感染経路は？　ヒト―ヒト感染するか？／致死率は高いか？／自然発生のものか、バイオテロなど人為的なものか？

ステップ4．コミュニケーション（Communication）と対策（Countermeasure）　*41*

ステップ5．ケース・コントロール研究／コホート研究（Case-Control and/or Cohort study）　*44*

ステップ6．封じ込め／撲滅（Containment/eradication）とサーベイランスの継続（Continuing surveillance）　*45*

天然痘撲滅／サーベイランス

ステップ7．生態系の変化（Change in ecology）　49
コラム① One Healthの動き　50

第2章 感染症はなぜ拡大するのか——その数理モデル　51
R_0（基本再生産数）／感染症数理モデルの基礎／偶然の影響／数えてR_0を算出／患者発生間隔、患者数倍加時間そしてR_0／サージ・キャパシティ／発症前感染＋不顕性感染（＝θ）／カオス

第3章 新型コロナウイルス感染症（COVID-19）——武漢　73
発端／潜伏期間中の感染：SARSとは決定的に異なる部分／クラスターかスーパー・スプレッダーか？／COVID-19の感染パターン／$R(t)$を減少させるための対策は？／武漢の対応と$R(t)$の変化／欧米諸国のロックダウン効果／何をパラメータにするか？：患者数　致死率　死亡率／人口当たりの死亡率の各国比較／日本の状況／治療薬・ワクチンの開発／BCGとCOVID-19との関係

第4章 豚インフルエンザ（H1N1）——メキシコシティ　101
重症化率と致死率の評価／流行曲線を読み解く／豚インフルエンザの特徴をさぐる／各国比較
コラム② WHO本部にて　121

第5章 SARS——広東省　123
一通の電子メール／香港での発生／ハノイからの警鐘／グローバル・アラート／SARSウイルスの発見／シンガポールへの飛び火／カナダへの飛び火／香港アモイ・ガーデンでのSARS集団発生／SARS流行の終息／MERS

コラム③　国際保健規則　129
コラム④　SARS封じ込めに成功したタン・トック・セン病院　138

第6章　炭疽菌テロ――フロリダ　141
最初の患者／第二、第三の攻撃／郵便局員の犠牲者／郵便物のスクリーニング
コラム⑤　G8バイオテロシナリオ演習　156

第7章　西ナイル熱――ニューヨーク　159
ニューヨークのクラスター／ウイルスの同定／風土病となった西ナイル熱
コラム⑥　蚊の駆除方法――マニラの例　166

第8章　ニパ脳炎――マレーシア　169
シンガポール／マレーシアにおける疫学調査／ニパ・ウイルスの自然宿主
コラム⑦　イースター島の教訓　180

第9章　鳥インフルエンザ――香港　183
最初の症例／鳥インフルエンザ／サーベイランス／コホート研究／ケース・コントロール研究／鳥インフルエンザの再興／ベトナムでの発生／タイの家族内感染例／WHOサーベイランス
コラム⑧　新型インフルエンザ対策　195

第10章　エイズ――ロサンゼルス　197
最初のクラスター／原因の検討／感染経路は？／リスク・コミュニケーション／診断法の確立

コラム⑨　ニードル・エクスチェンジ　213

第11章　エボラ出血熱——ザイール　215
ミッション／ウイルスの発見と疾患定義／スーダンでのアウトブレイク／エコロジー／アメリカ人患者／オランダ人患者
コラム⑩　映画『アウトブレイク』　236

第12章　スペイン風邪　239
内務省報告書／超過死亡／夏—秋—冬のスペイン風邪／アメリカ四三都市の対応／超過死亡がもっとも多かったフィラデルフィア／大都市でありながら超過死亡が比較的少なかったニューヨーク／二つのピークをもつセントルイス／日本における四七道府県の超過死亡率
コラム⑪　ビタミンDのインフルエンザ予防効果　256

第13章　アウトブレイク対策の批判的吟味　259

あとがき　271
改訂版あとがき　274
引用文献　279

第1章　感染症封じ込め　七つのステップ

観察と分析とに習練した人をあざむくことは不可能で……慣れないものはその結論に驚いて、そこまで到達した筋道を教えられるまでは、筆者を魔法つかいだとも思いかねないだろう。ただ一滴の水より……論理家は大西洋またはナイアガラ瀑布など、見たり聞いたりしたことがなくてもその存在の可能なことを推定しうるであろう……だいたい犯罪にはきわめて強い類似性がある

コナン・ドイル『緋色の研究』（延原謙訳）より

アウトブレイク調査は犯罪捜査に似ている。インターネットの発達した現代、誰しも情報を容易に入手できる。この点、平等だ。しかし、日頃の習練により、この情報から何が起こっているかを正しく分析し、なぜそうなっているかを考察し、もっとも効率的に解決できる方法を示すことができるようになれば、人は魔法つかいだと思うであろう。さらに、将来どのような状況に至るかの予言者になるかもしれない。

私はアウトブレイクに関する論文を読み漁《あさ》り、これを封じ込めるためには共通した七つのステッ

プがあることに気がついた。ステップの順番を前後させたり、複数のステップを同時に進めたりすることもあるだろう。なぜか「C」から始まる単語が多いのだが、まず各ステップについて解説しよう。

ステップ1．症例（Case）、クラスター（Cluster）、共通した症状・兆候（Common Characteristics）、症例定義（Case definition）

いつものパターンと同じか？

一人の特殊な症例でアウトブレイクを予知できることもある。これが理想だ。しかし、大概は同じ医師のもとに同じような症状・兆候を示す数例が受診してはじめて気づかれる。それも「勘のよい医師のもとを受診すれば」の話だ。少なくとも二人以上の患者が時間的、空間的に集積した場合「クラスター」と呼ぶ。クラスターはアウトブレイクに発展する可能性を秘めており、この時点で対策を講じるのが最善だ。ところが過去の事例を検証すると、アウトブレイクのピークを過ぎてから、あるいはそれが終息しかけてから動きだしている。これでは遅すぎる。なぜなら、対策が遅れれば多くの人命が失われ、対策が早ければ多くを救うことができるからだ。さらにアウトブレイクまで進展すると、その地域（ときには国）の社会経済に対する負の影響も大きい。パンデミックにいたれば、世界が打撃を受ける。しかし、あとから検証することに意味がないわけではない。なぜならサーベイランス・システムを構築し、次の似たような事例を未然に防ぎ、犠牲者を減らすことができるからだ。
アウトブレイクは、森林火災に似ている。森林火災の九九％はごく小さなものである。しかし、あるクリティカル・ポイントを超えると火は樹冠に燃え移り大火災に移行する。なかでも二〇〇三年のアメリカ・サンディエゴ大火災は有名で、最終的に軍の力を借りざるをえなかった。もろもろの段階での判断の遅れ、他者に助けを求めず自分たちだけで解決しようとしたことが結果的に最悪の事態を招いた。

たとえば東日本大震災やアメリカ同時多発テロのようなことが発生すれば、誰しも大変なことが起こったと思い迅速かつ最大限の対応をする。一方、火災やアウトブレイクのように徐々に広がり、いつの間にかクライシスに陥ってしまうような場合、対応が遅れがちだ。初期の段階で遅れないようにするためには、「普段と何か違う」という直感が大切である。以下に示す消防士のエピソードは直感の本質を示している。

住宅地にある一階建ての家で起きた単純な火事でのこと。燃えていたのは家の裏手のキッチンである。副隊長は、ホース・クルーを率いて建物のなかに入って裏手へと向かい、火をめがけて放水したが、火はふたたび彼らに襲い掛かってきた。副隊長は「おかしい」と思った。水をかければもっと鎮火するはずだからだ。彼らは再度放水したが結果は同じだった。態勢を立て直すために数歩下がったとき、何かが間違っているように感じ始めた。その兆候は何もなかった。しかし、「まずい」とだけ思った彼は部下に建物から出るように命令した。彼らが家から離れると同時に、それまで彼らが立っていた床が崩れ落ちた。全体的なパターンが過去の経験と照らし合わせてしっくりこない。副隊長は、何が起こっているのかを自分が完全に把握していないと直感したから、部下に建物から出るように命令した。のちのインタビューで「なぜそうしたか言葉では説明できない」と語っている。

ごく少数の患者発生の段階で「いつもと何かが違う」と直感できるか否かが、その後の明暗を分けることになる。この直感を研ぎ澄ますには、過去の事例を掘り下げるのが一番だ。

ほぼ全員に共通する点は何か?

従来の感染症と違うと直感したら次はどうするか? 具体的にどこが違うかを言葉で他者に説明できなくてはならない。まずは報告された複数の症例に共通する点を列挙する。そして従来のものと同じ部分と異なる部分を認識する。従来のものと違うと感じるのであれば、さらに調査を進めていくべきだろう。

一九九三年五月一四日、ニューメキシコの医学調査官のもとに、二〇歳前後の同居する男女カップルが急性呼吸不全で死亡したという報告が舞い込んだ。最初は女性が、五日後に男性が死亡したという話である。五月一七日には、インディアン・ヘルス・サービスに勤める医師から五人の急性呼吸不全による死亡が報告された。五月二二日には最初の患者の兄、五日後にその妻が呼吸不全を発症。患者発生はニューメキシコ、アリゾナ、コロラド、ユタの州境に集中している。そこでニューメキシコ州当局は一九九三年一月一日以降に発症した原因不明の急性呼吸不全患者の報告を右記四州の医師たちに依頼した。その結果同年三月以降一四人の死亡例も含め一八例（致死率七八％）の呼吸不全がこの地で発生していたことが判明したのだ。＊1

この患者たちの主訴は高熱と筋肉痛であり全例に見られた。頭痛、咳《せき》、嘔気《おうき》・嘔吐《おうと》も多い。筋肉崩壊時の非特異的逸脱酵素ＬＤＨが上昇。インフルエンザ様ではあるが、インフルエンザ患者一〇％が筋肉痛を主訴に来院するということはない。入院時呼吸と脈が促迫しているが心拡大など心不全の兆候はない。白血球数が増えており細菌性髄膜炎や敗血症の際に見られることが多い核の左方偏移を示していた。症例によっては骨髄球が末梢血に遊出している。ふつうならばウイルス感染ではなく細菌感染を考えるデータだ。本当に細菌感染なのであれば、たいてい細菌が血液培養で検出される。しかし今回はそれが検出されないのだ。同時に血液濃縮の所見があり、血小板減少、凝固系異常所見から少なくとも感染性出血熱の様相である。症状・兆候からするとウイルス感染であるが、細菌感染のような白血球増加パターンを示す疾患は何であろう？

ハンタ・ウイルスによる腎症をともなう出血熱なら当てはまる。血圧が低下する点も矛盾しない。しかし、この病気は極東アジアに見られ、北米大陸ではこの時点で過去に報告がない。しかもアジアのハンタ感染では腎障害が主病態で肺ではないのだ。このアウトブレイクでは血尿、タンパク尿を示す者もいたが、明らかな腎不全にいたる者はいなかった。一方、全例で肺がやられている。動脈血酸素分圧も低下している。致死率も極東アジアのハンタ感染症では、きちんと治療すれば五％未満であるのに、今回のアウトブレイクでは致死率が七八％と桁違いに高い。

七月一〇日、CDCはネバダ州の二四歳女性より血清IgM（微生物に対する抗体の一種でIgGより先に上昇する）を調べ、このアウトブレイクはハンタ・ウイルスによるものであることを明らかにした。*2 この女性は七月七日に発症しており、ということは発症四日目でも診断をつけることができるというわけだ。死亡者の病理切片をハンタ・ウイルスに対する抗体で検査したところ、肺、腎臓、心臓、膵《すい》臓、副腎、筋肉の血管内皮細胞が染まった。この一連のアウトブレイクの原因はハンタ・ウイルス感染症であると、ようやく結論されたのだ。

ハンタ・ウイルス感染症は極東アジアで年間一〇万人程度に見られる病気で、ネズミなどのげっ歯類の尿がエアロゾル化したものから感染する。そのためヒトからヒトに感染するものではない。筋肉痛をともなう発熱期に始まり、三〜四日後に低血圧期に移行、数時間から四八時間続く。ひどい場合ショックに陥る。その後、腎不全からくる乏尿期が三〜一〇日続き、利尿期を経て回復。田舎部でネズミが家屋内に侵入しやすい環境はリスクである。また、水害後はネズミが増えやすく、アウトブレイクのきっかけになりやすい。ウイルス遺伝子は極東アジアで見られるものと異なっており、従来の腎障害をともなうハンタ感染症と区別して肺障害をともなうハンタと呼ばれるようになる。

特徴的な血液検査所見からハンタ感染症を疑い、五月中旬に診断を確定できていれば、アウトブレイクによる一四人の死亡という結果にはならなかったのではないだろうか。今回診断が確定したのはアウトブレイクが終息しかけた七月であった。アウトブレイク時、例年にない雨が降り続いていた。地球温暖化↓水害↓ネズミ↓ハンタ・アウトブレイクというパターンに備え、サーベイランス・システムを確立するべきである。

症例を定義せよ

アウトブレイクはしばしば、特異な経過で死亡した人が時間的・空間的に集中することにより気づかれる。同じ感染症であっても、ほとんど無症状の軽症例から死亡するような重症例まで幅広いことが多い。しかし、決まって特殊な経過をたどった重症ないし死亡例によって、アウトブレイクが発生しつつあることに医師ないしは保健所などが気づく。そのため初期の症例数は、氷山の一角を見ているにすぎず、軽症例まで含めるとすでに広く感染症が蔓延している可能性を念頭に置かなくてはならない。

では蔓延の程度を知るにはどうするか？　まず症例定義をする必要がある。このことにより、肺ハンタを疑うのであれば、たとえば病院に「一月からいままでに、原因不明の急性呼吸不全患者でＩＣＵ（集中治療室）入院ないし死亡したケースはあったか？　何人か？　例年と比べてどうか？」などと問い合わせることができるようになる。

ステップ2. 原因となる微生物(Causative agent)

既知のエージェントと比較？

年齢、起死および経過、症状、身体所見などから可能性のある微生物(エージェント)を推定し、抗体あるいはPCR(ポリメラーゼ連鎖反応)のパネルを使い、既知エージェントの同定を試みる。

ザイールにおけるエボラ出血熱による致死率は九〇%だったのに対して、スーダンのそれは六〇%であった。この致死率の違いは何からくるものだろうか？

遺伝子解析したところ、エボラ・ウイルスは同じ出血熱を起こすマーブルグ・ウイルスと近縁。エボラ・ウイルスのなかでもザイール・エボラとスーダン・エボラは系統図の上でも大きく異なった。致死率が異なったのは、遺伝子の違いからくるものと判明した。

＊

この例のようにウイルスが異なる地域で進化を遂げると、感染力を増したり、ヒトからヒトに感染しやすくなったり、致死率が低減したりすることがある。ザイール・エボラとスーダン・エボラを比較すると、前者は後者に比べ致死率は高いが感染性は低い傾向にあった。致死率が高いということは、ヒトの死とともにウイルスも死ぬわけであるから、ウイルス種の保存の観点からすると合理的ではない。致死率を落としてでも感染力を増すほうが種は繁栄する。ウイルスが分裂を繰り返す過程で遺伝子変異を繰り返し、宿主への影響が小さく（重症化しにくく）、かつ感染力が強い変異株がやがてそのウイルス種の主流になっていく。ライフサイクルがきわめて速いウイルスは進化のスピードも段違いに速い。

一九八九年一一月下旬、フィリピンからアムステルダム、ニューヨーク経由で輸入したカニクイザル多数がバージニア州レストンの民間検疫施設で死亡した。検査をしたところ、エボラ・ウイルスが検出されたのだ。しかしこれらの動物から感染した人はいない。二〇〇七年七月から二〇〇八年六月にかけて、フィリピンにおいて豚繁殖・呼吸障害症候群の流行があった。ブタの耳・鼻などがチアノーゼで青くなる症状もあることから「青耳病」という通称がある。フィリピン農水省は中国やベトナムでも流行していたことからニューヨーク・グリーンポートにある外来動物疾病診断検査室に送った。その結果、予想されたウイルスが同定されたが同時にレストン・エボラも発見されたのだ。[*3] このウイルスによる無症候性感染（感染はしたが発症しない）例は確認されたが、出血熱を発症した人はいない。レストン・エボラは一九八九年から二〇〇八年にかけて進化を遂げ、ブタにも感染するようになったと思われる。同じエボラ・ウイルスでありながら、遺伝子のわずかな相違により、ヒトや動物種への感染性、致死率がこのように大きく影響を受けることは驚きである。

遺伝子変異が致死率の違いとして現れることもあるのだが、もちろんそれ以外の因子も考えておかなくてはならない。逆にウイルスの遺伝子がまったく同じでも、国や地域によって致死率が異なることがある。これは栄養状態や免疫保有率、民族差など患者側の要素かもしれないし、医療機関へのアクセスのよし悪し、医療レベルの差かもしれないのだ。これは一九一八年のスペイン風邪（第12章参照）やパンデミック・インフルエンザ2009（第4章参照）が好例であろう。

未知の感染症かもしれない。どうする？

従来の感染症では説明がつかない臨床像を呈していれば、あるいは既知のエージェントをターゲットとした検査がすべて陰性であれば、未知のエージェントも考慮しなくてはならない。「未知の感染症かもしれない。どうする？」。これはコッホ研究所を訪問した際、疫学者たちとの会話のなかで私から彼らにぶつけた質問だ。その返答は「クラシカルだけど電顕（電子顕微鏡）をまずやる」だった。

患者の機能不全をきたした組織を採取して電顕で形態を見るとウイルスを発見できる。その形態から、どのウイルスに近いかがわかり、そのことによって伝染経路などの予測を立てることができる。あるいは唾液（気道分泌液）をベロ細胞などに添加しウイルスを増幅させたあと、電顕で観察する。ウイルス分離に成功すれば、遺伝子解析を行う。系統図から、どのウイルスに近いかを検討する。新種のウイルスと思われた場合でも既存のウイルスと似ていることがしばしばあるからだ。実際SARSウイルスは新種ではあったものの風邪のコロナウイルスに属することが判明した。

遺伝子解析に基づきPCRなど検査法を確立する。また、分離したウイルスよりワクチン開発を進める。原因がリシンなどの毒物、ワーファリンなどの薬物の場合、症状があとから出現するため、あたかも潜伏期間をもつ感染症の様相を呈することがある。しかしこれらは微生物ではないので電顕ではは何もわからず、高速液体クロマトグラフィーによる解析が必要となる。

ステップ3．流行曲線（Curve）と感染中心（Center of epidemic（＝epicenter））、伝染性（Communicable）と致死率（Case-fatality rate）

感染流行曲線――拡大速度は速いか？

横軸に日にちをとり、縦軸にその日（あるいは時刻、週、月、年）に発症した人数をとる。最初の患者よりしばらく前からいままでを調査期間とし、アウトブレイク患者の発生地域を包含するよう地域を設定する。アウトブレイクのきっかけとなった患者をインデックス・ケースと呼ぶが、これが事態終息のカギを握ることがある。たとえば最初の患者はコウモリから感染し、ヒト―ヒト感染の経路で拡大していくなどがそれだ。この点を明らかにすることにより、中長期的予防策を講じることができるかもしれない。また、ピークを越えたのか、それともいまだに患者は増え続けているのかの見きわめも重要だ。ピークを越えれば現状維持でも、やがて事態は終息するであろう。しかし、増え続けていれば、早急に有効な策を打ちだすべきである。でないとさらなる犠牲者をだすことになる。

流行曲線から伝播《でんぱ》経路などさまざまなことを推測することができる。いくつかの典型例を示そう（図1－1）。

ボックス内の数字は患者診断番号である。このようにしておくと、個々の患者の詳細を照会するとき便利だ。たとえば最初に診断された患者（#1）は一五日に発症している。しかし五番目に診断を受けた患者のほうが実は先に発症（一二日）しており、インデックス・ケースということになる。そして疫学的には、最初に診断された患者ではなく最初に発症した患者のほうが重要な意味をもつ。一六日に発症のピークをむかえ、以後漸減し、二三日を最後に、患者発生を見ていない。一つのピークをもつやや左に偏った、しかしなだらかな流行曲線をもつアウトブレイクは、原因物質に一過性に曝露された場合、すなわち原因物質がすでに取り除かれたような場合に多い。ヒトからヒトに感染しない食中毒が代表例である。

図1-1に示した流行曲線と対比して、図1-2のような場合、どのような状況が想定されるだろうか？　また図1-3をどう分析するか？

汚染源が取り除かれると、図1-1に示した流行曲線のように一つのなだらかな山になる。一方、汚染源が取り除かれずに残った場合、図1-2のように患者発生はズルズルと継続する。水が汚染されていたり、ある食品が汚染された状態で、それが改善されていないような状況が考えられる。

図1-3からは、ヒトからヒトへの感染が示唆される。一〇日に発症した患者は一五日から一七日に発症した四人に感染させたのであろうし、このうちの誰かは二一日から二五日に発生した一一人に感染させ……というふうにも読める。しかしインフルエンザやウイルス性胃腸炎など潜伏期間が短い場合、山と山が重なり合うため、このようにわかりやすいパターンにはならないだろう。

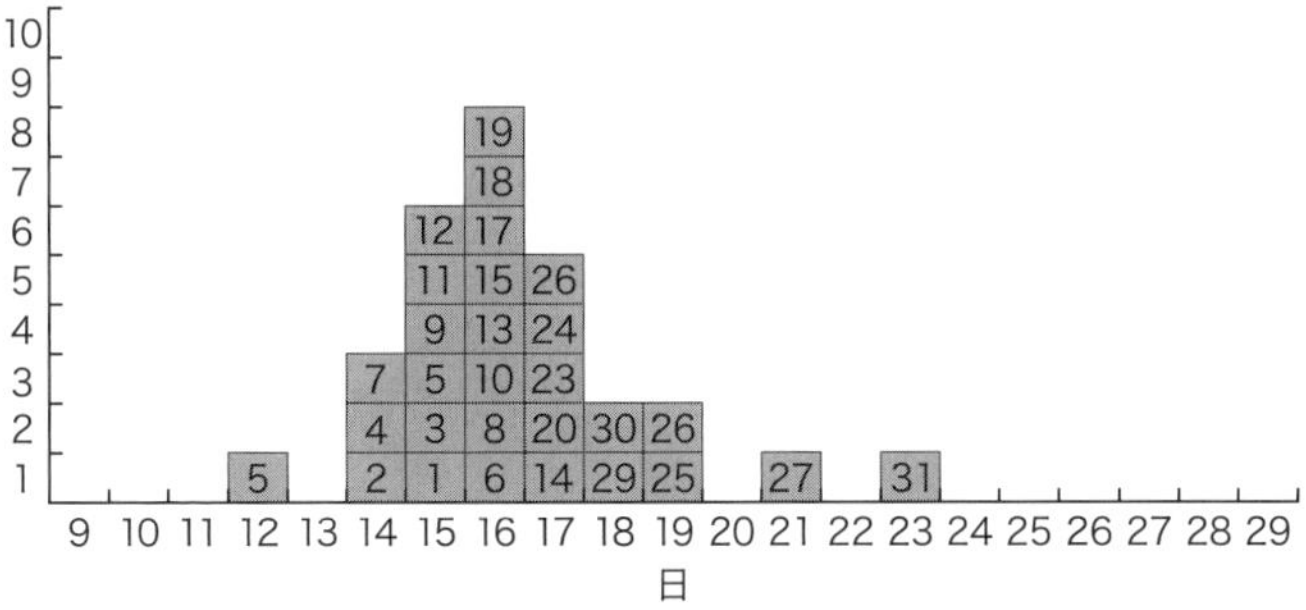

図 1 − 1　流行曲線 1 。

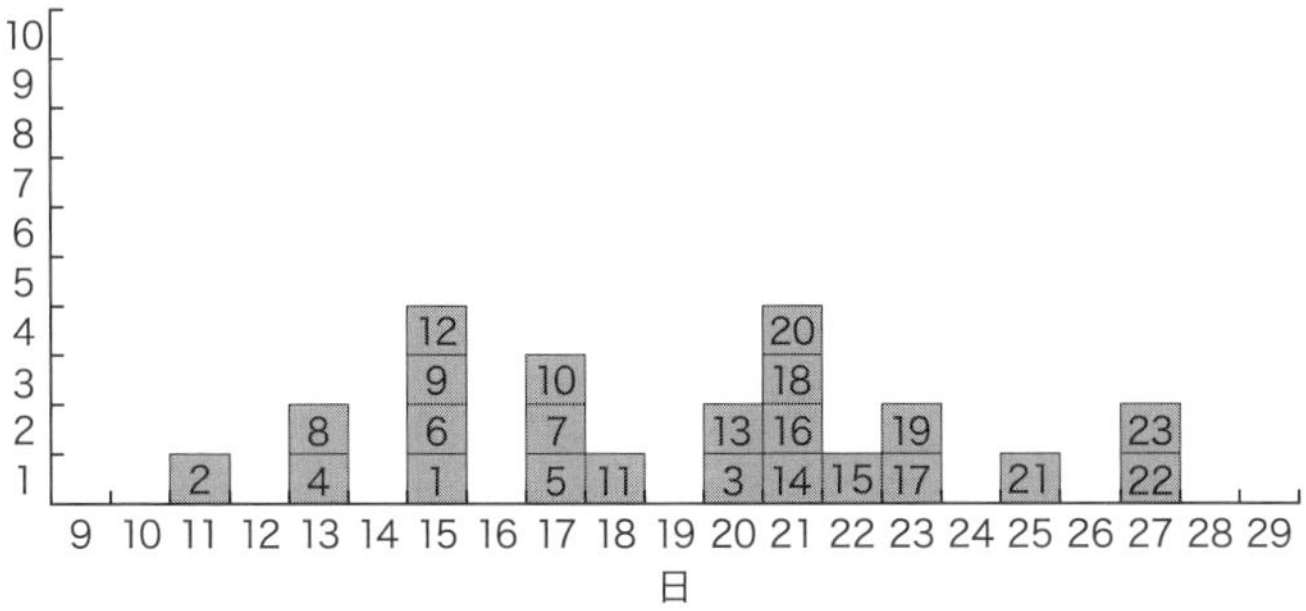

図 1 − 2　流行曲線 2 。

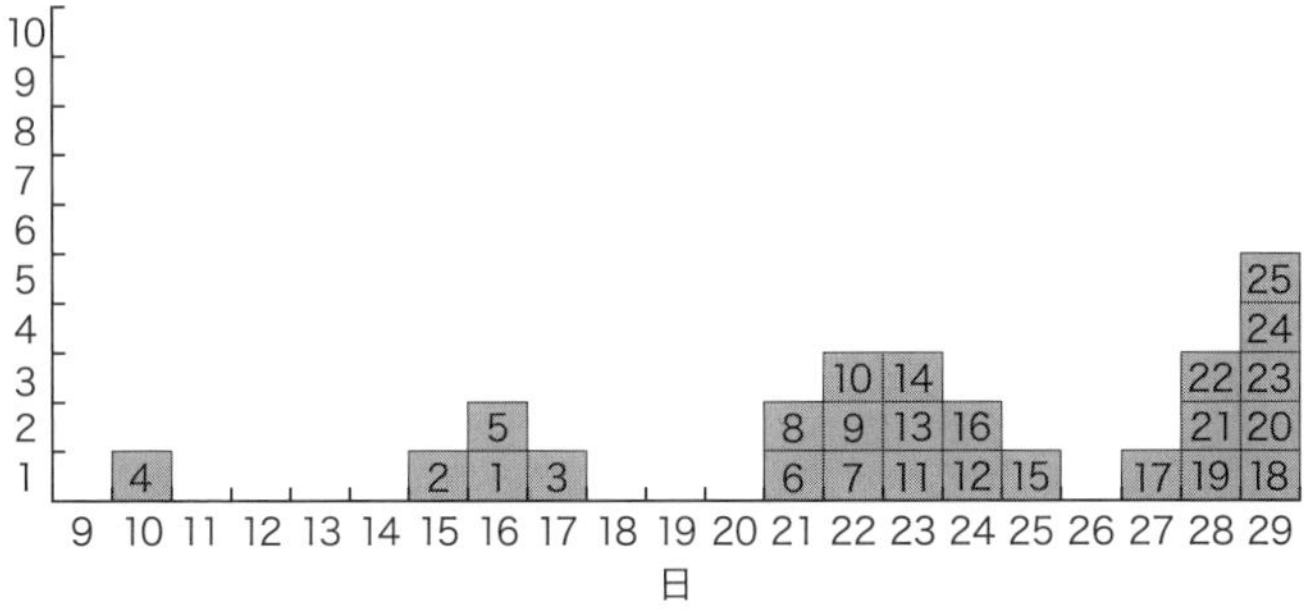

図 1 − 3　流行曲線 3 。

図１－４は麻疹（はしか）の流行曲線である。二〇〇五年五月一五日、一七歳の少女がルーマニアよりアメリカ・インディアナ州に帰国した。彼女は麻疹ワクチンを施行しておらず、ルーマニアで感染を受けてしまっている。もちろん本人も周りも麻疹ウイルスの感染を受け潜伏期間にあることなど知る由もない。五月一六日、教会で五〇〇人規模の集会に参加し同日深夜に麻疹を発症した。この参加者のなかから一九人（うち一六人はワクチン未接種、一人は最初の患者宅を訪問し感染）が発症。これが家族内感染を起こし、のち一六人が、少し遅れて二人が発症し、流行は終息した。最後の二人のうち一人は家族内感染であったが、一人は病院職員であった。流行曲線の特徴を述べよ。

インデックス・ケース発症から八日～一六日のあいだに大きなピークがある。これは教会での集会で感染した（図■）ものだ。まさに潜伏期間である。また麻疹患者は発症前から強い感染力を有することが理解できる。次いで、この患者らが家族に感染させ（図■）、これが第二の低いピークをつくっている。そして第三のピークはごく小さなものにとどまっている。多くの人が既感染ないしワクチン接種済のため、あるいは患者が隔離されたり、麻疹アウトブレイクの情報により人々の行動も変わり、終息にいたったのであろう。病院スタッフの一人がかかっているが、ワクチン未施行だとしたら問題だ。院内感染の源となりえるからだ。

＊

先進国の麻疹アウトブレイクは、このケースのように輸入例がほとんどである。日本でも二〇〇

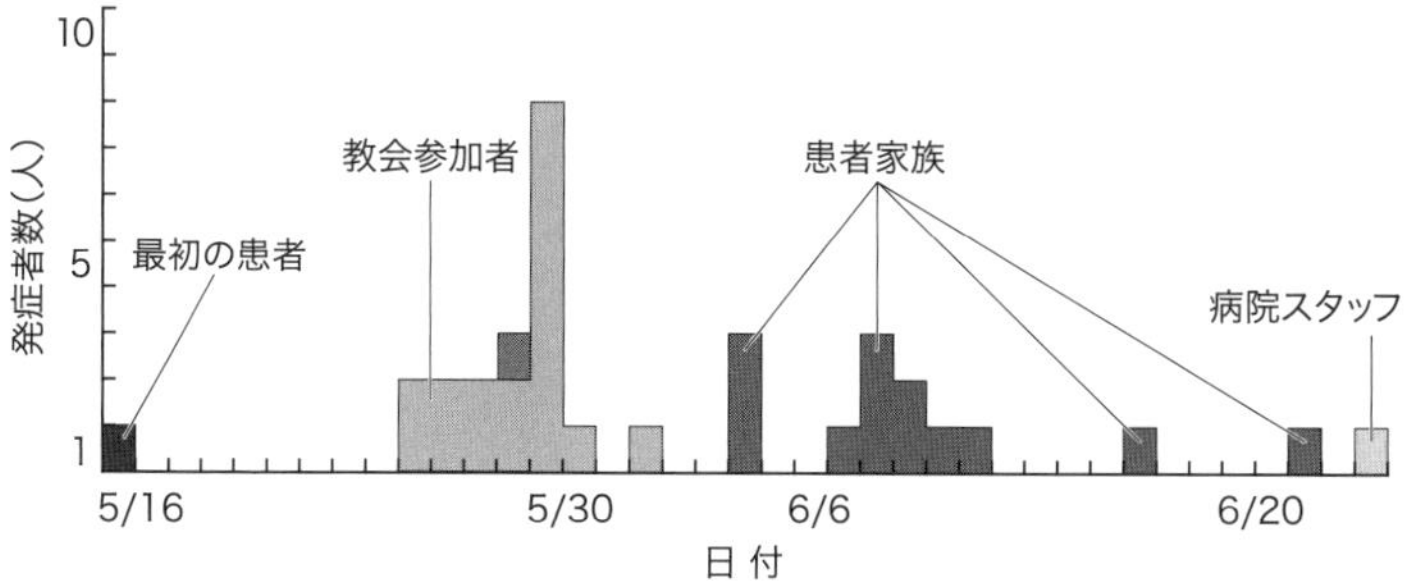

図1－4　麻疹の流行曲線。 Parker (2006)*4を参考に作成。

〇年には麻疹患者が二〇万～三〇万人いたのに対して、ワクチン接種率の向上により二〇一〇年には五〇〇人を割るところまできた。麻疹死亡例も二〇〇〇年の一〇〇人から、ほぼゼロを達成できた計算だ。ワクチンにより多くの命を救ったことになる。

最初の患者は？

人畜共通感染症の場合、最初の患者は動物から感染し、二番目以降の患者はヒトからヒトへ感染するかもしれない。その新興感染症がどの動物種から感染したかを探るには、最初の患者を探しだし周辺を調査する必要がある。第8章で触れるニパ脳炎などは、最初の患者を探しだすことにより自然宿主を探しだした好例だ。

感染源は？

一九七九年四月一〇日、インフルエンザ様疾患と肺炎で死亡した患者の病理解剖が行われた。その際、肺とリンパ節の出血を確認し、その後、原因は炭疽菌と判明した。類似剖検例を再検討したところ、すべてが吸入炭疽であると判断した。炭疽は人畜共通感染症で汚染された動物肉を食して腸炭疽、羊毛に触れ皮膚炭疽というパターンが一般的だった。
モスクワでは、この危機的状況に対処するべく特殊緊急委員会が結成された。スベルドルフスクには炭疽菌を生物兵器として精製する工場があったからである。地域住人はこの事実を知らされていない。軍幹部を含む政府高官がスベルドルフスクに数日以内に到着し、市を四月中旬より六月初旬まで封鎖。スベルドルフスク住人には、闇市での腐敗肉による感染症が原因であったと公表し、炭疽菌という言葉は一切使わなかった。一方で、一部の家族は隔離、軍隊がビルや木を焼き払い、ブルドーザーで表面の土は取り除かれ、道は一晩で舗装された。医療チームは消毒した台所や寝室からサンプルを回収し、予防用抗生剤を配給、感染者を地域病院に収容した。ICUおよび感染病棟のベッド数は五〇〇にのぼった。死者を漂白粉で覆い、プラスチックシート内に収容し警察警備のもと焼却されたのだった。
CIA（アメリカ中央情報局）は、衛星監視やさまざまな筋から情報を得、スベルドルフスクの生物兵器工場において事故があったことをほぼ掌握していた。その後、ソビエト連邦からロシア連邦に変わり、ハーバード大学のメセルソン博士が現地調査に入ることが許された。その結果患者発生は一九七九年四月四日から一八日のあいだ、腸炭疽（腸炭疽の記載があるが、状況から患者の多くは吸入炭疽であったと推測される）が七九例（致死率は八一％）、皮膚炭疽が一七例（致死率はゼロ％）、という実態が浮かび上がってきた。[*5]
図1-5に患者および動物の発生を示す。どんな特徴があるか？ また、図1-6は地域の

風向きに関する情報である。後日エリツィン大統領が述べたように「スベルドルフスクの事例は生物化学兵器工場における事故であった」として、何が起こったかを推測せよ。

生物兵器工場の換気扇より兵器化された炭疽菌がもれた。そのときの風向きは北西であることが、患者および動物死の発生場所から矛盾なく説明できる。北西の風が吹いたのは四月二日午前一〇時

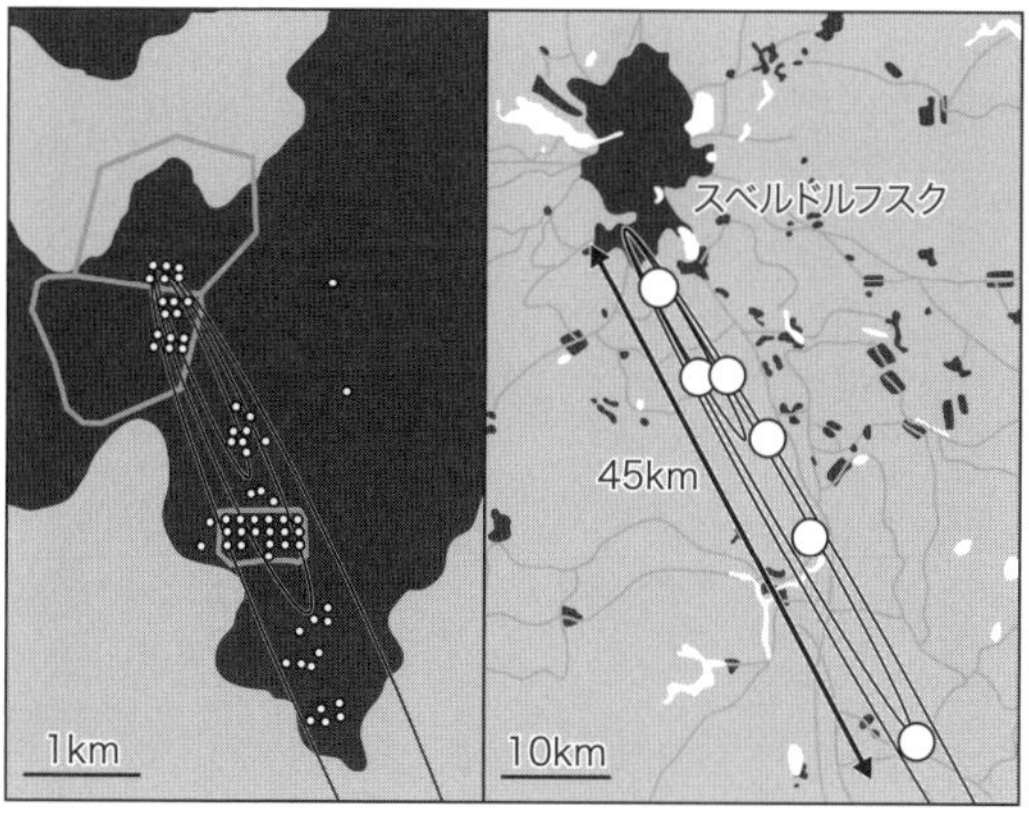

図１−５　左の白丸は炭疽菌患者の発生場所を、右の白丸は動物の炭疽菌死亡の場所を示す。Meselson et al.（1994）*5を参考に作成。

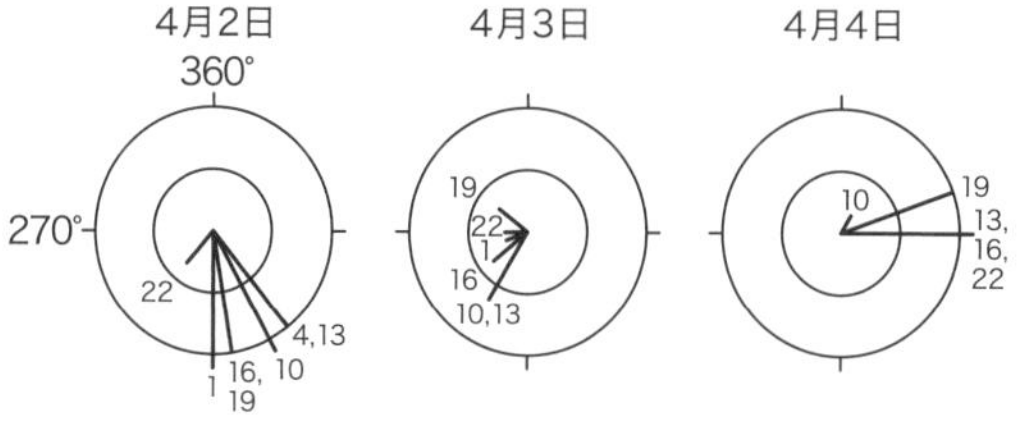

図１−６　4月2日から4日の風向、風力（内側の円：2.5 m/s、外側の円：5.0 m/s）。図中の数値は時刻。Meselson et al.（1994）*5を参考に作成。

前後であった。風速は五・五メートル／秒。旧ソ連からアメリカに亡命した生物兵器関係のトップ・サイエンティスト、ケン・アリベックの著書『バイオハザード』における「一九七九年四月二日（月）、朝八時、技術員は通常通り作業を始めた。前週金曜に職員が乾燥・製粉機の排気システムにおけるフィルターを取り外したが、その後新しいものを取り付けるのを忘れていた。そのため、月曜朝、炭疽菌は工場から町へリークしたものと想定される」という記述と矛盾しない。それにしても、炭疽菌が風に乗って数十キロメートル先の動物まで殺傷してしまうとは驚きである。

＊

地図上に患者発生場所をプロットする方法は「エコロジカル研究」などと呼ばれる。仮説を立てるのに便利だ。細菌が発見される以前に、イギリス人疫学者のジョン・スノウは、コレラ患者の住所を地図上にプロットしていき、ある水道会社の水が原因であることを突き止めた。そして水道を改善することによりコレラ患者数を激減させることに成功したのである。まだ、コレラ菌が発見される前の話だ。このように流行曲線を描くことと地図上にプロットすることは、調査を進めるうえで大きなヒントになる。ヒントとなるばかりか、原因微生物を同定せずとも、伝播経路を断ち切ることにより感染症を終息させることができるのだ。

感染性か？

コッホの四原則は感染症の病原体を特定する際の指針として使われてきた。

1. ある一定の病気には一定の微生物が見いだされること
2. その微生物を分離できること
3. 分離した微生物を感受性のある動物に感染させて同じ病気を起こせること
4. その病巣部から同じ微生物が分離されること

パプアニューギニアがオーストラリア領であった頃、オーストラリアの警官が原住民に奇妙な病気があることを発見した。歩行時のふらつきに始まり、手足をコントロールできなくなり、やがて全身に振戦が出現する。そしてひと月もすると立つことも歩くこともできなくなってしまう病気だ。運動能力の衰退と並行して精神状態も荒廃していき、数か月すると肺炎を併発して発症から半年以内に死亡する。この奇病は二〇世紀初頭よりあったようだが、一九五〇年前後より急速に増えている。

一九五七年、カジュセック博士はニューギニア東部高地でこの病気のアウトブレイク一一四人を調査し、クルと名づけた。*6 クルとは現地語で「恐ろしい」と「震える」という意味がある。犠牲者はほとんど女性と子どもであり、成人男性の罹患者はわずか五%だ。致死率はきわめて高く、一一四人中一一二人が死亡している。クルは、死者の肉を食べる儀式（カニバリズム）をもつ山岳種族に限られており、男性は筋肉を女性と子どもは脳を食べるのが常であった。博士は脳組織中のウィルスが原因だろうと予想して、調査中に亡くなった患者を剖検した。しかし、感染症であれば見られるはずの炎症反応が脳にまったく見られていない。観察されたのは神経変性所見のみである。脳、髄液、血液からウイルスの培養を試みたがすべて失敗に終わる。しかし、一九五〇年代後半よりカニバリズムをやめてから徐々にクルは減少していった。

あなたなら、この感染性をどう証明するか？

カジュセック博士はクル患者の脳組織をチンパンジーの脳内に注入、三〇か月後にクル病同様の症状が発現するのを確認した。このチンパンジーを安楽死させ、さらにこのチンパンジーの脳組織を別の二匹のチンパンジーに脳内注入し、二三、二六か月後に同症状で発症することを確認した。[7]微生物を発見できなかったが、感染性を証明したのだ。博士は従来の感染症と異なり数年後に発症するところから「スローウイルス感染症」と命名した。そして、ほかの神経疾患――クロイツフェルト・ヤコブ病などもスローウイルス感染症だろうと予言している。一九七六年、「クルは感染症である」ことを発見した功績により、カジュセック博士はブランバーク博士とともにノーベル生理学・医学賞を受賞した。しかし本当の原因が明らかになるにはプルジナー博士の研究を待たなくてはならない。

一九八二年カリフォルニア大学の神経化学者であるプルジナー博士は、*Science* 誌に「スクレイピ（ヒツジに海綿状脳症をきたす致死性疾患）を引き起こすタンパク様感染性粒子」として研究成果を発表している。[8]博士はスクレイピの原因感染タンパクを同定純化し「プリオン」と名づけた。プリオンの特徴は、通常のウイルス不活化法ではその感染性を変えることができない、遺伝子を含まない、自己複製能力をもつ点にある。博士はこの研究により一九九七年にノーベル生理学・医学賞を受賞した。そして、この研究は肉骨粉─狂牛病─クロイツフェルト・ヤコブ病の事例につながっていく。感染症を引き起こすものはウイルス、細菌、真菌、寄生虫という微生物にプリオンというタンパクが加わったことになる。

＊

このケースで注目されるのは、プリオンという原因が同定されるよりも前にカニバリズムをやめてクルの犠牲者の数が減少した点である。つまり真の原因がわからずとも疫学的に伝染経路を特定してこれを絶てば感染症を防ぐことは可能ということだ。天然痘は最たるもので、ウイルスの遺伝子配列が明らかにされる前にこの世から消滅した。もちろん科学を否定するものではないが、原因が明確にならずとも疫学的曝露を減らせば病気を減らすことができるのだ。

コッホの四原則は細菌感染で証明しやすいが、ほかのものは難しい場合も多い。そのため近年、この原則はあまり適応されていない。疫学的には類似の症状を示す疾患発生が時間的、空間的に集積したとき感染性が考慮される。しかしながら、環境因子に曝露されることにより発症する疾患があったとき、あたかも感染症のように見えることもあるため注意が必要だ。有機水銀が原因だった水俣病がそうであったように。

感染経路は？　ヒト─ヒト感染するか？

「ヒトからヒトに直接感染するか？」をアウトブレイク早期に判断することはきわめて重要であ

る。感染性が強く、致死率も高い場合、患者隔離、さらには患者と接触した者を隔離するなどの対応を直ちにとらなくてはならないからだ。

ヒト—ヒト感染は、患者と接触のある人が発症するのでわかる。どれくらい濃厚な接触により感染するかで、その感染経路や感染力もある程度推測される。まずフォーカスするのは患者家族だ。同じ家族でも患者の看病をした場合に発症し、同じ屋根の下で生活しただけでは発症していない場合、「濃厚な接触」により感染すると想定される。医療従事者も注目すべきだ。

自宅より入院中のほうが患者の具合が悪いことが多く、ということは体内のウイルス量が多いかもしれず、感染力は強いであろう。しかし、この場合、マスク、ゴーグル(結膜からの感染を防ぐため)、ガウン、手袋でかなり予防できる。一方、同じ屋根の下に暮らす家族内での発症は「軽い接触」でも感染するような病気——たとえば感染性胃腸炎が乳幼児から親に感染するなど——で見られる。乳幼児のおむつを替えたあとに手を洗わず、そのままサンドイッチを手でつかんで食べれば感染の機会となるであろう。

「飛沫感染」は、ウイルスを含む鼻水、くしゃみ、咳などの飛沫を吸い込んでしまうことによる。大きな飛沫はすぐに地面に落ちるが、細かい飛沫はしばらく空中を漂う。そのため、大きな飛沫の吸引はマスクで予防できるかもしれないが、細かい飛沫はマスクのわきから吸い込まれてしまうため、通常のマスクでは予防できない。N95などの、わきが頬に密着するマスクが必要だ。家族内だけではなく、学校などの集団(インフルエンザのように学童が好発年齢であればなおのこと)発生があれば飛沫感染が疑われる。

患者の飛沫に結核菌が混ざっていた場合、結核菌は比較的乾燥にも強いため、飛沫が乾燥して床に落下しても死滅することなく、しばらく粉塵のように漂う。ある学校の教師が開放性結核であった場合、その教員の授業を受ける生徒は結核感染のリスクを負う。これは当然予想される話だ。仮に、同じ教室で次の授業が別の教師によって別の生徒たちに対して行われたとしても、授業を受ける生徒は結核感染のリスクを負う。このような場合、「空気感染」と呼ばれる。

＊

一九七六年七月二一日〜二四日、フィラデルフィアのホテルで会議が開催された。八月二日、参加者のあいだで重症肺炎のアウトブレイクが発生していることが明らかとなり、ペンシルベニア保健局は調査に乗りだした。七月一日以降ホテルに入ったか会議に参加した人で七月一日から八月一八日までに三八・九度以上の高熱と咳、あるいは熱と胸部X線で確認できる肺炎罹患をケースと定義した。地域はペンシルベニア州全体とし、病院に電話あるいはホットラインを設け、一八二人を同定した。そのうち二九人が死亡（致死率一六％）。ケースの一四九人が会議に参加しており、八四人の患者は同ホテルに宿泊。一方、三九人は会議にも参加せず、ホテルにも宿泊していなかったが、ホテルのすぐそばに住んでいた。

流行曲線からは原因物質に一過性に曝露されたような状況が疑われた。調査によりロビーで時間を過ごした人が対照群と比較して明らかに患者側に多かった。しかし、患者と同室者や、患者の同居家族（会議に参加せずホテルにも泊まらず）からの患者発生はなかった。

この感染症はホテルのロビーあるいはその周辺への空気感染であると判断した。[*9] 空気感染だからといって結核のようにヒトからヒトに感染するとは限らない点にも注意していただきたい。原因となったレジオネラ菌は、のちに発見される。

＊

性交渉によって感染する場合、誰から誰が感染したかをトレースすることができる。蚊などの節足動物を介する、あるいは動物からの直接感染（人畜共通感染症）が疑われる場合には発症前の行動などをくわしく尋ねることによってアタリをつけることができる。ヒトからヒトに直接感染しない場合には、家族内感染は少なくなり、院内感染はなくなる。

＊

一九九七年夏から秋にかけて、コネチカット州の川周辺で四三人（おもに小児）がリウマチ性関節炎症状を示した。うち九人はダニにかまれたと証言。発症の三〜二〇日（平均一二日）前にかまれている。患者たちのあいだでは、六四人の近隣住人と比較して、ネコや家畜を飼っている家庭が多く、しかも動物にダニがいることに気づいている場合が多かった。コネチカット川の東で病気が多発しており、西のおよそ三〇倍である。[*10] しかも、東では動物にいるダニが西の一五倍多かった。[*11] この時点で病原体そのものは発見されていないが、動物との接触を避ける、ダニを駆除する工夫をしてこの謎の病気は終息した。

終息したあとにライム病として病原菌が発見されている。これも病原体が発見される前に、感染経路を割りだし、アウトブレイクを早期に終息させた好例であろう。

致死率は高いか？

その病気で死亡した人数を発症した患者人数で割ったのが致死率である。ただ、重症化するまで病院を受診しないかもしれない。そうであると致死率は実際より高くなる。感染症対策を考える際、感染拡大の速度と致死率の両者が非常に重要である。前者が速くても後者が低ければ患者数は多くなるが、恐れる必要はない。逆に後者が高くても、感染しにくければ、同じく恐れる必要はない。

本書の第3章以降で取り上げる例の多くは、致死率が一〇％以上のものである。このような感染症は必ずしも多くはない。

自然発生のものか、バイオテロなど人為的なものか？

政治家、メディア、郵便局員など特殊な職業に集中する場合、地方で見られる病気が都市部で多発するなど、不自然さがある場合、バイオテロを疑ってかからなくてはならない。

＊

一九八四年九月一七日、オレゴン州の保健所に、ダレスあるいはオレの二つのレストランのいずれかで食事をした人が、数日後に胃腸炎になっているという知らせが入る。サルモネラ菌が原因であることが判明。翌週よりほかのレストランで食事をした者のあいだで胃腸炎が急増したという知らせを受けた。最終的に七五一人の食中毒患者を同定。流行曲線を描くと九月の中旬には小さな、九月の後半には大きなピークが認められる（図1－7）。不思議なことに、同じダレスではあるが、二番目のピーク時患者は一番目のピーク時患者とは異なる数件のレストランで発生していた。聞き

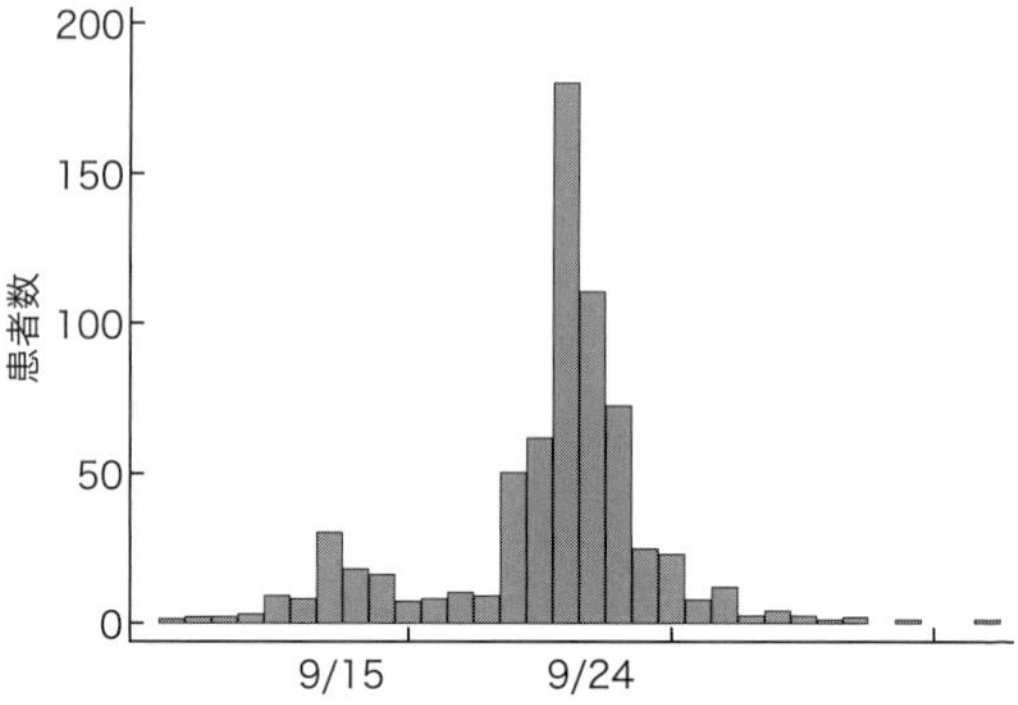

図1－7　食中毒の流行曲線。

取り調査からサラダ・バーが原因と判明。しかし、レストランによってサラダ・バーのメニューは異なり、どの野菜が原因かは判明していない。一二のレストランへの食材提供経路は異なり、しかもしっかり調査を行っているが明らかな感染源は見つからなかった。生野菜の管理も悪くなく、店員で食中毒になった者もいたが、衛生上問題は見つからなかった。[*12]

■　このアウトブレイクにあなたは不自然さを感じるか？　■

このケースはサルモネラ菌がサラダ・バーの野菜に付着していたことが原因の食中毒であることがわかっており、ふつう流行曲線は大きな山が一つで終わる。ヒトからヒトに感染する場合などは家族内感染をきたして二番目の小さな山を見るかもしれない。このケースでは逆で、最初に小さな山があり、次に大きな山が出現している。しかもサルモネラ食中毒は通常ヒトからヒトに感染するものではない。よって、この流行曲線を見たら「何かおかしい」と思わなくてはならない。

種を明かすと、ラジニーシュプラムという宗教団体が地域の選挙を妨害するためにレストランのサラダ・バーにサルモネラ菌をまいたのが原因だったのだ。最初に二つのレストランで試験的に行いうまくいくことを確認。その後、一〇のレストランで同時に試したのだ。この宗教グループが別件で逮捕された際、サルモネラ菌をサラダ・バーに混ぜたことを自供してはじめてわかったバイオテロである。CDCも調査に入っているが、七五一人という非常に大きなアウトブレイクだったにもかかわらず、バイオテロだとは誰も気づいていなかった。しかしあとから見ると、ふつう一二のレストランの食材提供経路は一致していることが多いが、それがないというのは不自然である。また二つのピークは異なるレストランが食中毒源であるのもおかしい。普段のパターンと違うと認識できることが重要である。CDCというプロ集団でも「普段と異なる食中毒」という認識あるいは直感が働かなかったケースといえるだろう。

一九九三年六月二九日、オウム真理教も亀戸の教団施設屋上から炭疽菌を噴霧したが、そのときは異臭騒ぎだけで終わっている。裁判中の自供により炭疽菌であることが明らかとなった。その点この事例に似ている。また、第6章で見る炭疽菌テロの際も、二回にわたって攻撃があり、二回目のほうが菌の純度も量もエスカレートしている。この点も類似している。オウム真理教は、最初松本サリン事件を起こし、続いてもっと大規模な東京地下鉄サリン事件を起こした。テロリストは一回目が成功すると、二回目にはよりエスカレートしたかたちで犯行に及ぶ傾向にある。

ステップ4. コミュニケーション(Communication)と対策(Countermeasure)

アウトブレイク初期の段階でリスク・コミュニケーションをとり犠牲者の数を減らすべく対応し

なくてはならない。時間が経てばデータが集まり事態の全貌がつかめる。しかし、ゆっくりしていてはあとの祭りとなってしまう点がアウトブレイク・コントロールの難しさだ。

＊

二〇〇六年一一月一日、四四歳の白人男性はロンドンのホテルのバーで過ごし、ロンドン中心部の寿司バーで食事をとった。数時間後、上腹部痛と嘔吐があり、三日にロンドン北部のバーネットにある総合病院に入院。二週間前後で口内炎、骨髄抑制、脱毛など、抗がん剤あるいは大量放射線被曝の際に見られるような症状が出現し、一一月一七日に大学病院に転院となる。この男性の名はアレキサンダー・リトビネンコ。元ＫＧＢ（ソ連国家保安委員会）で、ロシア政府に対して批判的であった。入院中は警察の警備下に置かれた。転院後一九日の時点では、タリウム中毒が疑われていた。警察は二〇日の時点から捜査を開始する。一一月二三日死亡。翌日ポロニウム（^{210}Po）が原因と判明。警察はホテルのバーと町の寿司バーでポロニウムを検知した。ロシアの追手がポロニウムを使ってリトビネンコを暗殺しようとしたことは誰の目にも明らかだった。

あなたはイギリスのＨＰＡ（健康保護局）のスタッフである。一一月一日にホテルのバーや寿司バーを訪れ、ポロニウムに曝露された人が公衆のなかにもいるかもしれないことに気づく。ポロニウムが原因と判明した翌日、一一月二五日、あなたはメディアを通じて記者会見を行うことになった。どのような内容にするだろうか？

元KGBのアレキサンダー・リトビネンコがポロニウムによって暗殺されました。その手法は一一月一日、Xホテルのバーあるいは寿司バーで、彼の食べるものにポロニウムという放射性物質を混ぜるというやり方でした。これは一人をターゲットにした殺人事件ですが、念のため一一月一日にホテルのバーや寿司バーを訪れた人用のコール・センターを設置します。二四時間無料で電話でき、受付には看護師や健康アドバイザーを配置しています。必要であれば、医師から再度電話を入れさせていただき、状況によっては尿検査に協力していただきます。二四時間ぶんの尿を貯め、その一部を提出していただいて、こちらの研究室でポロニウムが含まれていないか検査するためです。もしも、致死的なポロニウムを一一月一日に摂取していれば、すでにリトビネンコと同じ運命をたどっていたことでしょう。ですから、いま健康であれば命に別状があるということは考えにくいと思います。しかし、今後のこともあるので一一月一日にホテルのバーや寿司バーを訪れた人は、コール・センターまでお電話ください。

†一一月二五日にコール・センターが設置されたのは事実だが、どのようなリスク・コミュニケーションが行われたかは不明。

＊

この事件が発覚してから、ロンドン市民はパニックに陥ることはなかった。一人のスパイを標的にした暗殺事件と大衆が受け取った点が大きいであろう。ちょうど人気映画「007シリーズ」が封切られようとした矢先である。国民性もあるかもしれないが、「政府はすでに対策をとっている」ことを示すことがパニックを避けるもっとも重要な点だ。

ステップ5．ケース・コントロール研究／コホート研究（Case-Control and/or Cohort study）

リスクの定義は学問分野によって異なる。経済学であればハイリスク・ハイリターンなど、不確実性と意味が重なっている。疫学であれば、ある人がある一定期間にある病気になる確率のことをいう。たとえば、一〇〇人の生徒を八月から翌年七月まで観察したところ、三〇人がインフルエンザに少なくとも一回感染したとしよう。観察を開始した時点では誰もインフルエンザに罹患していない。この場合のインフルエンザの発症率は三〇%である。一方、二月一日、一〇〇人中三人がインフルエンザの診断で休んでいたとすれば罹患率は三%だ。

疫学では曝露という用語をしばしば使う。曝露というと、放射線への曝露といった特殊な状況を思い浮かべる人も多いであろう。しかし、患者の看病をした、ある食品を食べた、木登りをした、さらには男性である、高齢者であるといったことでもよいのだ。結局のところ病気の発症などの結果に関連しうる因子ということ。結果は病気の発症でもよいし、重症化や死亡でもよい。

疫学研究では、ある因子に曝露された場合と曝露されない場合とを比較して、結果が発生しやすいか否かを推論する。第3章以降の表のなかに「P値」がでてくるが、本当は相関関係がないのに関係があると誤った判断を下してしまう確率を意味しており、生物統計学ではP値が〇・〇五未満のとき「有意な差がある」と表現し、曝露因子と結果とのあいだに相関関係があることを示す。しかしこのことは必ずしも曝露因子と結果とのあいだに直接的な因果関係があるとは限らない点に注意すべきである。疫学研究では、結果発生者（ケース）と結果を発生していないコントロールを、しばしば年齢、性別などの因子をマッチさせて選び、曝露の有無を両群で比較するケース・コントロール研究と、曝露、非曝露群で結果の発生率を比較するコホート研究が代表的である。

ステップ6．封じ込め／撲滅（Containment/eradication）とサーベイランスの継続（Continuing surveillance）

天然痘撲滅

紀元前一一五七年に死亡したラムセス五世のミイラには天然痘特有の膿胞があり、彼はこの病気で死亡したと考えられている。その後も、人類は天然痘による大きな犠牲を払ってきた。しかし、ワクチンの開発とWHOを中心とする多くの人々の努力により一九七七年のソマリアのアウトブレイクを最後とし（ただし一九七八年にイギリスの研究所で研究者が罹患した例がある）、一九八〇年に天然痘の撲滅宣言がだされた（図1－8）。

そして、一九八四年までにWHOは天然痘ウイルスをロシアのヴェクター研究所（モスクワ）とアメリカのCDC（アトランタ）に集約した。

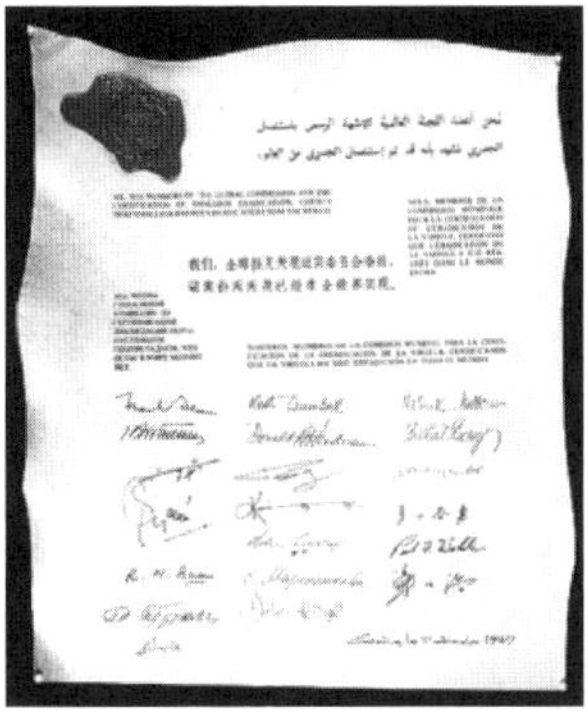

図1－8　天然痘撲滅宣言。

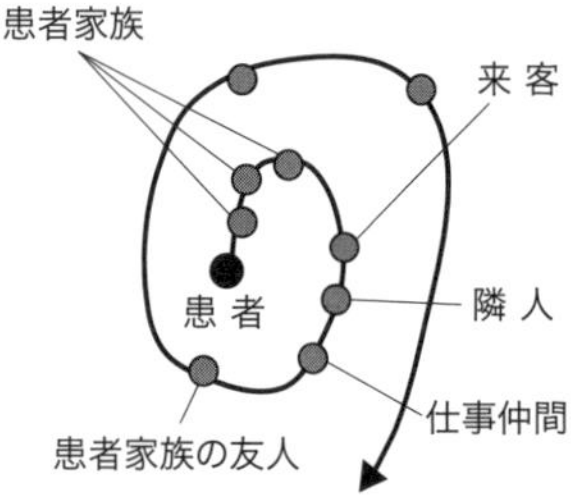

図1－9　リング・ワクチネーションの進め方。

ときは一九五〇年代、あなたはＷＨＯ職員として天然痘を撲滅するためバングラデシュにきているとしよう。ある村で天然痘患者が発生した。あなたなら感染拡大を阻止するためどのような対策をとるか？　接触七二時間以内に天然痘ワクチンを接種すれば、その発症を予防できると想定せよ。

●基本方針

1. リング・ワクチネーション：患者が発生した村の有力者にコンタクトをとり、家族→来客→隣人→仕事仲間など、患者と近い人からワクチンを接種していく（図1－9）。ワクチンを接種しても発症する可能性はあるので、体温を適宜チェックする。
2. 患者が一人いるということは、まだ発見されていない患者がほかにもいる可能性があると考え、村人に周知徹底を図る。場合によっては一軒一軒もれのないように巡回する。

天然痘同様、麻疹やポリオもヒトからヒトへの感染であり、自然宿主をもたない（ヒト以外のほかの動物には感染しない）。天然痘は撲滅できたのに、麻疹、ポリオはまだ世界で撲滅できていない。なぜだと思うか？

天然痘はおもに発疹出現後より感染性を有するようになる。患者自身もだるさがひどく、自宅から外に出ないことが多い。特殊な病型を除いては病初期より特徴的な発疹が出現するので診断がつきやすい。死亡率が非常に高かったのでワクチン接種率も高かったに違いない。

一方、麻疹やポリオは初期感冒などと区別がつきにくく、診断および隔離が遅れやすい。麻疹では発症前から感染性があるといわれており、患者が発症したあと隔離したのでは遅い。ポリオでは、不顕性感染者（無症候性ないし、症状が軽い患者も含む）が非常に多く、また症状も非特異的なため小児麻痺になってはじめて気づかれる。両感染症ともにリング・ワクチネーションではなく、全体のワクチン接種率を上げる戦略がとられている。世界においてワクチン接種率が九五％以上など、きわめて高いレベルに達すれば撲滅も不可能ではない。

サーベイランス

広く網を張ることにより全体像を早期に把握することができる。スピードが重要な要素なので、正確性については目をつぶらざるをえない。感度を第一優先し、特異度は二の次ということだ。サーベイランスの目的は時間的、空間的疾患のクラスターを見つけることにある。

注意しなくてはならない部分もいくつかある。第一にメディアなどの情報の影響である。インフルエンザなどが今年はとくに多いという情報が流れれば、普段はクリニックを受診しない人でも受診する可能性が高まる。また医師側もそのような先入観で診断しがちだ。またインフルエンザ迅速診断キットのようなものが多くのクリニックに配備されるとインフルエンザの診断数に影響を与えるであろうし、抗インフルエンザ薬が市販されれば、インフルエンザの病名をつけるケースが増える。国民皆保険であれば、患者が医療機関を受診しやすいためサーベイランスは機能しやすいが、保険に入っていない人が多い国では重症例のみを拾いやすい。また感染症が急増しクリニックがパンク状態であれば、きちんと診断し、正確な数値を報告する暇がなく、過少評価される。さらに、休日や連休のあと、夏休み、近所に病院ができた、大型マンションができたなど、地域における人口動態や医療機関の関係によっても変化が見られる。

ではサーベイランス・システムは役に立たないのか？　その目的をアウトブレイクの発見に置くのであれば、同じシステム上の比較となるため大きな問題にはならない。もし問題点を指摘するのであれば、たとえば日本の場合、麻疹など報告対象疾患が決まっており、新興・再興感染症の場合にはなかなか診断がつかず報告が遅れる可能性がある。結核などでも非定型なものでは診断が遅れるかもしれない。また通常の報告すべき感染症でも現場からの報告が保健所を経て国立感染症研究所のホームページに載るまでに二週間程度かかるため、現場ではすでに感染流行が収まり始めていることも多いだろう。

そう考えるとやはり普段と違うと感じる直感が大切となる。

ステップ7．生態系の変化（Change in ecology）

すべての出来事には原因がある。

シェイクスピア『ヘンリー五世』より

エボラ出血熱やエイズ、ニパ脳炎が出現したのは偶然なのだろうか？　それともシェイクスピアが主張するように必然なのだろうか？

第3章以降でくわしく見ていきたいが、感染症が新興した背景には生態系変化が影響している。たとえば森林を伐採し、住宅地や農地を増やす。そうすると森の動物、たとえばコウモリが住処や餌を失い、人里にでて果実を食べるようになる。コウモリを自然宿主とするウイルスをヒトがもらって感染症にかかることもありえるのだ。このウイルスは新興感染症として注目されるはるか昔から地上に存在していたに違いない。

アウトブレイクが発生した「背景」にまで目をやらないと、本当の原因を見誤る。本当の原因が解決されなければアウトブレイクは再発する。

◆コラム①◆ **One Health の動き**

二〇一二年三月、マニラ・マカティ市を訪れレストン・エボラの話も含め熱帯感染症の状況を視察した。東南アジアでも都市部ではマラリアはまれで、熱帯感染症というとデング熱が主体である。入院中の患児を診る機会があったが、独特の発疹が出現しており、主治医の話では、血小板数が出血症状を呈さない程度に上昇したら退院ということだった。あとはバイト・センターがあり、動物にかまれた場合には狂犬病ワクチン接種が行われる。狂犬病を発症すると致死率が一〇〇%に達するからだ。

現地のスラム街も訪れる機会があったが、昼間から人が多く、店では肉や魚が野ざらしで売られていた。衛生状態がよいとはとてもいえない。保健所ではお産があった。

同市を案内してくれたイベイ博士は獣医師で、人畜共通感染症を担当している。ヒトの感染症の六割は動物由来あるいは人畜共通である。病原性大腸菌は「ウシ」、パンデミック・インフルエンザ2009は「ブタ」、SARSは「コウモリ（?）」、炭疽菌は「ヒツジなどの家畜」、西ナイル熱は「ツグミなどの鳥」、ニパは「オオコウモリ」、鳥インフルエンザは「家禽や渡り鳥」、エイズは「チンパンジー」[*13]、エボラは「オオコウモリ」など、とくに新興感染症との関わりは深い。現在、世界では、"One Health"として、ヒト、動物、植物、環境の専門家が一堂に会して討論する学際的国際会議がもたれるようになってきている。

第2章　感染症はなぜ拡大するのか――その数理モデル

過去や現在から未来を予測することは、人間の知恵であり、人間が人間である所以《ゆえん》である。しかしあまりにも複雑な現実に目を奪われると、パラメータが多すぎてとても未来を予測することなどできそうもない。ピカソは「芸術とは私たちに真実を認識させてくれる嘘である」と述べている。数理モデルも複雑な現実を簡素化しピカソの絵のように複雑な現実から未来を見せてくれるアートなのかもしれない。

R_0（基本再生産数）

図2－1にあるように、ある感染症に罹患した生徒が、その感染症にまったく免疫をもたない小学生のクラスに入ってきたとしよう。この最初の患者は隣の席の生徒一人にうつした（図中矢印）。この生徒はさらに二人を感染させた。そのうち一人は誰にも感染させていないが（図中×印）、もう一人は別の一人にうつしている。そして感染は徐々に広がった。

個々の感染者が平均で何人に感染させたかを以下の単純な式で計算することができる。

$$(1+2+0+1+4+2+0+0+1+2+2+1)/12=1.3$$

この1・3はR_0（アール・ノー）と呼ばれる。このR_0の定義は、「ある感染者がその感染症に免疫をまったくもたない〔感受性のある人：S（susceptible）〕集団に入ったとき、感染性期間に直接感染させる平均の人数」となる。

たとえば男女同数で必ず結婚し、必ず二人ずつ子どもを産むとすると、その人口は保たれる。一方、三人ずつ子どもを産めば人口は増えるし、一人ずつ子どもを産めば人口は減る。感染症の場合「2」ではなく「1」が理論上重要になる。

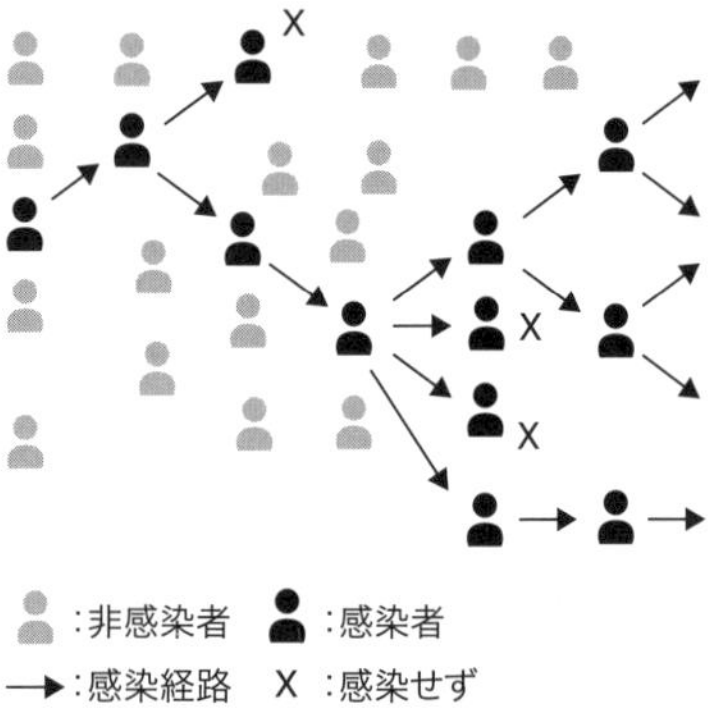

図2－1　感染症拡大のメカニズム。

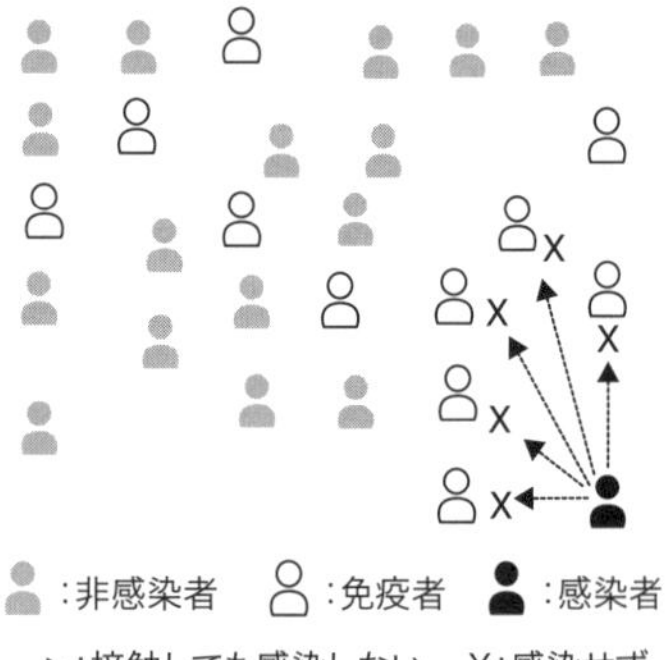

図2－2　感染症終息のメカニズム。

$R_0<1$：その感染症は最終的に消滅するであろう。
$R_0=1$：その感染症は減りも増えもしない。
$R_0>1$：その感染症は流行するであろう。

感染回復後免疫を獲得する〔二回目に同じ感染症患者と接触しても発症しない：R（resistant）、R_0（基本再生産数）とまぎらわしいので要注意、図２－２の白抜き〕とする。簡単にいえば生徒（R）と既感染生徒である。図２－２の灰色で示した未感染生徒（S）の周囲には、免疫をもつ生徒（R）が増えるため、免疫をもつ生徒（R）が未感染生徒（S）に対して盾の役割をはたして感染しにくくなる。これを「集団免疫」という。

感染が伝播していくにつれ免疫状態の生徒が増えるわけであるから、時間 t のときの再生産数Rを実効再生産数 $R(t)$ とすれば、$R_0>R(t)$ で、

$$R(t)=R_0\times S/N \quad (N：\text{合計人数})$$

で表される。図２－２の場合、$1.3\times 16/27=0.77$ となり、$R(t)$ は1未満なので、やがて感染症は終息する。全員が感染せずに感染症が終息する理由は、この原理で説明できる。ウイルスの感染性が弱まったわけではない。

そのため、R_0 は、流行のごく初期、まだ免疫を獲得した生徒数が無視しうるほど少ない状況で測

定できる（どのくらいまでを初期と呼ぶかの定義はないが、患者数が指数関数的に増加する時期のデータをとることが多い）。つまり、R_0は推定値であって、初期であればあるほど、値がぶれる可能性があり、過信しないほうがよい。しかし、迅速な対応をとるためには、早期におよそのR_0を把握する必要がある。

$R_0=4$の感染症に対して免疫獲得率（ワクチン接種により感染症を防げる免疫を得られる割合）が八〇％のワクチンが開発された。何％の人々がワクチン接種を受けると感染の広がりを抑えることができるか？　すなわち集団免疫の効果を期待できるか？

感染者が免疫をもたない集団に侵入したとしよう。$R_0=4$なので、この感染者は四人にうつす。しかし、この時点で二五％がワクチン接種により免疫を獲得していたなら四人のうち一人は感染しないので、三人にしか感染させない。では五〇％がワクチン接種を受け免疫を獲得していたらどうであろう。同様に考えて二人にしか感染させない。七五％では$4\times(1-0.75)=1$で一人にしか感染させない。七六％であれば平均一人未満に感染させることになり、すなわち$R_0<1$だから、その感染者は減少するはずだ。よって七五％より多くの人がワクチン接種を受けかつ免疫を獲得していれば、この感染症はやがて消滅する。

　ワクチンを接種したからといって免疫を獲得するとは限らない。ワクチン接種率（p）が九五％で、免疫獲得率（a）が八〇％ならワクチン接種により免疫状態に至った人の割合は二つの率を掛け合わせて七六％となる。

先の説明に戻ろう。ここに$R_0=4$の感染症に罹患した人が免疫獲得率八〇％（$=a$）のワクチンでその接種率pの集団に侵入した際、$R=R_0\times(1-ap)=4\times(1-0.8\times p)$で、これが1になる$p$を求めると$p=0.9375$となる。九四％以上の接種率でRは1より小さくなるためこの感染症は流行しにくくなるはずだ。「はずだ」と言葉を選んだ理由は、偶然の要素も念頭に置く必要があるからである（62ページ参照）。

$$\frac{1}{a}\left[1-\frac{1}{R_0}\right]<p$$

一〇〇％ワクチン接種しなくても、エピデミックにならないのは集団免疫の原理である。

＊

R_0は一回当たりの感染率（β）、一日一人が接触する人数（κ）、患者が他者に感染させ得る期間（D）の積で表される。

$$R_0=\beta\times\kappa\times D$$

一回当たりの感染率（β）は病原体によっても異なるし、同じ病原体でも感染経路によって異なる。エイズの原因ウイルスであるＨＩＶ（ヒト免疫不全ウイルス）感染の場合、握手しただけでは感染しないし（$\beta=0$）、性行為でも0.001〜0.1と幅がある。男性間の性交の場合、肛門部にびらん・潰瘍をもつことが多く、感染率が男女間より高まる。輸血による感染率は1・0に近い。HIVのR_0が1・2であったときにコンドームが二五%に使われたとすれば、$R_0=1.2\times(1-0.25)=0.9$となり$R$は1より小さいので感染は終息する。インフルエンザ流行中の手を洗う、マスクをつけるといった対策は、このβを下げることにほかならない。

一日など単位時間当たり一人が接触する人数（κ）もやはり感染経路による。麻疹であれば、単純に一日一人が接触する人数であるが、性感染症であれば、月（あるいは年）間の新しい性交渉相手ののべ人数となる。インフルエンザであれば、一・五メートルなど飛沫感染の距離に接近した人の数となる。人と接近する機会が多い都市では田舎に比べκは増え、その結果R_0も大きくなる。インフルエンザ流行時、都会のほうが田舎より早くピークを迎えるのはこのためだ。患者を完全に隔離できればκはゼロになり、Rもゼロになる。

感染日数（D）は微生物の種類に依存する。しかし治療によりDを短くできる。

以上のように考えると、どうやったらR_0を小さくできるかが見えてくる。いくら治療をしてもDはゼロにはならない。しかし、患者隔離によりκをゼロにすることは可能だ。つまり、数理モデルで考えると患者早期隔離がもっとも有効な手段ということになる。しかし、β、κ、Dを測定することは困難をきわめる。ましてや新しい感染症ではこのやり方でR_0を推定することはできない。実際に数えたり、患者発生間隔、患者数倍化時間から算出するほうが現実的だ。

感染症数理モデルの基礎

本書は感染症数理モデルの解説が主目的ではないので、もっとも基本的なものだけ紹介する。出入りのない閉鎖系集団で潜伏期間はゼロ、感染性期間と有症状期間は一致するものとする。集団の人数をN、全員がその感染症に免疫をもたず、そこに感染者が一人入るという設定である。このN人の集団は以下の三つに分類される。

†閉鎖系に対して開放系という考え方がある。この場合、人口は出生と死亡という流れのもとに動態を保っており、この点を考慮に入れる。

S（susceptible）：感染症に対して免疫をもたず感受性（感染発症する可能性）のある人。

I（infectious）：感染性を有する人（熱など臨床症状を示す場合とほとんど症状がない場合とがある）。

R（resistant）：感染から回復し、免疫をもつ。その感染症には再度感染しない（既感染者）。麻疹のように終生免疫になる場合もあれば、百日咳のように一定期間ののち、免疫が低下してくる場合もある。性病では免疫がほとんどできないためパートナーの片方だけ治療しても再感染してしまう。基本再生産数もRなので間違えないよう注意が必要。

この基本となるモデルはSIRと呼ばれる。初期状態ではS＝Nであり、I＝1、R＝0である。感染症が流行するに従って、Sは減少し、Rは増える。Iはある時期まで増え、やがて減少する。

$$\frac{dS}{dt} = -\frac{\beta\kappa SI}{N} \quad \cdots\cdots\cdots(1)$$

$$\frac{dI}{dt} = \frac{\beta\kappa SI}{N} - \frac{I}{D} \cdots\cdots\cdots(2)$$

$$\frac{dR}{dt} = \frac{I}{D} \quad \cdots\cdots\cdots(3)$$

$$N = S + I + R$$

式①　（1）単位時間当たりどれくらいS（免疫をもたない者の数）が変化するか？　新規発症者数分減少していく。（2）単位時間当たりどれくらいI（感染性をもつ者の数）が変化するか？　新規発症者数分増加していくが、回復期に入った患者分減る。（3）単位時間当たりどれくらいR（免疫をもつ者の数）が変化するか？　回復期に入った患者分増える。

集団の中にはS、I、Rの三種類の人がいて、これらの人がブラウン運動をしながらランダムに接触する様子を想像してほしい。パターンとしては六通りある。感染は六通りのうち「SとIが接触」したときだけに発生する。先のβ（一回当たりの感染率）、κ（一日一人が接触する人数）を使う。これをN人の集団で見れば、一日合計κN回の接触があることになる。たとえば自分が感受性者（S）で、今日誰かに会うとする。そのとき、会う人が感染者である確率は、$I(t)/N$である〔$I(t)$は時間tのときの感染者（I）の人数〕。自分が今日（時間：t）、感染を受ける確率は（一回の接触で感染する確率：β）×（一日当たりに接触する人数：κ）×（感染者と接触する確率：$I(t)/N$）であるから、$\lambda(t) = \beta\kappa I(t)/N$で表される。しかしながら、$N$が増えると密度が高まり接触回数も指数関数的に増えると想定すればNが相殺されるので、式からNは消えると考える人もいる（こちらの考えはマイナー）。集団が完全にランダムに接触するとき、$\lambda(t)$にSを掛け合わせたものが、新規発症者数になる。

$N=1000$、$\beta \times \kappa = 1.8$、$D=1$としたとき、S、I、Rは経時的にどう変化するか？　S－I－R

■モデルを、エクセルを用いて完成し、コメントせよ。

感染ピークは一一週、ピーク時患者数は一四四人、最終的に約八〇〇人が感染してアウトブレイクは終息する（図2―3）。逆に、隔離など特別なことをしなくても二〇〇人は感染を免れたことになる。これは集団免疫の原理に基づき、免疫者が増え（＝感受性者が減少し）たことによりS×Iが小さくなり、一定の感受性者を残して感染は終息したためで、ウィルスの感染性が弱まったわけではない。要は、全体に対する感受性者の割合（S/N）が減少すると、I(t)も低下するということだ。

■この単純なSIRモデルの設定で現実にそぐわない点を少なくとも三つ列挙せよ。

①集団におけるすべての人が等しくお互いに接触する。これはあたかも二種類の気体ガスを混ぜたようなもので、化学や物理の世界ではありえる。しかし、現実社会では、営業活動をしているビジネスマンやコンビニの店員、都会における満員電車の乗客などは多くの人と接触するであろうし、医師は日々多くの患者と接触する。一方、退職した高齢者や専業主婦、田舎で生活する車通勤の人は他者との接触は必ずしも多くないであろう。さらにいったん感染症を発症すると、自宅にいたり、病院を受診したりで、患者の行動パターンは変化する。感染症が流行していることをメディアがニュースで伝えると、人々の行動パターンは間違いなく変化する。

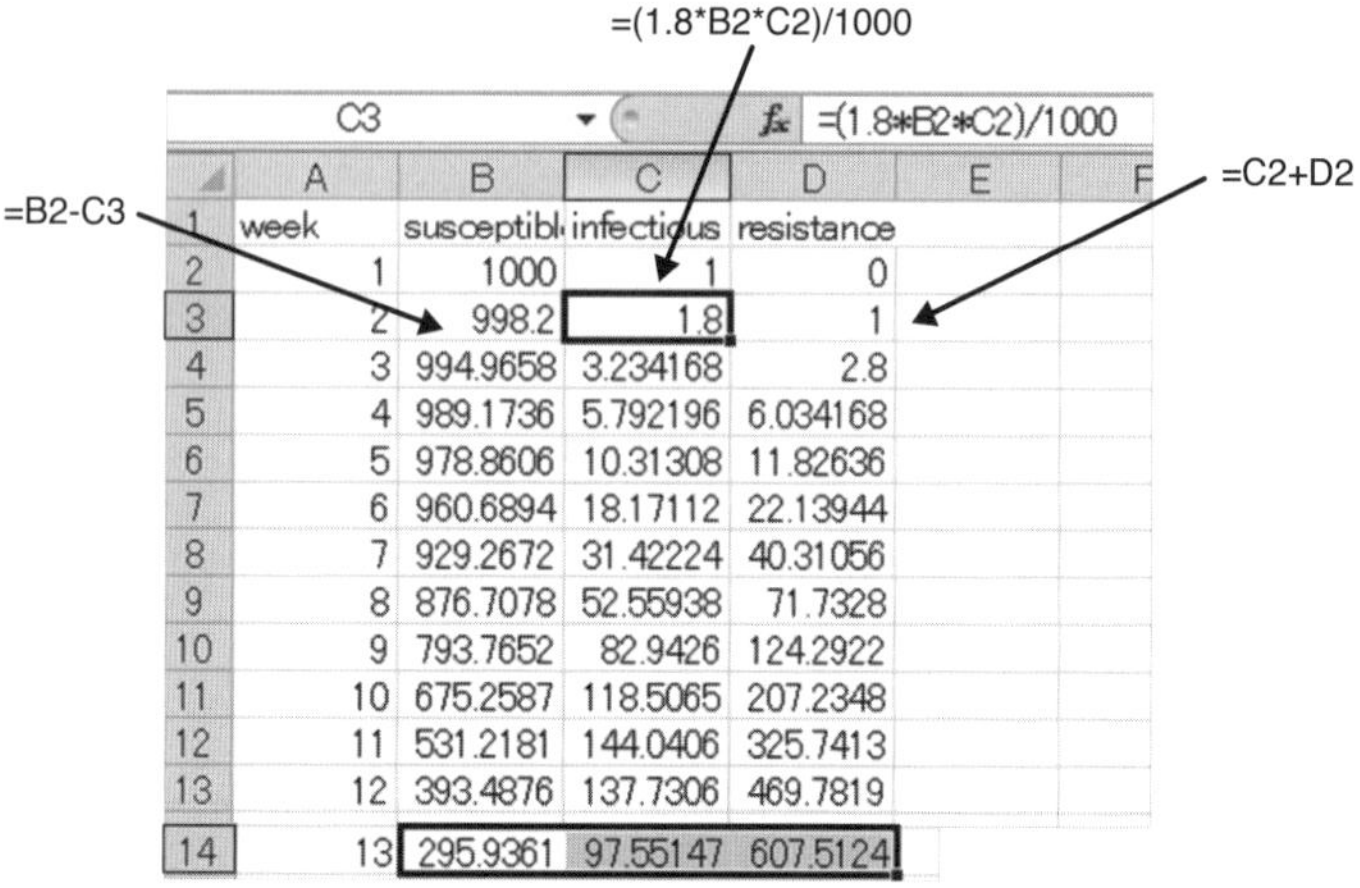

	A	B	C	D	E	F
1	week	susceptibl	infectious	resistance		
2	1	1000	1	0		
3	2	998.2	1.8	1		
4	3	994.9658	3.234168	2.8		
5	4	989.1736	5.792196	6.034168		
6	5	978.8606	10.31308	11.82636		
7	6	960.6894	18.17112	22.13944		
8	7	929.2672	31.42224	40.31056		
9	8	876.7078	52.55938	71.7328		
10	9	793.7652	82.9426	124.2922		
11	10	675.2587	118.5065	207.2348		
12	11	531.2181	144.0406	325.7413		
13	12	393.4876	137.7306	469.7819		
14	13	295.9361	97.55147	607.5124		

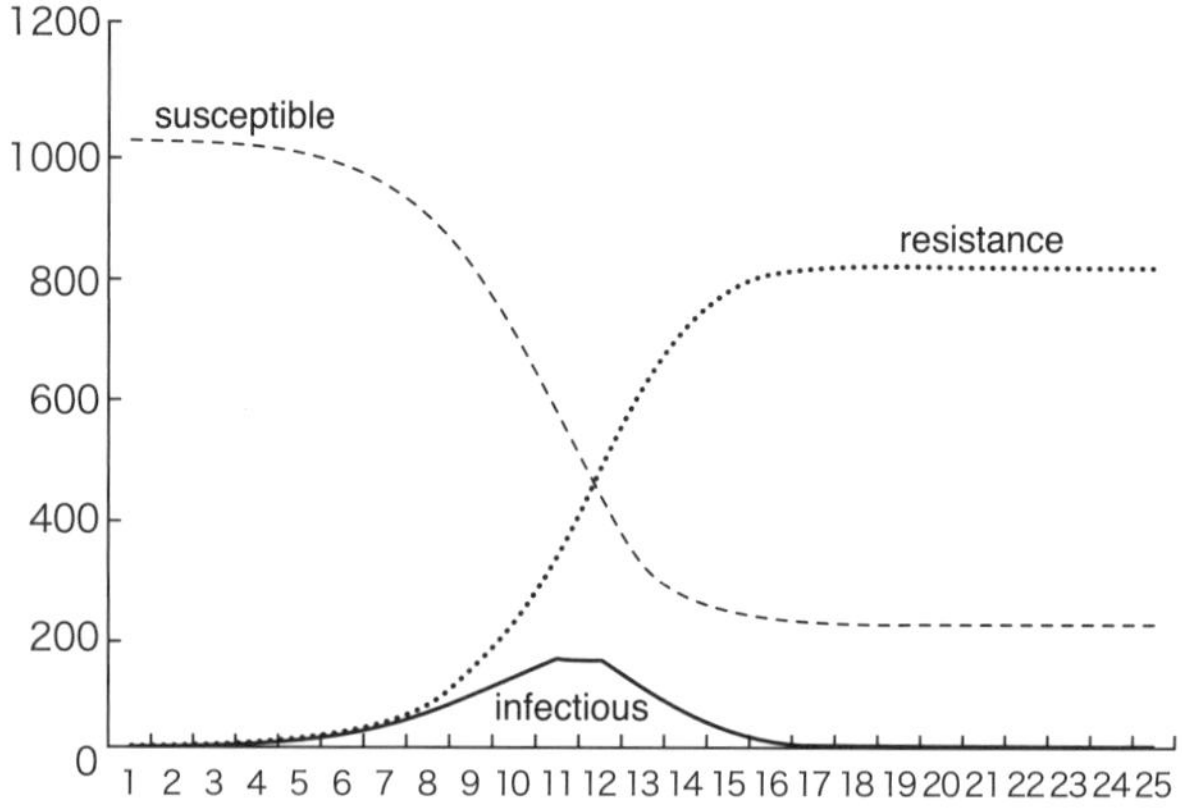

図 2－3　SIR の経時変化。

②一回の接触による感染率βを一つしか想定していない。同じ感染症でも、飛沫と嘔吐物や下痢から感染する場合には後者のほうでウイルス量が多く、感染率は高いかもしれない。エイズでは、異性間よりは男性間、あるいは麻薬常用者で針を共有するほうが感染率は高い。一日一人が接触する人数をκとしているが、κは正規分布せず集団の平均値で考えると誤った結果を導いてしまう。たとえば、人口の一%にも満たないかもしれないが、週に一回は東京と九州を往復する人、海外へ頻繁に行き来する人、不特定多数と性交渉をもつ人がいる。このような現代社会を考えると、たとえば一〇〇〇人の閉鎖集団でモデルを構築すること自体どの程度意味があるのかという壁に突き当たる。パラメータが多すぎるのだ。

③R_0の定義は「ある感染者がその感染症に免疫をまったくもたない集団に入ったとき、感染性期間に直接感染させる平均の人数」である。これは麻疹のように免疫をもたない人が感染すると九五%以上が発症し、一度感染すると生涯免疫を獲得するような場合にはよいかもしれない。しかし自然免疫といって、人はどのような微生物に対してもこれをはねのける免疫をもっている。そうであれば新型コロナウイルスのような新興感染症に対しても「免疫をまったくもたない集団」というものは存在しなくなる。とくに新型コロナウイルス感染症（COVID-19）では無症状や不顕性感染が大多数を占める。またたとえばCOVID-19では一〇人中八人は感染させないが、二人が感染させるようなクラスターを形成しやすい。SARSでもスーパー・スプレッダーと呼ばれる、一人で一〇人以上に感染させる患者が存在した。逆にほとんどの患者は二次感染させていない。つまり一人の患者が二次感染させた人数のヒストグラムを描くと、その多くは誰に

も感染させていないのであるから正規分布にはならない。よって、中央値ではなく平均値で示すR_0でモデルを考えると、患者数や死亡者数を極端に過大予測してしまう可能性がある。

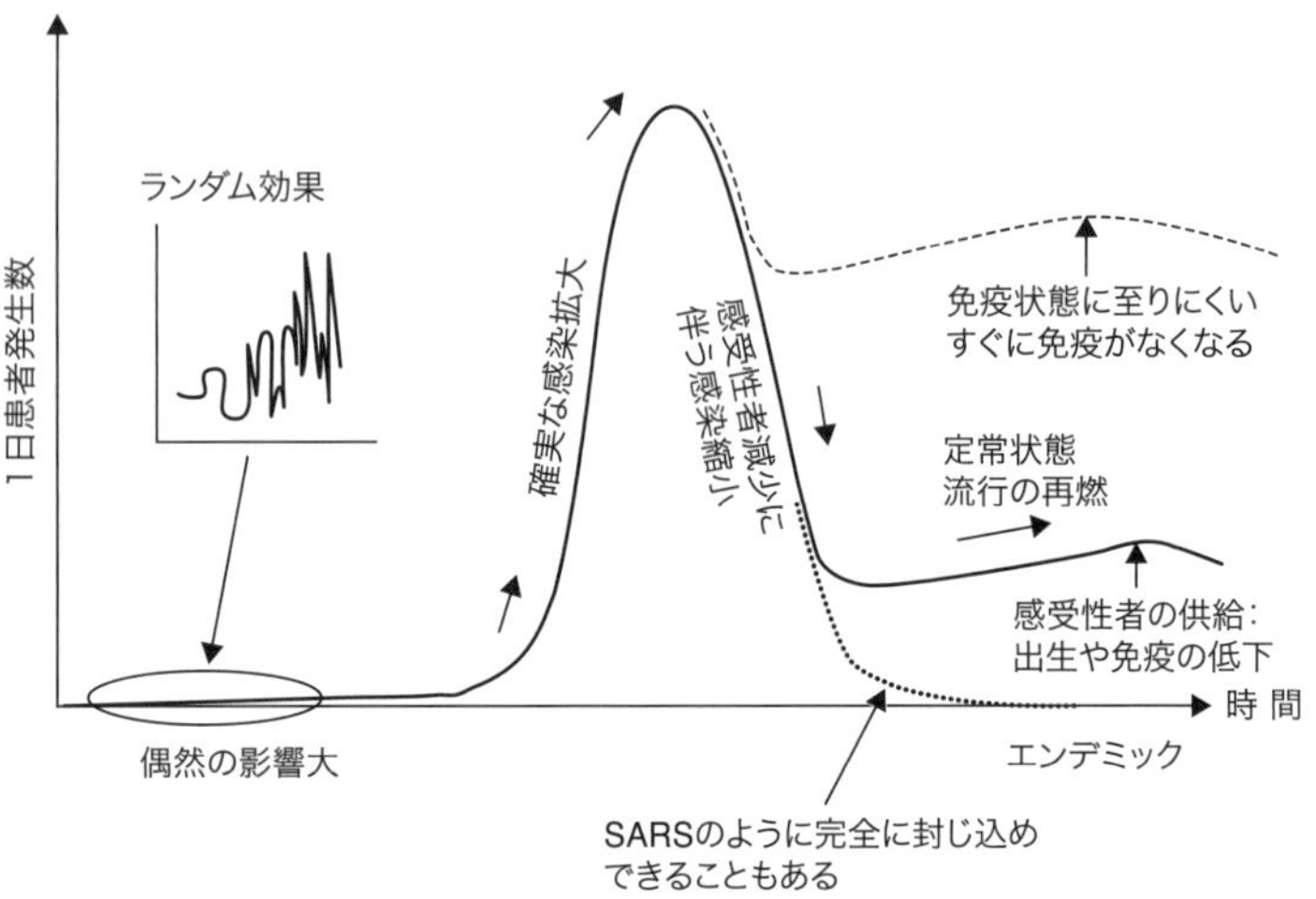

図 2－4　確率モデルによる流行曲線。

偶然の影響

いままで述べてきたSIRモデルは決定モデルと呼ばれるものだ。N、β、κ、S、Dなどを決定すれば流行曲線を描くことができるからだ。

たとえばある島に麻疹の患者が訪れたとしよう。島民の多くは麻疹に免疫をもっていなかったとする。そこで決定モデルでやると、必ず島で麻疹が流行することになる。しかし、実際には流行しないこともある。麻疹をもった旅行者が偶然麻疹に対して免疫をもつ人としか接触しなければ、患者は誰にも感染させることができないため、流行は不発で終わるからだ。とくに感染が流行するかしないかの初期においては偶然の影響はきわめて大きい。この偶然という要素を取り入れたものが確率モデルである（図2－4）。コンピュータを使って何百回もシミュレーションして結果をだすわけだが、毎回モデルの流行曲線は違うことになる。

一定数に感染が拡大すると、患者数は増える。しかし感受性者が減るため、あるタイミングを境に患者数は減少に転じる。先に述べたように、ウイルスの特性が変わったからでも対策が功を奏したからでもない。もちろん対策をしっかりすることによって患者ピークを抑え、完全に封じ込めることも不可能ではない。よい例がSARSである。SARSの初期はスーパー・スプレッダーの存在がパンデミックの引き金を引いてしまったが、もともとは感染力の弱い感染症であり、患者隔離や検疫などにより完全に制圧することができた。

感染症によっては免疫ができにくいものがある。たとえば性感染症だ。性感染症の場合、人々の行動が変わらなければ定常状態に入る。

また、数年で免疫が落ちてきてふたたび罹患してしまう感染症も多い。このような感染症では、一定の感受性者のプールができることにより数年ごとに流行を繰り返すことになる。マイコプラズマ肺炎はかつて、四年に一度大流行するといわれた（昨今はその傾向はない）。

数えてR_0を算出

そもそも新興感染症が勃発した際、N、β、κ、S、Dはわからない。そういう場合は数えてしまったほうが早いかもしれない。SARSが香港でどう伝播したかを見てみよう[*1]（図2－5）。

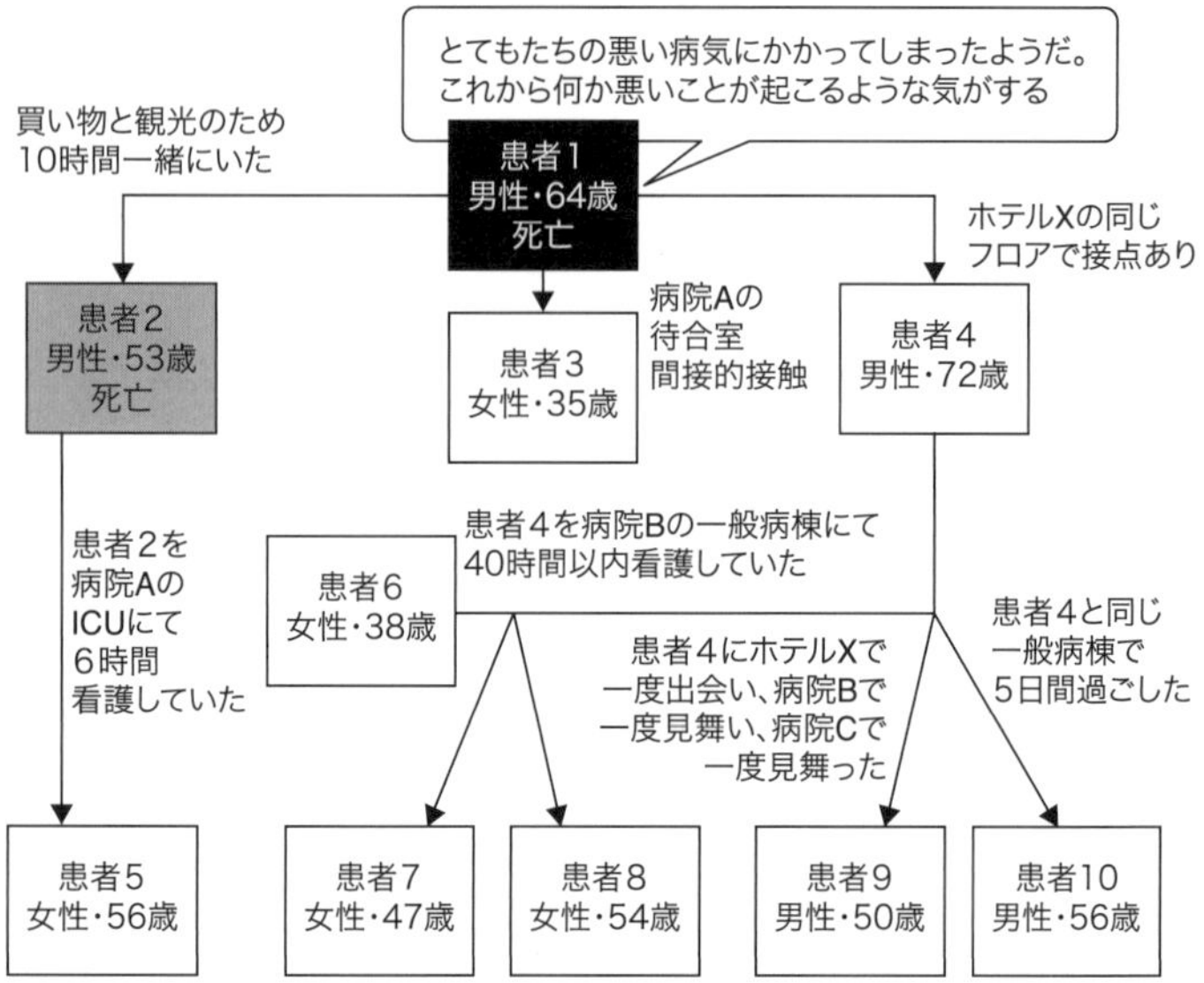

図2－5　香港でのSARS伝播経路。

患者1は三人、患者2は一人、患者3はゼロ人、患者4は五人にうつしていることからR_0は

$$(3+1+0+5)/4=2.3$$

となる。ただしこの数字がもつ不確実性の幅は広いことを意識しておかなくてはならない。

患者発生間隔、患者数倍加時間そしてR_0

アウトブレイク初期、なかなかR_0を数えることができない場合がある。しかし、ある人が感染してから次の人に感染させるまでの患者発生間隔、患者数倍加時間がわかれば、R_0を概算することができる。

図2－6のように、患者Bは患者Aから感染したのがわかっているとしよう。

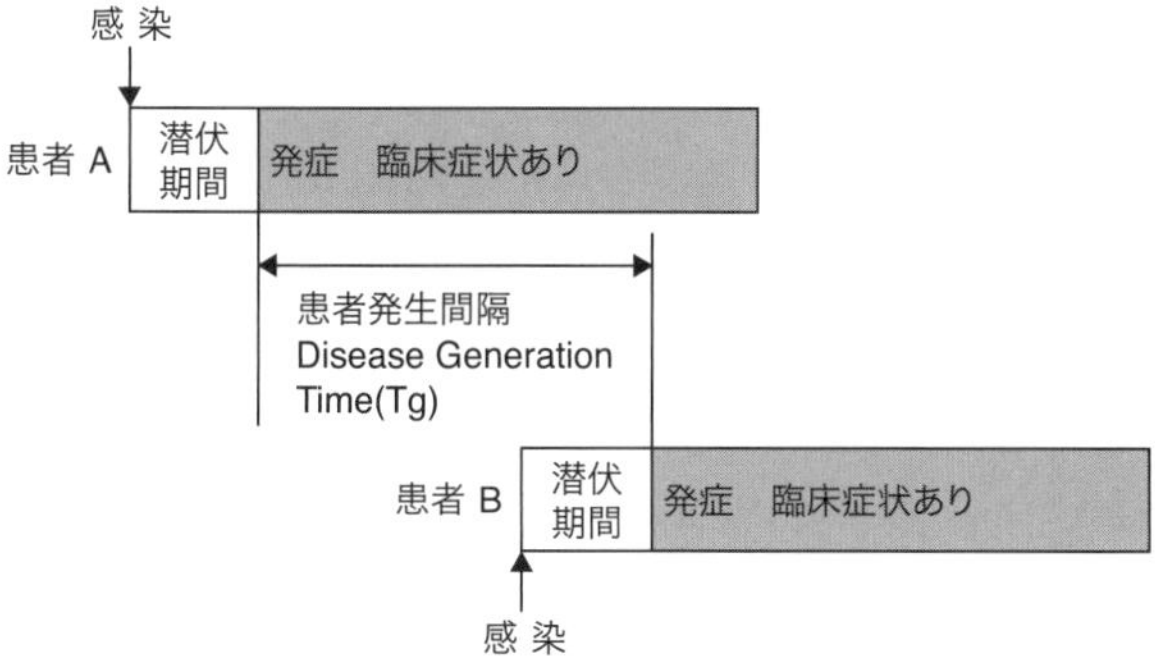

図 2－6　感染経路が明らかな例。

$$\text{Growth rate}\,(r)\ \text{患者増加率} = \frac{1}{t_2-t_1}\,\mathrm{Ln}\left[\frac{\mathrm{I}(t_2)}{\mathrm{I}(t_1)}\right]/\text{day}$$

$$= \frac{1}{4-1}\,\mathrm{Ln}\left[\frac{227}{6}\right] = 1.2/\text{day}$$

$$\text{Doubling time}\ \text{患者倍加時間} = \frac{\mathrm{Ln}(2)}{r} \quad \cdots\cdots\cdots(1)$$

$$= 0.69/1.2 = 0.6\ \text{days}$$

$$\mathrm{R}_0 = \frac{\text{患者発生間隔}}{\text{患者倍加時間}} + 1 \quad \cdots\cdots\cdots(2)$$

$$= 3/0.6 + 1 = 6$$

Ln：自然対数
t_1：時間 1　t_2：時間 2

式②

患者Aが発症してから患者Bが発症するまで三日だったとする。また、一日の患者は六人だったのが、四日（三日後）で二二七人にまで増加した。式②（1）により患者倍加時間は〇・六日と計算できる。R_0は式②（2）で概算でき、6となる。

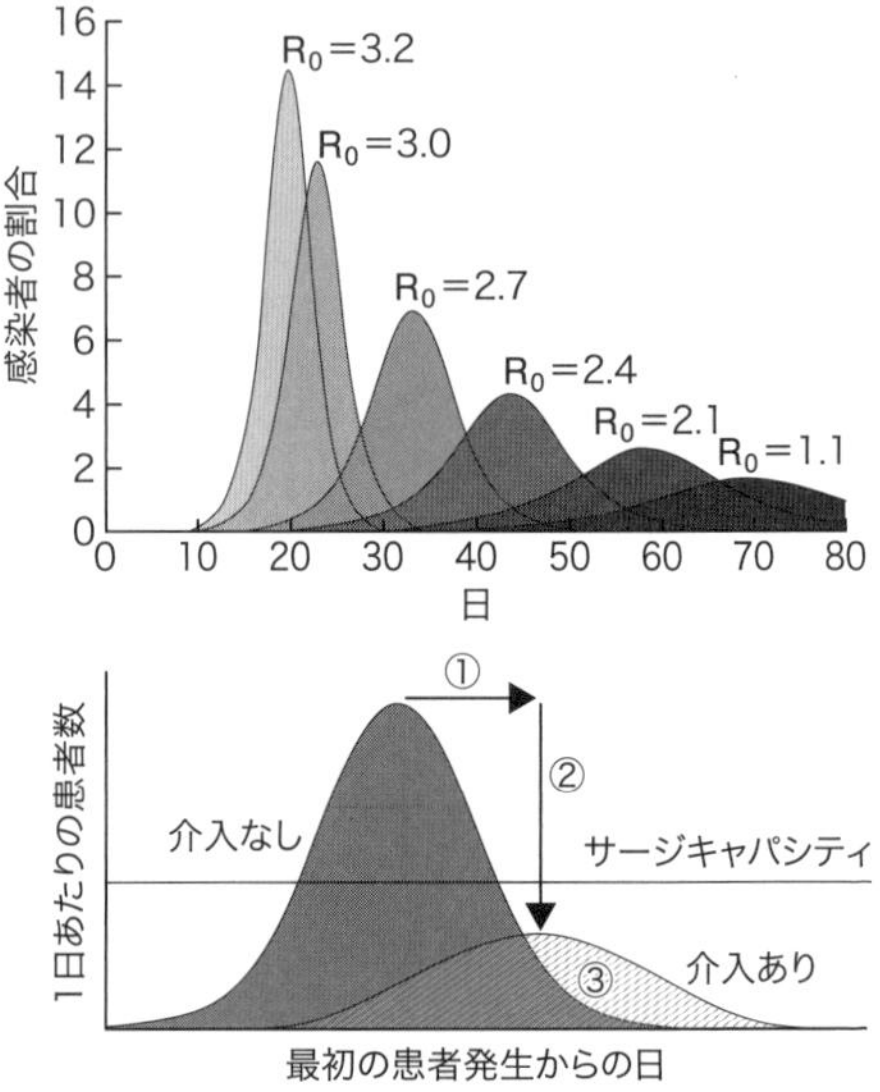

図2-7　サージ・キャパシティの考え方。 上：R_0を下げることにより、ピークを下げるだけでなく、ピーク到来時期を先送りできる。これはサージ・キャパシティの面から有利である。下：早期患者隔離などの介入によりR_0を下げ、①感染ピークを先延ばしする→②1日に発生する患者数を減らす→③流行期間は長引くが、サージ・キャパシティの範囲内に収めることができる。

サージ・キャパシティ

医療者側からすると、患者が急増して病院に殺到する事態は避けたいところだ。なぜなら、たとえば人工呼吸器を使う新規患者を一日に二人まで受け入れられる病院に一日に一〇人の呼吸不全患者が殺到すると、八人の患者を受け入れることができず、医療崩壊につながるからだ。このような病院機能は「どれだけの高波（＝サージ）に耐えられるか」ということで、「サージ・キャパシティ」と呼ばれる。つまり流行期間中合計の患者数が同じでも、R_0を下げ、患者ピークをなだらかにすることで患者数をサージ・キャパシティ内に収めることができれば、助けられる患者数を増やすことになるはずだ（図2－7）。

発症前感染＋不顕性感染（＝θ）

感染症において、発熱などの臨床症状がある期間と伝染性を有する期間が一致しているとは限らない。COVID－19はその典型である。つまり、症状が出現してから隔離しても、すでに何人かに感染を伝播してしまっている可能性があるということ。さらに、症状がなくとも周囲に伝染させることができる不顕性感染がある感染症では、隔離の効果がきわめて弱くなる。全体のなかで、非感染期間が無症候期間より短い（発症前に感染性を帯びる）割合と不顕性感染（症状はほとんどないが感染力をもつ）の割合の合計をθとする。θも感染拡大予防措置をとるうえで重要なパラメータだ。

SARSの場合、伝染性は発熱後、とくに五日程度経ってからなので四日以内の早期診断早期隔離がきわめて有効であった。しかも、不顕性感染もないので、発熱者にだけ注意を払えばよかった。つまりθはゼロに近かったのだ。各国は、感染曝露があり発症する可能性のある健康な人も検疫したが、実際そこまでは必要なかっただろう。

一方でCOVID－19はSARSと比較してやっかいである。なぜなら、発熱などの症状を呈する前から他者に伝染性を有するからである。その期間は二～三日だろうといわれている。さらに、発熱してもほかの感冒と区別がつきにくいため、数日後に医療機関を受診する、あるいは売薬で解

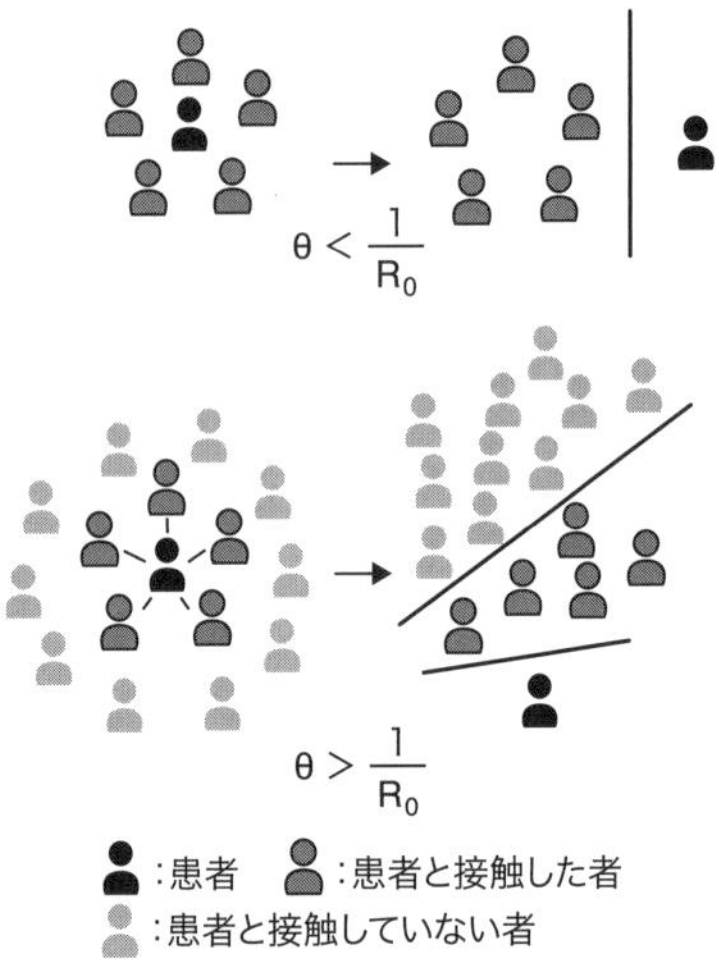

図2－8　患者隔離の効果。上：患者のみを隔離する場合。下：接触者も隔離する場合。

熱させながら仕事をすることもありえる。そのため、ＣＯＶＩＤ-19の診断を受け、隔離されるまでにかなり時間が経ってしまう可能性がある。ＣＯＶＩＤ-19に感染しても症状が非常に軽く（不顕性感染）すんでしまう場合がある。たとえば、多少食欲がない程度であれば、多くの人はＣＯＶＩＤ-19に罹患していることさえも気づかず仕事を継続し、周囲に感染を拡大してしまう。さらに無症候性のものの割合が増えると、症状のある者だけを隔離しても意味がないということになる。

θがR_0の逆数より小さいとき、患者隔離だけでも十分な効果を挙げることができる（図2-8上）。ＳＡＲＳや天然痘の場合、θが理論上ゼロに近いため、隔離が功を奏した。

θがR_0の逆数より大きいとき、感染拡大を阻止するには患者隔離だけでなく接触者の検疫も必要となる。接触者で誰が発症するかわからない場合で、ヒトからヒトに容易に感染し、しかも致死率が高く社会経済的混乱が予想される場合には適応となるであろう（図2-8下）。この場合、患者隔離はもちろん、発症前後に接触のあった人も検疫する必要がある。一つひとつ接触歴を確認する余裕がないときは、地域一円を封鎖する方法もある。いわゆるロックダウンだ。しかし、健康な人々の移動の自由という人権を制限することになり、かつ他地域で感染者がでるなど失敗に終わる可能性もあり、平時よりその実効性について入念に検討するべきであろう。

多元的に患者が発生し、初期の封じ込めの時期を逸した場合には、隔離効果も低下する。たとえばインフルエンザの流行時、人口の一％以上が罹患しているような状況では、学校閉鎖を断行しても効果を期待できないだろう。

カオス

ここまで感染症の数理モデルを見てきた。このような考え方を知ることは重要だろう。それでも、実際の感染症の流行状況を予測することは難しい。感染症が流行し始めると、報道により人々の行動パターンは変わる。病原性、免疫状態、偶然……つまりパラメータが多くなるのだ。将来の経済を予測することが困難なのに似ている。

『広辞苑』で「カオス」の意味を調べると「初期条件によって以後の運動が一意に定まる系においても、初期条件のわずかな差が長時間後に大きな違いを生じ、実際上結果が予測できない現象。流体の運動や生態系の変動などに見られる」とある。

一八世紀から一九世紀にかけて、日本では天然痘の流行を数年ごとに繰り返していた。図２－９は飛騨地方における天然痘死亡の全死亡に占める割合の年次推移を示している。なぜ毎年の流行は異なるのだろう。単純な感染症数理モデルでは説明できない。しかし、カオスモデルで説明できるかもしれない。

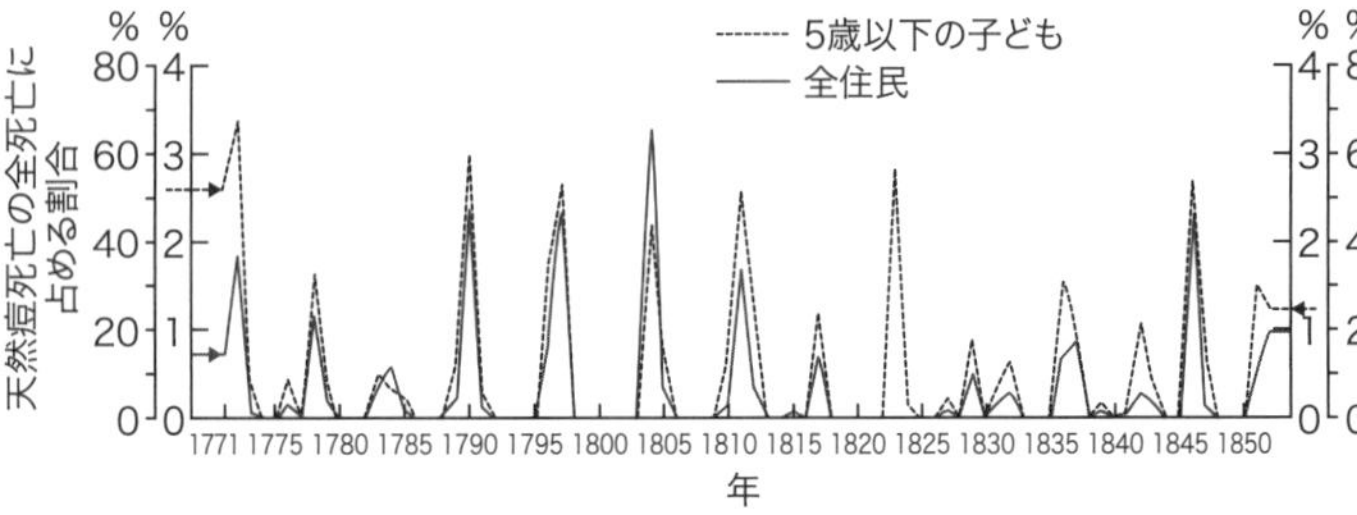

図 2－9　飛騨地方での天然痘死亡が全死亡に占める割合の年次推移。

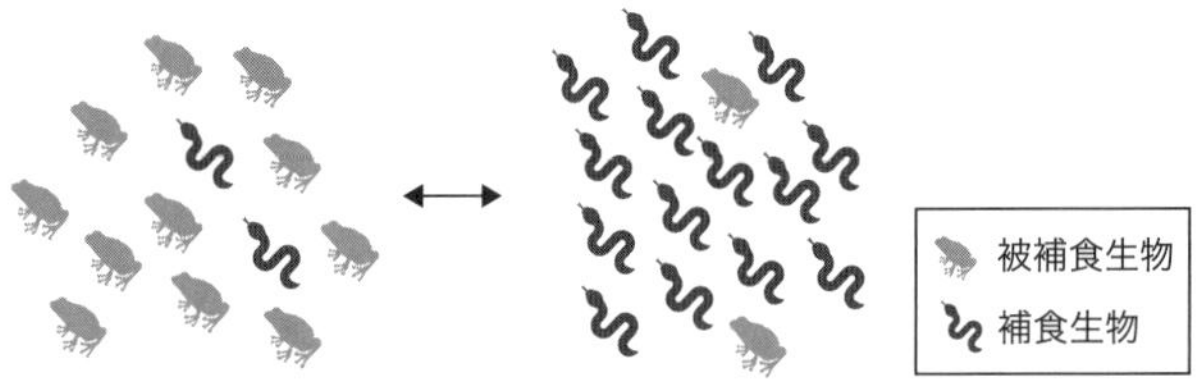

図 2－10　捕食系生物と非捕食系生物の関係。

たとえば池にいる被捕食系生物と捕食系生物の数の時間的推移について考えてみよう。被捕食系生物が十分な数いれば、これを餌とする捕食系生物は増える（図2－10）。一方、捕食系生物が増えればそのぶん被捕食系生物は減る。被捕食系生物が減れば、餌が少なくなるので捕食系生物も減る。これを単純な数式で表すと次のようになる。

$$X_n = rX_{n-1}(1-X_{n-1})$$

r：成長率、X_{n-1}：前の生物数、X_n：現在の生物数

たとえばXが被捕食生物の数だとしよう。これが成長率rに従って増える。$r=1.1$, $X_{n-1}=0.4$であれば、$X_n=0.44$, $X_{n+1}=0.48$, $X_{n+2}=0.53$と増え続ける。一方、$(1-X)$をかけてやることによって結果はどう変わる

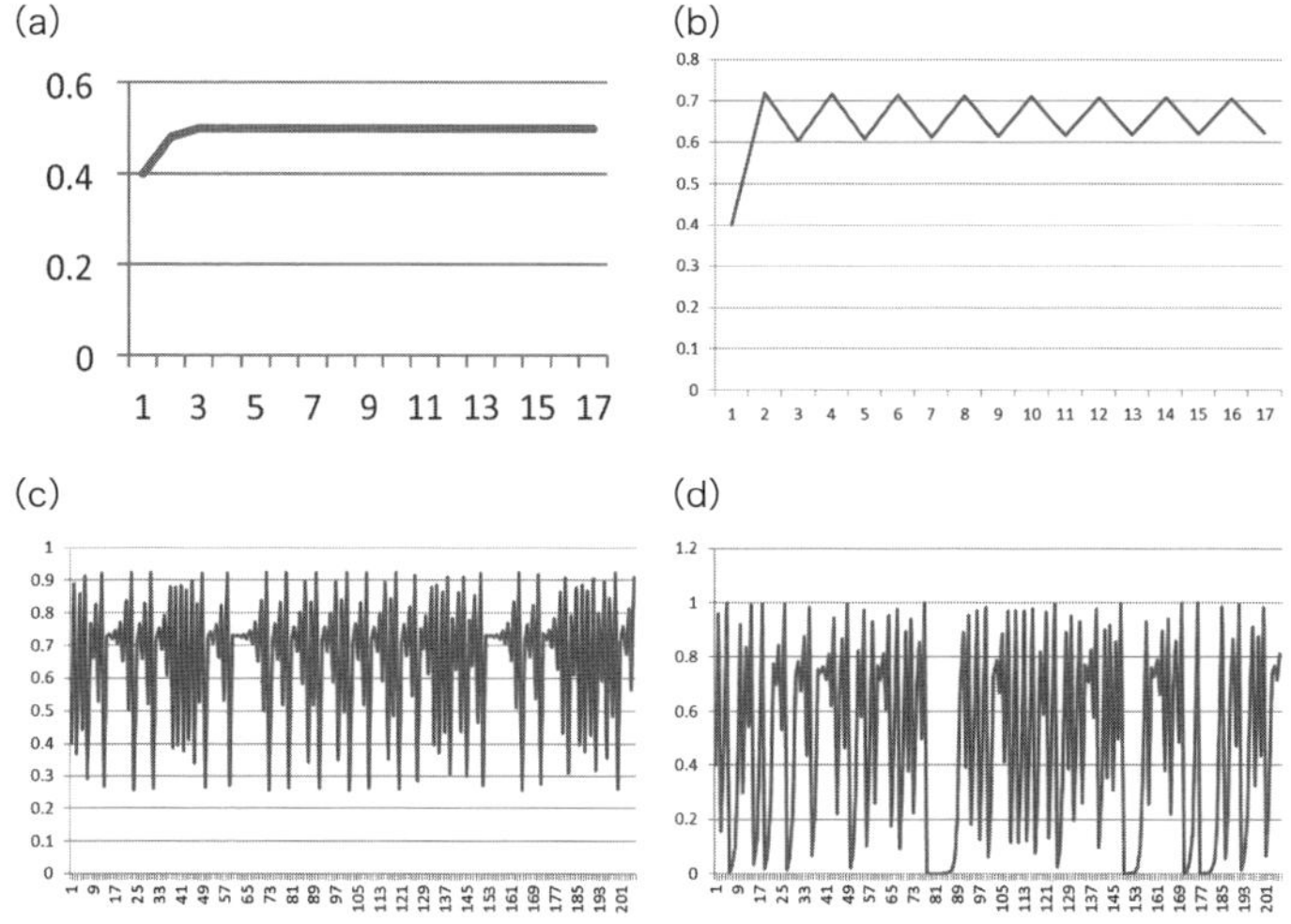

図2－11　初期値の違いが予測不能の結果をもたらすカオス。

か？　rXは増えるのに（$1-X$）は減少する。よってあたかも餌が少なくなったか捕食系生物が増えたかのように、増え続けるrXに抑制（ネガティブ・フィードバック）をかけることができる。

$r=2$, $X=0.4$でやるとこの生物は定常状態に達した（図2－11a）。

ところが$r=3$にすると突然様相が変わる。0.6と0.7のあいだを交互に行き来するようになる（図2－11b）。

$r=3.7$, $X=0.4$でやると周期性が明確でなくなってくる（図2－11c）。

$r=4$, $X=0.4$でやるとこの生物の数は予測不能となり、カオス状態にいたる（図2－11d）。

驚いたことに、あんなに単純な公式において、rを低い値から大きい値に振ることによって、最初は定常状態、次に振幅をもってアップ・ダウンを繰り返し、やがてランダムに多い年と少ない年が繰り返されるようになった。まさに図2-9に紹介した天然痘による死亡曲線のようである。だからといって翌年の天然痘死亡が増えるのか減るのかを予測できるものではない。しかし、ロバート・メイ博士によるこのカオス理論は、自然界の複雑な現象を単純な公式で表現した点で、壁に当たっていた感染症疫学に新たな角度から光を当てたといえよう。

＊

次章以降、世界で実際にあったアウトブレイクやパンデミックについて深く掘り下げていくことにする。

第3章　新型コロナウイルス感染症（COVID－19）――武漢

発端

二〇一九年一二月二六日、中国・湖北省武漢市の病院に勤務する张继先医師のもとを、老夫婦が発熱と咳を理由に受診した。彼女は胸部CTを撮り、今までに診たことのない独特の肺炎像に驚いた。その息子も似た肺炎だった。海鮮市場で働く肺炎患者が同日入院。「普段とは何かが違う」と感じた彼女は翌日、このクラスターを病院と保健所に報告。保健所は直ちに疫学調査を実施し、三一日にはすでに二七人の原因不明の肺炎患者が市内に入院していることを突き止め、即日中国CDCとWHOに報告。これが悪夢の始まりだった。

この肺炎を引き起こすウイルスは新種のコロナウイルスであることが判明。のちに、二〇〇三年にパンデミックとなったSARS（第5章参照）と八割の遺伝子を共有していることが明らかとなり、そのウイルス名はSARS-CoV-2、これによって引き起こされる疾患は新型コロナウイルス感染症（coronavirus disease 2019：COVID－19）と命名された。COVID－19は以下の特徴を兼ね備えている。

1．新型であり、ワクチン・治療薬がなく対策は手探りとなる。人々の不安も高まりやすい。

2．潜伏期間中や無症候・不顕性感染でも感染性がある：診断がついたときにはすでに感染を広めてしまっている。SARSのような封じ込めは理論上不可能である。

3．強い感染力と高い致死率の双方を兼ね備える：SARSに似た致死性と風邪のような感染のしやすさがある。

4．診断が難しい：微熱と咳で発症することが多いが、頭痛、下痢、嗅覚・味覚障害といった非特異的症状で始まることもある。数日後、仕事を続けられる程度にまで回復するが、発症から七〜九日後、強い倦怠《けんたい》感を感じる、急に息が苦しくなるなど悪化する。病院を受診し胸部CTで肺炎を確認されPCRで診断がつく……というのが典型的経過だ。診断が確定するまでに時間がかかることが多い。その間、複数の病院を受診する、職場、院内、施設内で感染を広めてしまうことがある。

COVID－19は、湖北省、中国全土、日本、そして世界へと広がり、三月一一日にはWHOのテドロス事務局長がパンデミック宣言をだすに至った。本章執筆中の四月一七日現在、COVID－19の報告数は二〇七万八六〇五人、死亡者数は一三万九五一五人となっており、まだ出口が見えていない。

潜伏期間中の感染：SARSとは決定的に異なる部分

一般の人たちは、熱や咳などの症状のあるときだけ感染性があると思っている人が多いであろう。

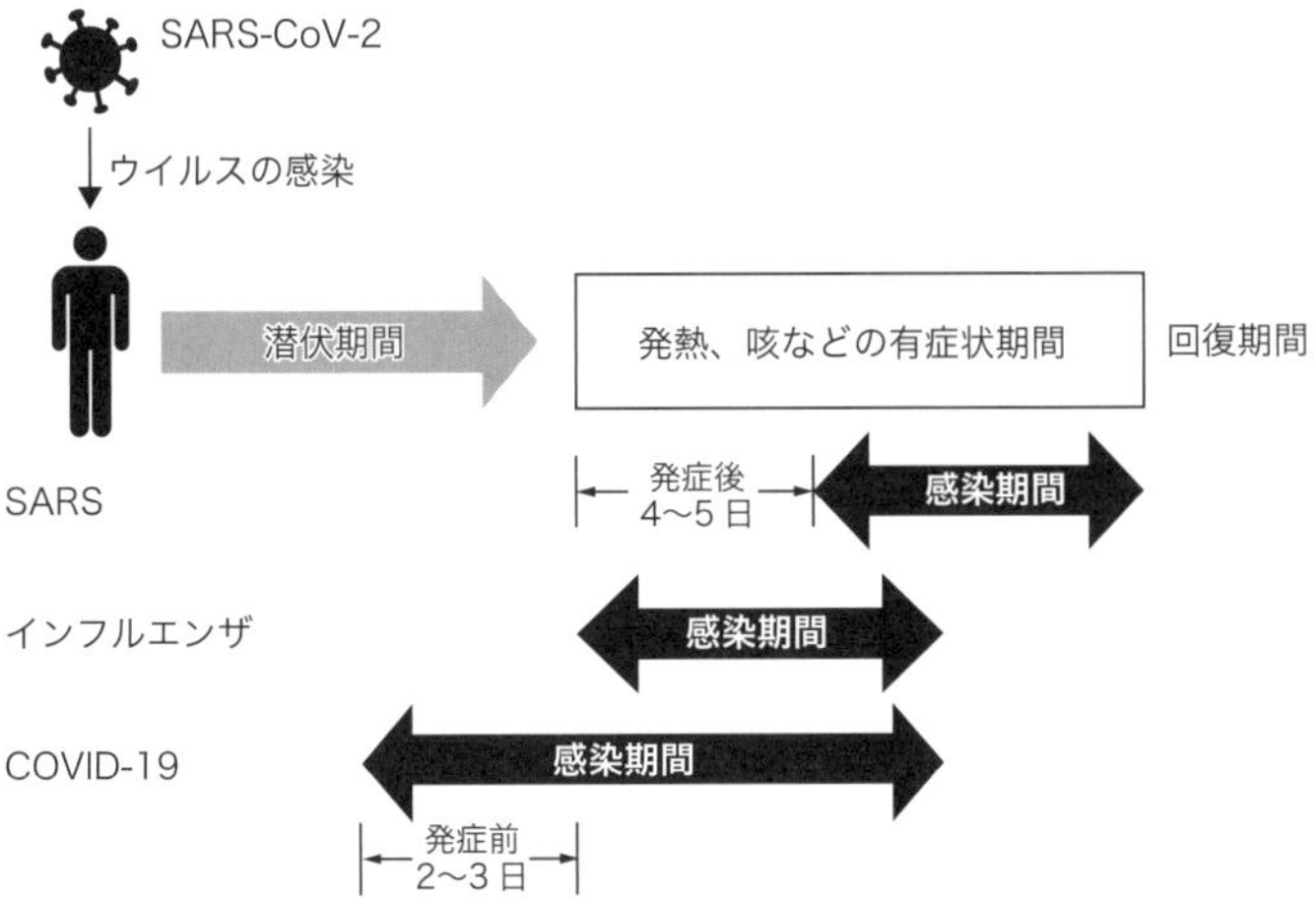

図3－1　ウイルスの種類によって異なる感染期間。

ところがウイルスの種類によって、感染性を示す期間が異なる（図3－1）。

SARSでは、発熱などで発症してから四～五日して急に感染力を増す。そのため三日以内に入院させ個室に隔離し、医療従事者も防護策を講じれば、理論上これを封じ込めることができる。実際、二〇〇二年一一月から発生したこの感染症は二〇〇三年七月五日に終息した。インフルエンザも突然の悪寒や発熱で始まることが多いが、その少し前から感染性を帯びると言われている。そのため熱が出て午後に早退した生徒は午前中のクラスですでに友人に感染させてしまっているかもしれない。ところがCOVID－19では潜伏期間、それも二日から三日前などかなり早期より感染性を帯びる特性がある。しかも発症前日から発症当日にかけて、咽頭で検出されるウイルス量がもっとも多くなる。呼吸器感染症でこのようなウイルスは、なかなかいないであろう。しかも、発症し

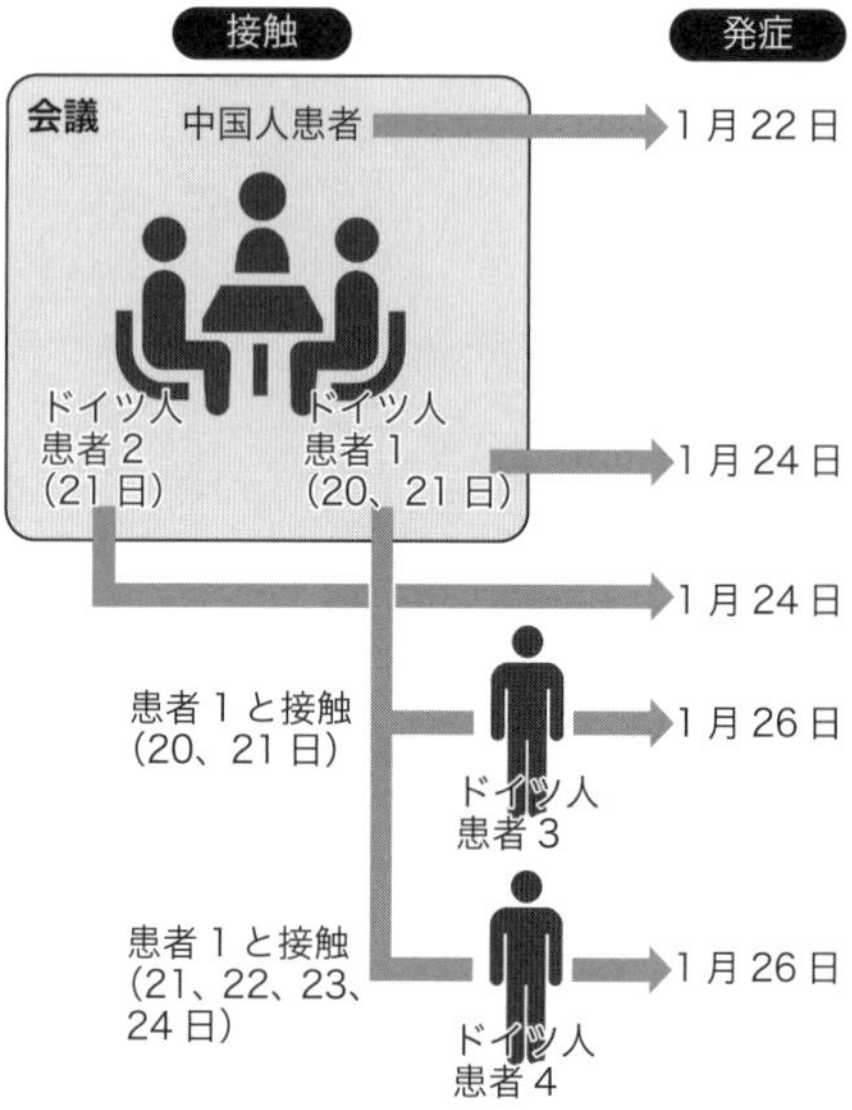

図3-2　潜伏期間中の感染クラスターの例。

たあと、最初は微熱と咳、あるいは頭痛、咽頭痛だけといった、軽い風邪症状から始まるため、仕事を継続できてしまう。そして八日前後で突然に倦怠感や呼吸困難が進行する。肺炎として入院してきたときにはすでに複数名に感染させたあとのことがある。これがクラスター（数名規模の集団感染）を市中で発生させるメカニズムの一つだ。また、メカニズムはよくわっていないが、再感染事例があることも知られており、そのためCOVID-19の場合、SARSとは違って封じ込めは難しい。

◆事例①：潜伏期間中の感染（図3-2）

潜伏期間中に感染させたドイツの事例を見てみよう。[*1]

一月一九日から二二日まで、上海在住の中国人が商用でドイツ・ミュンヘンのある会社を訪問した。一月二〇日と二一日に彼女はその会社スタッフと会議をもったが、ドイツ滞在中、感染の症状・徴候は一切なかったという。中国に帰国したあとで発症し、一月二六日、新型コロナウイルスがPCR検査で陽性となり、彼女はドイツの会社に病気のことを告げた。そして、接触歴の調査が開始され、社内で四人のCOVID‐19が確認されたのだ。

三三歳の男性会社員（ドイツ人患者1）は、一四日以内の海外渡航歴もなく、熱もなく元気であった。一月二〇日と二一日にその中国人と会議をもった。一月二四日、咽頭痛、寒気、筋肉痛で発症、翌日熱が三九・一度に上がった。咳がある。しかし、その日の晩には体調が改善し、二七日には出勤した。同日の鼻咽腔PCR検査で新型コロナウイルスが検知された（検査陽性）。

一月二四日と二六日、三人の会社員（ドイツ人患者2、3、4）が検査陽性となった。このうち患者2のみが、上海からの女性と二一日に会議で接触があり、患者3と4は、会議には出席していないが、患者1と患者1の潜伏期間中に何度か接触している。

患者1から患者3にどのように感染したかに注目してみよう。一月二〇日の感染は中国人との会議での初顔合わせでもあるので、あまりにも早すぎる。であれば、患者1から患者3に感染したタイミングは二一日の可能性が高い。とするとウイルスが体内に侵入（感染）してから、感染性を帯びるまで、わずか一日しか要さなかったことになる。最初の患者が発症する前に、二次感染、さらには三次感染が起こっている。これはウイルスがいとも簡単にクラスターを形成することを示す証拠であろう。

患者の濃厚接触歴をたどればクラスターを発見できる。そしてクラスターが第二のクラスターを形成する前に隔離できれば、クラスターより大きい数十人規模のアウトブレイク発生を阻止できる。

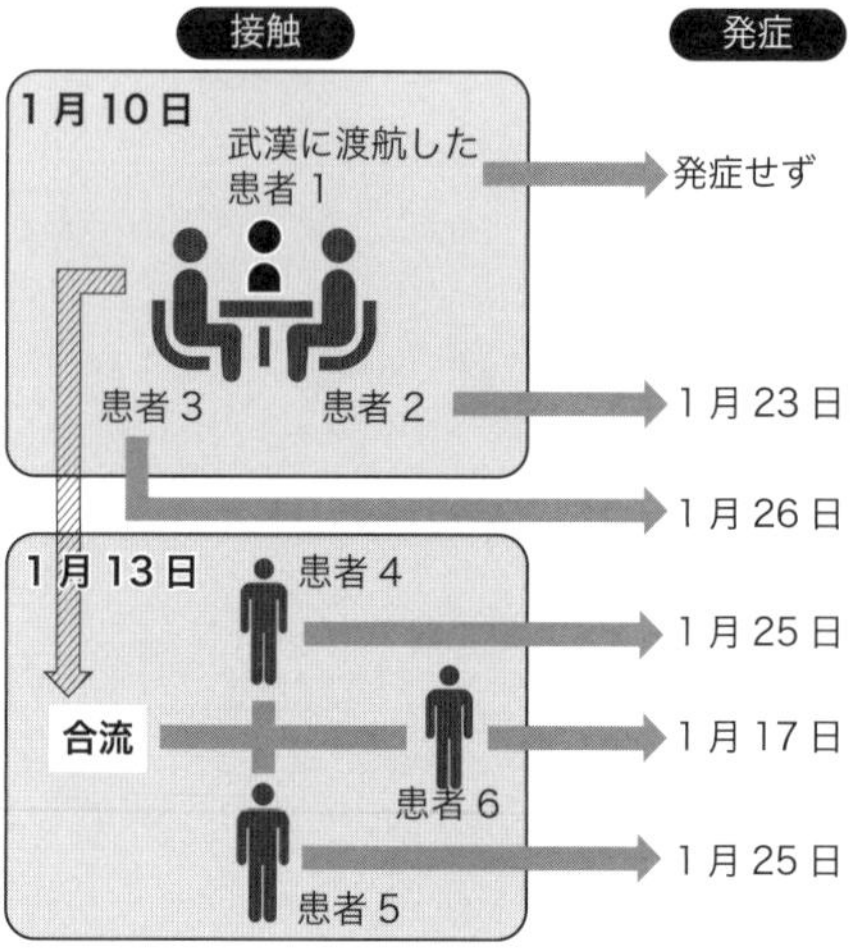

図3－3　キャリアからの感染クラスターの例。

しかし、発症してから診断まで一〇日もかかってからの聞き取り調査では手遅れだ。また、患者数が増えると、聞き取り調査が間に合わない。また、患者は行動履歴を正直に話してくれないかもしれない。クラスター調査だけでは限界がある。

◆事例②：無症候性感染例からの感染（図3－3）[*2]

COVID－19発症者の接触歴を追うことでクラスターをとらえることができる。しかし、ウイルスを咽《のど》にもつなどして感染性はあるが発症しない人、いわゆるキャリア（無症候性感染者）が感染拡大に寄与しているとしたら、誰から感染したかわからない感染者が増えてくる。次の事例は、COVID－19感染がまだ武漢に限られており、親戚内のクラスターだったので、キャリアからの感染が疑われた事例である。

一月一〇日、二〇歳女性（患者1）がCOVID－19の流行地、武漢から安陽に移動し、同日親戚である患者2と患者3に会った。一三日、患者1は親戚である患者2～6とともに安陽地域病院に入院中の別の親戚のもとを訪れた。このときこの病院には誰もCOVID－19にかかって入院している者はいなかった。患者2～5は二三日から二六日の間に発熱と呼吸器症状で発症。PCR検査で陽性、血液検査で炎症反応、胸部CTで典型的な肺炎像を認めCOVID－19と診断された。患者6は17日に発熱と咽頭痛で発症し、近医を受診した。二～三日でよくなったが、二四日に症状が悪化。二六日に入院しPCR検査で診断がついた。患者2～6は一度も武漢を訪れていない。患者1も親戚がCOVID－19と診断されたため一月二六日にPCR検査を受けるも陰性。しかし、二八日に再度PCR検査を受け陽性となる。ところが彼女は二月一一日まで健康で何ら症状を呈さなかった。

以上より、あくまで可能性ではあるが、患者1はキャリア（ウイルスを咽など体内にもつが無症状である）で、五人の感染クラスターを形成した、つまりキャリアでも感染力があることが示唆された。徹底的な接触歴調査でも誰から感染したか不明な場合、キャリアからの感染も考えられる。こうなると濃厚接触歴を調査しても「いつ、どこで、誰から感染したかわからない患者」という壁に突き当たる。

COVID－19でもSARSのように一〇人以上に感染させるスーパー・スプレッダーが存在し得るだろうか？

クラスターかスーパー・スプレッダーか？

数人に集団感染が発生するクラスターに対して、SARS流行初期、一人で一〇人以上に感染させるスーパー・スプレッダーと呼ばれる患者が存在した。SARSは年齢が高くなればなるほど重症化しやすい。先に述べたようにSARSでは発症四〜五日目以降、すなわち入院後に感染性が高まる。病院には基礎疾患をもつ年配の病人が多く入院している。そのため、感染の連鎖が起こるのは大概病院内だった。パンデミック初期、SARSの診断がつかず原因不明の肺炎で大部屋に入院した患者は同室患者、医療スタッフ、見舞いの者に次々と感染させ、結果的に一〇人以上に感染を広げるスーパー・スプレッダーとなった。さらにこの患者がほかの病院に転院して、その病院でも院内感染を起こし、患者数はさらに膨れ上がるといった最悪の事態を招いた。だが、SARS患者を早期に入院隔離させるようになってからは、このスーパー・スプレッダーは見られていない。

COVID‐19もSARS同様、基礎疾患をもつ高齢者が発症しやすい。逆に若者が多い街中で集団感染が起こっても数人規模、すなわちクラスターで留まる。一方、日本でも三月以降、院内感染がニュースで日々報じられるようになった。その規模も数十人を超えることがある。高齢者が多く乗船していたダイアモンド・プリンセス号でも香港人が最初の患者で、三七一一人の乗員乗客中、七一二人の陽性者（うち三三一人は無症状）、一二人の死者を出している。COVID‐19患者もSARS同様、条件が揃うとスーパー・スプレッダーとなり得ることを示唆している。東京都台東区の永寿総合病院では、入院患者や医師など一八七人が新型コロナウイルスに感染し、このうち二四人が死亡した。したがって、COVID‐19でもスーパー・スプレッダーは存在し得る。いかにクラスターやスーパー・スプレッダーが発生しやすい環境や条件をつくらないかが感染対策の焦点になる。

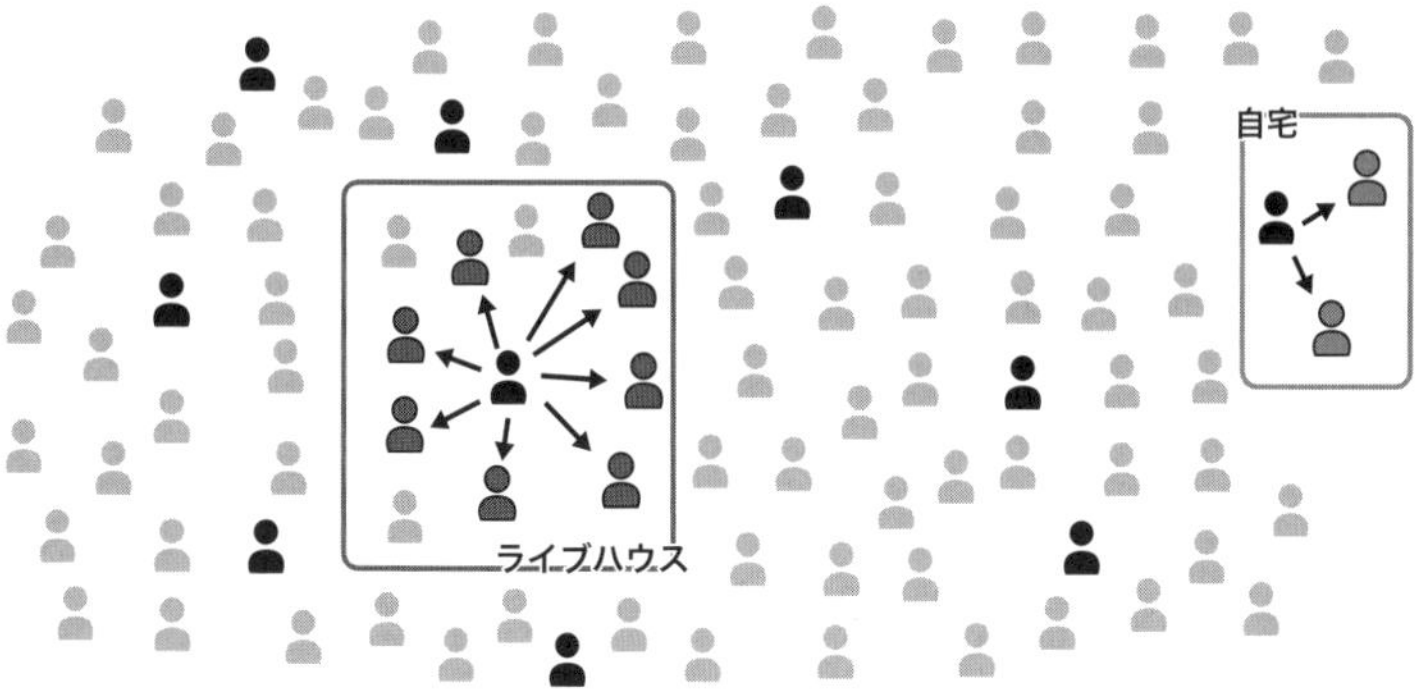

図3－4　COVID-19の感染拡大。感染者（黒）、二次感染者（濃いグレー）、非感染者（薄いグレー）。

COVID-19の感染パターン

三月九日夜、新型コロナウイルス感染症対策専門家会議の記者会見があり、尾身茂副座長は以下の疫学的知見を発表した。

現時点において、感染者の数は増加傾向にあります。また、一定条件を満たす場所において、一人の感染者が複数人に感染させた事例が、全国各地で相次いで報告されています。

しかし、全体で見れば、これまでに国内で感染が確認された方のうち重症・軽症に関わらず約八〇%の方は、他の人に感染させていません。また、実効再生産数は日によって変動はあるもののおおむね1程度で推移しています。

実効再生産数が1ということは、一〇人の患者から新たに一〇人の二次感染患者が発生することを意味する。しかし、専門家会議は「八〇%が誰にも感染させていない」と

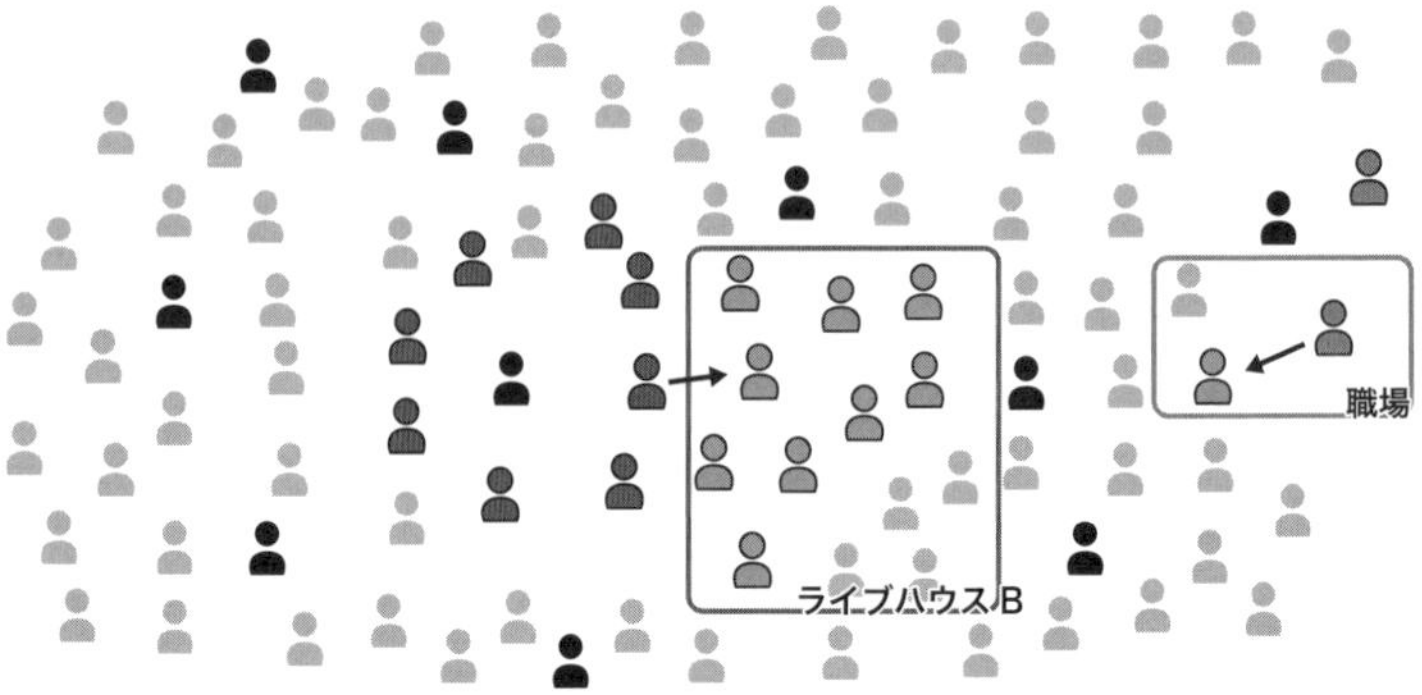

図 3－5　COVID-19の感染拡大。 感染者（黒）、二次および三次感染者（濃いグレー）、非感染者（薄いグレー）。

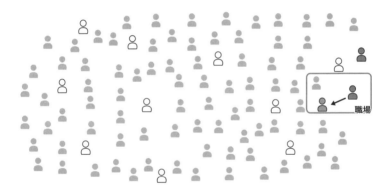

図 3－6　COVID-19の感染収束。 感染者および二次、三次感染者（濃いグレー）、非感染者（薄いグレー）、免疫者（白抜き）。

している。たとえば、COVID－19患者が一〇人いたとする。そのうち八人は誰にも感染させず、二人が感染させる。第2章に説明した感染症拡大の単純な数理モデルとは異なる。図3－4のモデルでは、二人の患者がそれぞれたとえばライブハウスで八人、自宅で二人に感染させたという設定だ。しかし残り八人の患者は誰にも感染させていない。

さらに、ライブハウスでの感染者の一人が潜伏期間中に別のライブハウスBをはしごして、九人の三次感染者をだし、家族内感染の一人が職場で一人の三次感染者をだしたといった、国内でありがちな仮想モデルを示した（図3－5）。いったん感染すると数日間にわたって咽にウイルスをもち感染力を保ったまま活動できてしまうので感染が拡大する。そのため実効再生産数が1であっても、患者数は増加し得る。

では、感染を収束に向かわせるにはどうするべきか？　たとえば二つのライブハウスでの感染をブロックできれば、一〇人から三人の患者しか発生しないので、やがて患者数は減っていく（図3－6）。

われわれには誰がウイルスをもっているかはわからない。しかし、今までの経験からどういうところでクラスターが発生しやすいかを知っている。高速バス、屋形船、会議室、スポーツジム、接待を伴う飲食店などである。大概は換気が悪く長時間不特定多数と同じ空間で過ごす環境だ。であれば感染しやすい場所を避ける、あるいは十分な換気をすれば、感染し難くなる。

三月九日の専門家会議の記者会見で「みなさまにお願いしたいこと」として、「①換気の悪い密閉空間、②多くの人が密集、③近距離（互いに手を伸ばしたら届く距離）での会話や発声」という三つの条件、いわゆる「三密」が同時に揃う場所や場面を予測し、避ける行動をとってくださいと指摘された。

会話やくしゃみでは飛沫が飛び散る。大きな飛沫は放物線を描いて地面に落ちる。しかし、目に見えないくらいの小さな飛沫粒子、いわゆるエアロゾルは数時間室内を空気のように浮遊する。大きな飛沫による感染は③の近距離での会話や発声に対応する。これは、お互いにマスクをしていれば予防できるし、マスクがない場合には一～二メートルなど距離を開ければ解消できる。エアロゾルによる感染は①の換気の悪い密閉空間に対応する。新型コロナウイルスは一時間で半減するものの、数時間は少量のウイルスが感染性を保ったままエアロゾルとして空中を浮遊することをアメリカの研究チームが報告した。*3 これは窓を開けて空気を入れ替えれば、解消される。外であれば、まず問題にならないし、外食店でも会議室でもドアと窓を開け放てば、密室ではなくなる。人数が数十人、数百人と多くなればなるほど、その中にウイルスをもった人がいる確率が上がる。②の多くの人が密集というのは、このことを指している。たとえば、会議や食事などを数人以内にすれば数十人、数百人が集まるライブハウスなどとは異なり、小さなクラスターは発生し得るが、大規模なアウトブレイクには発展しにくい。

■COVID‐19の感染拡大にブレーキをかけるにはどうしたらよいだろうか？■

R(t)を減少させるための対策は？

R_0は感染症流行拡大初期の、R(t)は時間tにおける実効再生産数である。R(t)が1より大きければ感染は拡大を続けるため患者発生数は増え、R(t)が1になれば、拡大は停止するので患者発生数は横ばいとなり、R(t)が1を割り込むと、患者発生数は減少に転ずる。そして0・1などゼロに近づくと収束する。

R(t)は病原微生物の特徴や人の免疫状態、年齢、基礎疾患だけではなく、人の行動にも強く影響される。微生物の特徴を変えることはできない。まだワクチンがないので免疫状態も、年齢や基礎疾患も変えられない（Constantとする）。しかし、人の行動は変えられる。一日に平均何人の人と接触するか（Quantity）と一回の接触で感染する確率（Quality）の掛け算でR(t)が決まる。

R(t)＝C×Quantity×Quality

政府は緊急事態宣言発出二週間後に「人との接触を七割、できれば八割減らしてほしい」と国民に呼びかけた。たとえばテレワークなどを徹底し、家にこもって人との接触頻度を七五％減らせばQuantityは0・25になる。R(t)が2であったとしても、2×0.25＝0.5で感染拡大は減少に転ずる。逆にいくら接触頻度を七五％減らしても、残りの二五％で濃厚接触すればR(t)は低下しにくい。一方、こまめな換気、せっけんと流水での手洗い、マスクをしたり、距離を置いたりしての会話、短い時間で会話を切り上げる、といった工夫で一回の接触で感染する確率が下がる。つまり

Quality を下げることができるのだ。換気などによっても感染確率を七五％下げることができれば、接触頻度を七五％下げるのと同じ効果を期待できる。さらに接触頻度も換気などによる感染確率も双方七五％ずつ下げることができれば、2×0.25×0.25＝0.125となり、感染拡大にブレーキをかけることができるだろう。つまり、接触頻度を減らし、なおかつ「三密」を避ければR(t)を劇的に下げ、感染者数を減らすことができるのだ。

武漢の対応とR(t)の変化

ＣＯＶＩＤ－19が最初にアウトブレイクし、ロックダウン（地域封鎖）により収束させ、最初にこれを解除した武漢の事例から検討する。一二月八日から三月八日の三か月間の三万二五八三例につき、発症日に基づく流行曲線を示した。ロックダウンよりおよそ六日目から減少傾向を示し始めた（図3－7）。ＰＣＲ検査による診断確定日のピークは、発症日で描いた曲線のピークよりおよそ一二日間遅れていた。

Ⅰ期（二〇一九年一二月八日～二〇二〇年一月九日）：最初の患者は一二月八日に発症しているが、もっと前から感染拡大が起こっていた可能性がある。

Ⅱ期（一月一〇日～一月二二日）：一月一〇日から春節に向けての大移動が始まった。春節期間に移動する旅客の延べ人数は、中国の人口一四億人を超える。そのため、SARS-CoV-2は人の移動とともに中国全土、そして日本や韓国、アジア、ヨーロッパ、アメリカ、世界へと広がった。一月一八日に武漢で中国南部の春節の伝統行事「万家宴」が行われた。各家庭が手料理を持ち寄って歓談

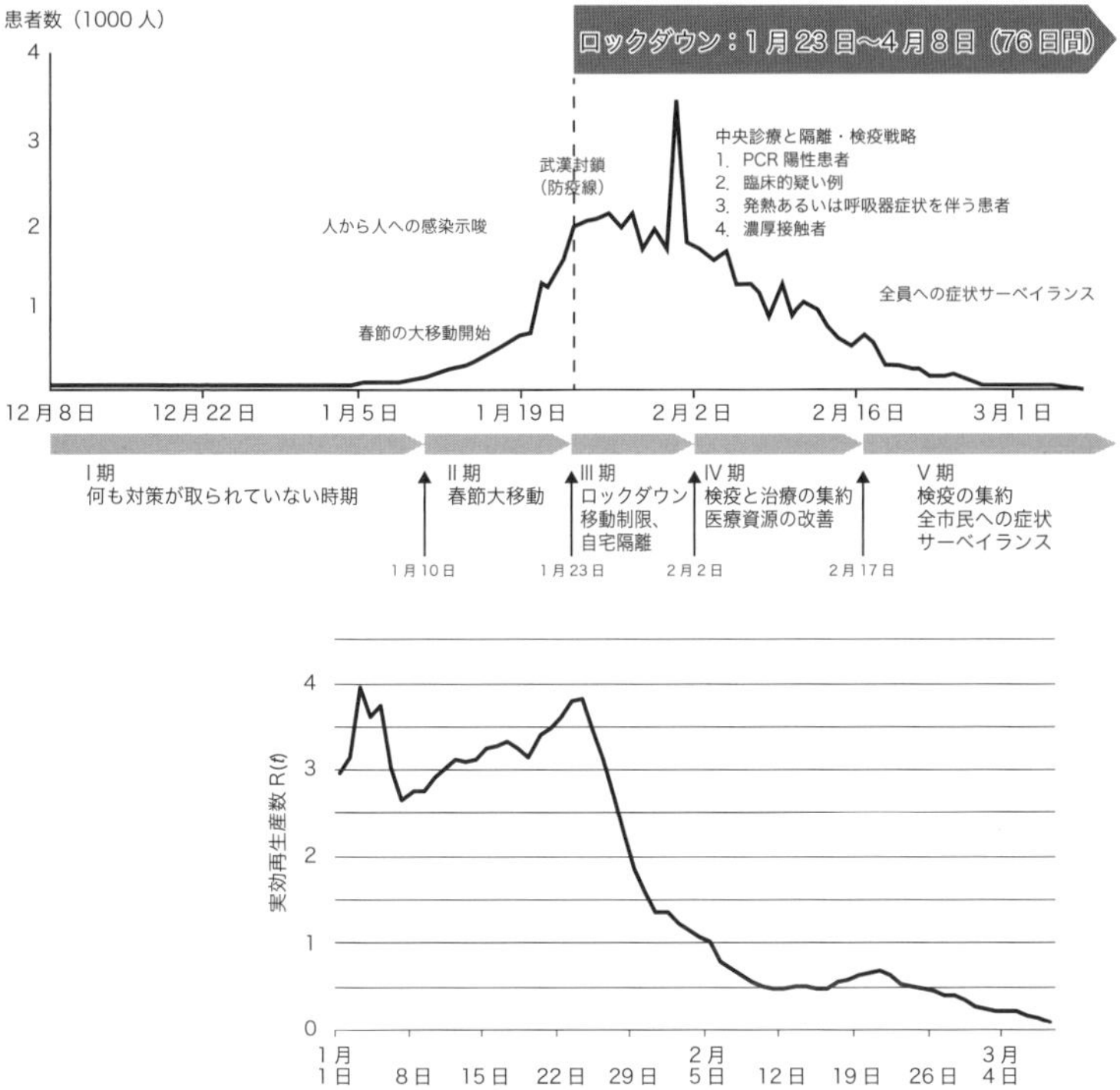

図3-7　武漢におけるCOVID-19流行曲線とR(t)の変化。 Pan et al., (2020)[*4]を参考に作成。

するもので、今年は四万世帯以上が参加したという。民族大移動の春節と相まって感染爆発につながったのは想像に難くない。人から人への感染の可能性が示されたのはその二日後のことであった。時すでに遅しだ。

一〇日、SARS-CoV-2の遺伝子配列は決定され、一二日にこの情報はWHOと共有され、一三日には検査キットができあがった。一七年前にパンデミックとなったSARSのときと比較すると異例の速さである。一五日、中国CDCは緊急対応レベルを最高に引き上げた。ところが、人から人への伝染性があることを公表したのは二〇日であった。

Ⅲ期（一月二三日〜二月一日）：一日の発症数が一五〇〇人を超えた翌日の一月二三日、武漢市はロックダウンを発出した。飛行機、列車、バスで武漢の外へ移動することが禁じられた。公の場ではマスクをする、遊技場や公共の場の使用禁止（許可されたスーパーやドラッグストアを除く）、集会の禁止、公共交通の停止、タクシーの運休、都市内で許可のない移動の禁止（車両交通の制限）を実施した。この時期、十分な入院病床やICUベッドがなく、薬や防護服も不十分で、検査キットも足りず、医療者の数も足りていなかった。また、多くの患者が適切なタイミングで診断を受けけず、さらに治療もされず、自宅で自主隔離をしていた。医療機関を受診することは許されていたので、市中を患者が歩いていたことになる。

しかし、ロックダウンの効果は十分だった。なぜなら4近くあったR(t)を一気に1近くまで押し下げたからである。

Ⅳ期（二月二日〜二月一六日）：一月二三日より一〇日間でCOVID‐19患者用に二つの感染症専門病院が新設された。このことにより、武漢の人口一一〇〇万人に対して重症から最重症の患者を受け入れられる二五〇〇床が確保されたことになる。多くの病院は中等度から最重症の患者を受け入れられるベッドを合計で二万五〇〇〇床準備した。その間、一三の展示場、スタジオ、広い公共施設は軽症者を受け入れられるよう一万三〇〇〇床の病院へと変化した。多くのホテル、学校、公共施設は一時的に発熱や呼吸器症状の人たち（CTやPCR検査を待っている、初回検査が陰性であった）のために一万五〇〇〇床、濃厚接触者のために五万九〇〇〇床を用意した。以上より、患者、疑い患者、濃厚接触者のすべてを入院させ得る態勢が整った。三万人の医療従事者が中国の他県から派遣された。検査態勢も改善され、一月二〇日以前は日に数十検体しか扱えなかったが、それ以降は数百、一月終わり頃には日に五〇〇〇検体の解析が可能になった。最初は中国CDCで検査をしていたが、やがて多くの病院や民間施設で実施可能となり、二月六日までには三五の検査機関で一日一万検体まで処理可能となった。すべての住人は自宅にいることを義務づけられ、スーパーやドラッグストアなどすべての公共の場を閉鎖し食品、薬など住人に必要な物品は市職員やボランティアなどによって住人のもとに届けられた。

この時期最重症者から軽症、あるいは濃厚接触者にまで、病床を合わせて一一万四五〇〇床準備した点は注目というよりは驚愕に値する。このことにより R(*t*) はさらに1をぐっと下回ったように見える。

V期（二月一七日〜三月八日）：患者発生数がかなり減少し、医療資源も改善した段階で、保健所やボランティアなどの協力を得て、一軒一軒訪ねたり、一人一人コンタクトをとったりして症状のある人のスクリーニングを実施した。疑わしい症状のある人は中央で検疫され、PCR検査を受けた。この時期PCR検査のキャパシティは一日当たり二万件に達している。住人はまだ自宅に留まるよう指示されていた。いくつかの病院は順次閉鎖されていった。応援にかけつけた医療従事者で感染した者はいなかった。

四月八日にロックダウンは解除された。合計で七六日間およそ二か月半、武漢は封鎖されていた

表３－１　各国の介入日

国あるいは州	学校閉鎖	集会イベントの禁止	ロックダウン	社会的距離
武漢			2020/1/23	
イタリア	2020/3/5	2020/3/9	2020/3/11	2020/3/9
スペイン	2020/3/13	2020/3/14	2020/3/14	2020/3/9
オーストリア	2020/3/14	2020/3/10	2020/3/16	2020/3/16
フランス	2020/3/14	2020/3/13	2020/3/17	2020/3/16
ベルギー	2020/3/14	2020/3/12	2020/3/18	2020/3/14
デンマーク	2020/3/13	2020/3/12	2020/3/18	2020/3/13
スイス	2020/3/14	2020/3/13	2020/3/20	2020/3/16
ドイツ	2020/3/14	2020/3/22	2020/3/22	2020/3/12
ノルウェー	2020/3/13	2020/3/12	2020/3/24	2020/3/16
英国	2020/3/21	2020/3/24	2020/3/24	2020/3/16
スウェーデン	2020/3/18	2020/3/12	実施せず	2020/3/16
アメリカ				
ワシントン	2020/3/15	2020/3/15	2020/3/15	2020/3/15
ハワイ	2020/3/13	2020/3/17	2020/3/17	2020/3/17
カリフォルニア	2020/3/12	2020/3/17	2020/3/19	2020/3/17
イリノイ	2020/3/13	2020/3/16	2020/3/20	2020/3/16
ニューヨーク	2020/3/16	2020/3/13	2020/3/22	2020/3/16

ことになる。ロックダウン解除後の一週間の時点では、新規報告数は一〇〇人前後で推移している。

欧米諸国のロックダウン効果

三月中旬から下旬にかけて、欧米各国は表３－１のような介入を実施した。ロックダウンから二週目には患者報告数は横ばいになり、三週目には減少に転じている（図３－８）。

「患者数」「致死率」「死亡率」などのパラメータがあるが、それぞれのメリット・デメリットを述べられるか？

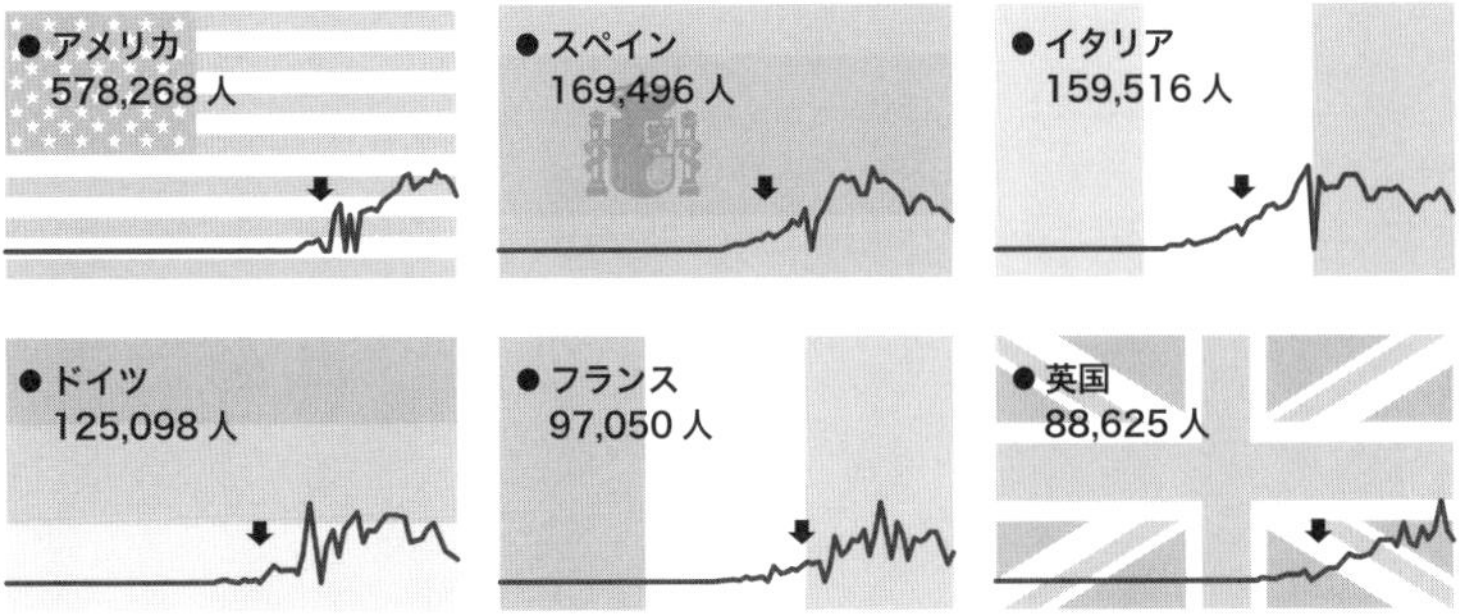

図 3－8　欧米各国のロックダウン（矢印）とその後の報告数の推移。 WHO ホームページ（https://covid19.who.int/?gclid=CjwKCAjwwYP2BRBGEiwAkoBpApmEqkO8t6BW1vJ9nojLFHfekC8gWK_96MPr3081MXdmlRd-usJdERoCDDIQAvD_BwE）を参考に作成（2020年4月14日アクセス）。

何をパラメータにするか？：患者数　致死率　死亡率

患者数が多いからといって死者数が多いとは限らない。なぜなら検査数を増やせば、軽症者をより多く検知するようになり、患者報告数が増加する。検査数は各国の検査態勢や方針に依存する。軽い人もどんどん検査する国もあれば、かなり疑わしい症例のみに絞って検査する国もある。またＰＣＲ検査の感度は必ずしも高くなく、検査が陰性であってもじつはＣＯＶＩＤ‐19であることも多い（偽陰性）。実際、何度か検査を繰り返して、やっと陽性になったということもある。重症度のピラミッドを考えると理解しやすいかもしれない（図３‐９）。

感染拡大初期、武漢では、多くの患者が病院に殺到した。当然肺炎がある重症者を優先的に検査したであろう。ＣＴなどで肺炎像を認めた患者だけにＰＣＲ検査を実施すれば重症者の割合は増え、死亡者数を患者数で除した致死率も高くなる。一方、ＰＣＲ検査の態勢が整い、そのキャパシティを上げて患者との接触者にまで検査の範囲を拡大すれば、一日のＰＣＲ陽性者数は増えるが、そ

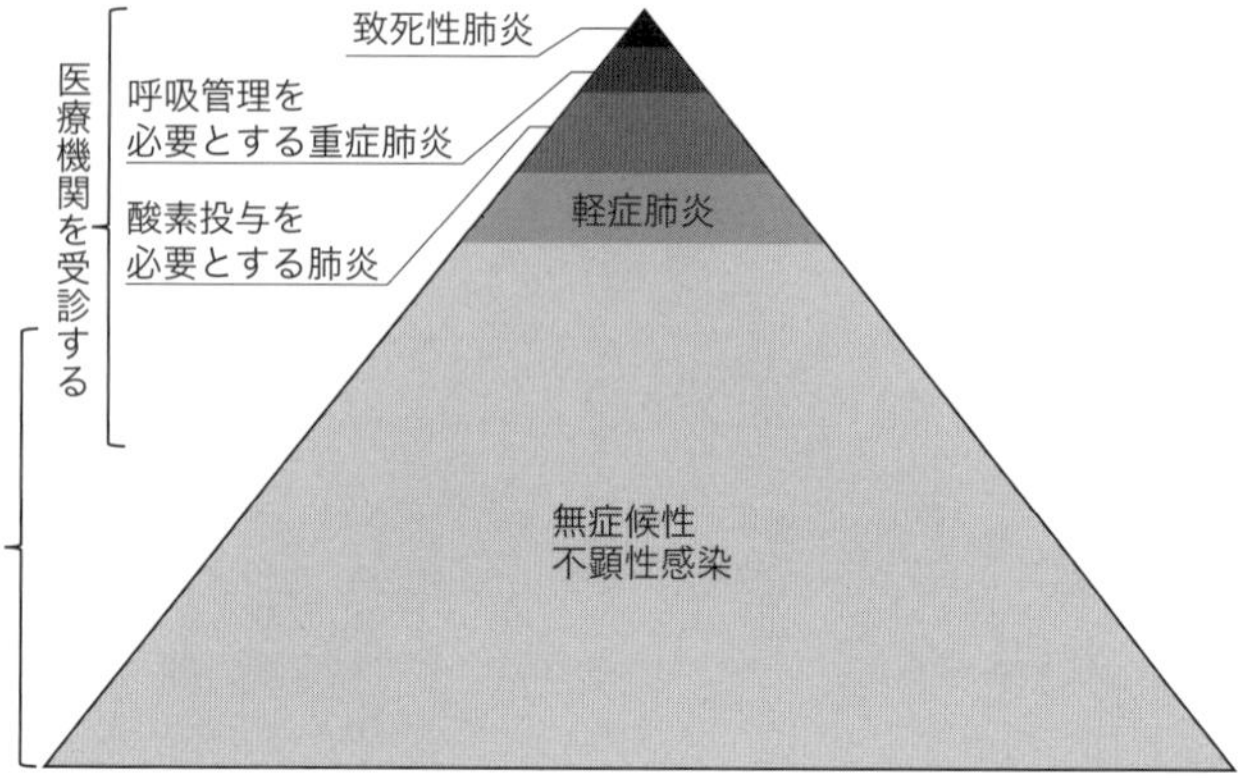

図3－9　重症度のピラミッド。

の主体は軽症ないし、無症状であり、当然致死率は低下する。実際、一月三〇日までの武漢で発生した九九例の肺炎の致死率は一一％であった。[*5] しかし、その後武漢の致死率は二％程度に落ち着いている。つまり、致死率は分母次第で容易に揺れ動くのだ。

日本でも、三月から検査数を増やしたことにより軽症例の数が増え、報告数だけからは感染爆発しつつあるような錯覚に陥ってしまう。

そのため、患者報告数やそれを分母とする致死率をパラメータにすると判断を誤る。日本も含め、大勢の人が集まりやすい都市部で感染が拡大しやすい傾向は各国共通であるが、死者数をその国の人口で割った人口一〇万人あるいは一〇〇万人当たりの死亡率（population mortality）をパラメータにするべきである。それでも極力検査を制限すれば、死亡率でさえも過小評価してしまう。

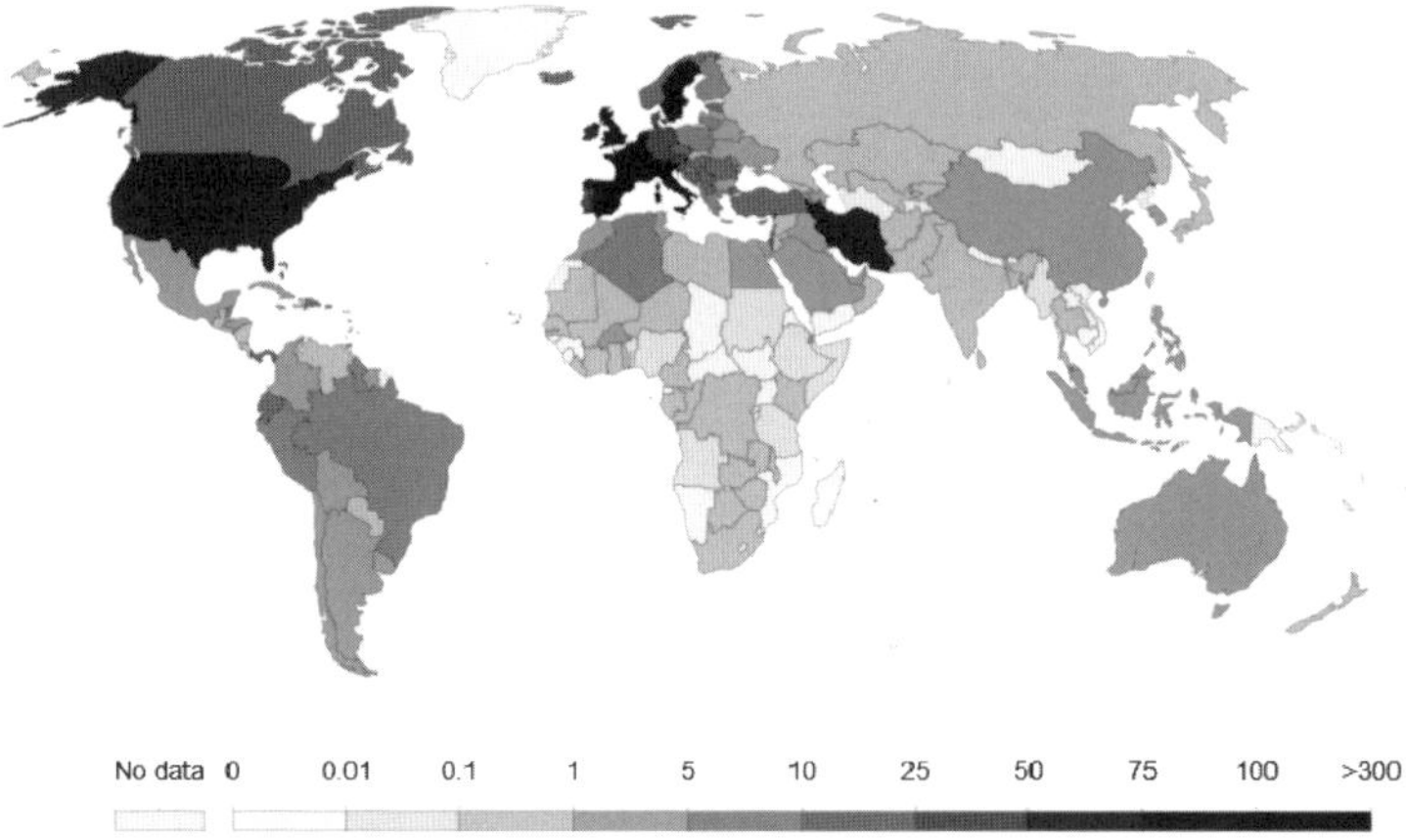

図3-10　各国人口100万人当たりのCOVID-19死亡率。 CDCホームページ（https://ourworldindata.org/coronavirus）より（2020年4月12日アクセス）。

人口当たりの死亡率の各国比較

四月一二日時点での人口一〇〇万人当たりのCOVID-19死亡率で国際比較したものを、アメリカCDCが公表している（図3-10）。日本は1を下回っているのに対して、イタリア、スペイン、フランス、オランダ、ベルギーは100を上回っている。スウェーデン、スイス、アメリカなども50を上回る。過去のパンデミックで、死亡率が一〇〇倍以上の差が開いてしまうことはあったのだろうか？

悪名高い新型インフルエンザ、すなわちスペイン風邪（第12章参照）では、世界で亡くなった人の数は二〇〇〇万人とも一億人ともいわれている。その死亡率は西欧諸国で低く、発展途上国で高かった。[*6] ところがCOVID-19の人口一〇万人当たりの死亡率は、むしろ西欧諸国で高いのだ（図3-11）。

インドのスペイン風邪死亡率は、人口一〇〇人

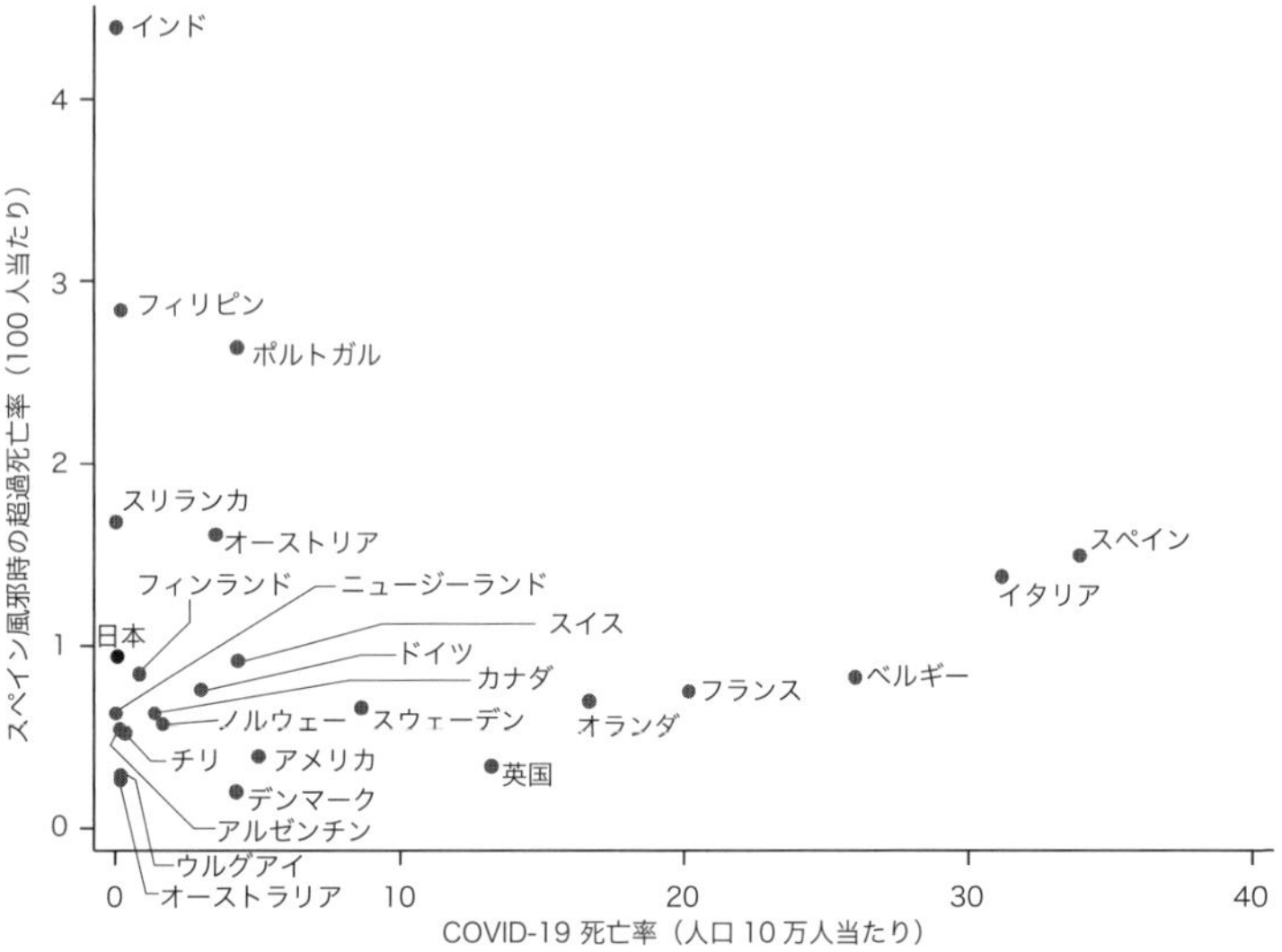

図3－11　各国におけるスペイン風邪とCOVID-19死亡率の相関。

当たり4・39で非常に高かったのに対して、COVID－19死亡率は0・017で、むしろもっとも低い。一方、スペインのスペイン風邪死亡率は人口一〇〇人当たり1・49であったのに対して、COVID－19死亡率は33・9ともっとも高い。このことはインフルエンザとCOVID－19では死亡するリスク因子がまったく異なることを示唆している。

一九一八年と二〇二〇年では時代が違い過ぎる。そこで、二〇〇九年に発生したインフルエンザ・パンデミックでの各国死亡率と比較してみる。日本では、一三九六人から五四六三人が超過死亡（第12章参照）したと推定されている（表3－2）[*7]。人口比で見ると、死亡率の差は先進国の間でほとんどない。日本が欧米に比べて明らかに少なかったわけではない。仮に日本がPC

R検査数を絞ることによりCOVID－19死亡を過少評価していたとしても、日本の死亡率が欧米に比べ数十分の一、あるいは数百分の一ということは考えにくい。

日本の状況

四月一七日現在、PCR陽性者数は九〇二七人、症状のある患者数は五六九三人である。[*8] 引き算をした三三三四人は症状がないがPCRは陽性なので、無症候性感染か潜伏期間中にあるということ。八日に緊急事態宣言が七都道府県に、一六日には全国に出された。まだ出口が見えない中にいる。その後、患者数、死者数ともにアップ・ダウンを繰り返している。予断を許さない状況だ。

表3－2　2009年新型インフルエンザ関連超過死亡数

国	新型インフルエンザ関連死 25%～75%
日本	1396～5463
アメリカ	3102～11,455
イタリア	648～2500
スペイン	478～1795
フランス	641～2429
オーストリア	87～333
オランダ	169～632
ベルギー	111～421
英国	633～2395
ドイツ	886～3424
デンマーク	56～212
スイス	79～301
ノルウェー	48～182
スウェーデン	97～370

治療薬・ワクチンの開発

COVID－19に対して各国で治療薬・ワクチンの開発が進められている。マラリアの治療薬であるクロロキン、[*9] エイズの治療薬であるカレトラ[*10] は期待をもたれたが、ランダム化臨床試験でその効果を否定された。レムデシビルは武漢のランダム化臨床試験で、治療薬群での有害事象による薬剤中止例が明らかに多く、途中で中止された。したがって十分な症例数ではないが、レムデシビル群の死亡率は一四％、プラセボ群のそれは一三％であり治療効果を確認することはできなかった。[*11] ところが四月二九日、武漢でのレムデシビルの試験結果が「ランセット」誌に掲載された直後に、アメリカ国立アレルギー・感染症研究所のアンソニー・ファウチ博士は同じくランダム化臨床試験（NCT04280705）の結果、レムデシビルを投与された患者の回復期間の中央値は一一日で、プラセボを投与された患者（一五日）よりも三一％短かったことより、「レムデシビルには、回復までの期間を短縮させる効果がある」と発表した。記者会見の場にはトランプ大統領も同席し、腕を組んでファウチ博士のことをにらみつけていたのが印象的であった。これを受けてアメリカはレムデシビルをCOVID-19の治療薬として認可し、日本政府も続いて承認手続きに入り、五月七日に承認された。

しかしながら、このアメリカの臨床試験では、途中で研究計画上の変更が行われている。患者受け入れ期間を二〇日間延長し、研究対象の範囲も中～重症を酸素投与が不必要な軽症入院事例まで拡大し、対象人数も三九四人から一〇六三人に増やし、プラセボを途中から生理食塩水に変更し、効果判定項目も重症度の改善から酸素不要あるいは退院（在宅酸素を含む）に変更している。たとえば、プラセボ（同じ形状のボトルに入っているが薬が入っていない、いわゆる偽薬）が生理食塩水（通常はプラスチックのボトルで生理食塩水と書いてある）に切り替わったことにより、主治医は目の前の患者がレムデシビル群かプラセボ群かのどちらに振り分けられたかを知り得るかもしれない。主治医がレムデシビルに強い期待をもつことにより、意図的にレムデシビル群で早く酸素を中止したり、早めに退院を誘導し在宅酸素療法に切り替えたりするかもしれない。一方、生理食塩水の群に含まれた患者で主治医がこの逆をする。その結果、本当はレムデシビルにＣＯＶＩＤ－19患者の症状を改善する効果がないのに、「効果がある」ともっともらしく見えてしまうかもしれない。レムデシビルはアメリカの製薬会社、ギリアド社の開発した薬剤であり、中国はこれを否定し、アメリカがこれを是が非でも肯定したいという政府の思惑が見え隠れする。試験結果は五月二二日の「ニューイングランド・ジャーナル・オブ・メディシン」誌に掲載された。

また、富士フイルム富山化学が、ＣＯＶＩＤ－19を対象にスタートさせた「アビガン」（ファビピラビル）の企業治験が進行中である（JapicCTI-205238）。酸素不要の重篤ではない肺炎を合併したＣＯＶＩＤ－19の患者を対象としている。しかしこれは第二相試験で、誰が見ても明らかな差がつけば承認を受ける可能性もあるが、通常は対象人数を拡大して、なおかつ単盲検ではなくプラセボを用いた二重盲検ランダム化比較試験、いわゆる第三相試験を実施する。さらにSARS-CoV-2感染無症状・軽症患者におけるウイルス量低減効果の検討を目的とした、アビガンの多施設非盲検ランダム化臨床試験（CRB4180003）が走っている。

アメリカの製薬大手「ファイザー」は五月五日、ドイツの医薬品メーカーと共同開発している新型コロナウイルス・ワクチン四種の臨床試験をアメリカ国内で開始したと発表した。これは異例の速さだ。

治療薬もワクチンもない中、藁をもつかむ気持ちで世界の期待が集まっていることも理解している。製薬会社の利潤や政治的な意図とは無関係に、中立な立場で薬のリスクとベネフィットは科学的に正しく評価されなくてはならないはずだ。サリドマイド事件など薬害の悲劇を繰り返してはならない。

BCGとCOVID‐19との関係

BCGはハンコ注射として知られる結核予防のワクチンだ。しかし、BCGには結核以外の感染症の重症化を防ぐ作用があるのを読者のみなさんはご存じだろうか？

たとえばデンマークでは現在、BCGが接種されていない。研究者らは四一七二人の低出生体重児をランダムにBCG接種群と非接種群に振り分け経過観察したところ三八％の新生児死亡を予防した。[*12] そのおもな理由は肺炎と敗血症の減少であった。スペインでは一九八二年よりBCG接種を停止しているが、一部の地域でこれを継続していた。そこで一九九二年から二〇一一年までの一九年、四六万件以上の気管支肺炎による小児の入院事例を調べたところ、BCGを実施しているエリアでは、実施していないエリアと比較して入院率が六～七割（ただし一歳では三割）少なかった。[*13] 敗血症も同様におよそ半分であった。オランダでも同様にBCGワクチンプログラムは実施していない。そこで三〇人の健常人をランダムにBCG接種群と非接種群に振り分け、その一か月後黄熱病の生ワクチンを接種した。BCG接種群では非接種群に比べ七一％もウイルス血症のリスクが少なかった。[*14]

以上のようにBCGは結核だけではなく、気管支肺炎などのウイルス性感染症の重症化を予防することが予測された。また、アメリカのインディアンを対象にBCGを接種する群とプラセボにランダムに振り分ける研究が一九三〇年代に実施された。この対象者を一九四八年から一九九八年にかけて調査したところ、BCGの結核予防効果は少なくとも五〇～六〇年保たれることがわかった。[*15]そのような背景もあって、医療従事者を対象とするBCGのランダム化比較試験がオランダとオーストラリア、そしてハーバード大学で開始された。また、査読を受けていない論文がネットで公開され、[*16]「人々の間でBCGが有効なのでは？」と取りざたされるようになった。これを受け、四月一二日、WHOはBCGがCOVID-19を予防するというエビデンスはないと表明した。[*17]論文は、「BCGを国のワクチンプログラムとして実施していない国々ではCOVID-19の発症が多く、BCGを接種している国々では少ない」点を主張するものだが、国の検査態勢や流行フェーズの違いによるバイアスの可能性が高く、信頼に値しないとWHOは一蹴した。ところがWHOのテドロス事務局長は、BCGのCOVID-19あるいはほかの感染症によるパンデミックに対して有効かもしれないと、五月一六日付けの「ランセット」誌にコメントしている。[*18]

確かに、BCGの効果を示す明確なエビデンスはない。また、研究デザインからすると、仮説醸成に留まり、因果関係まで言及することはできない。しかし、人口一〇〇万人当たりの死亡率の各国比較とBCGの接種状況を見比べてほしい（図3-12）。BCGを国のワクチンプログラムとして過去に一度も実施したことがない（Never BCG）、過去に実施していたが今はやっていない（Past BCG）、現在も実施中（Current BCG）に分けると、顕著な差を得た。日本の死亡率に対する死亡リスク比はイタリア三二五倍、スペイン三六一倍、フランス二三九倍、英国一七三倍、アメリカ七

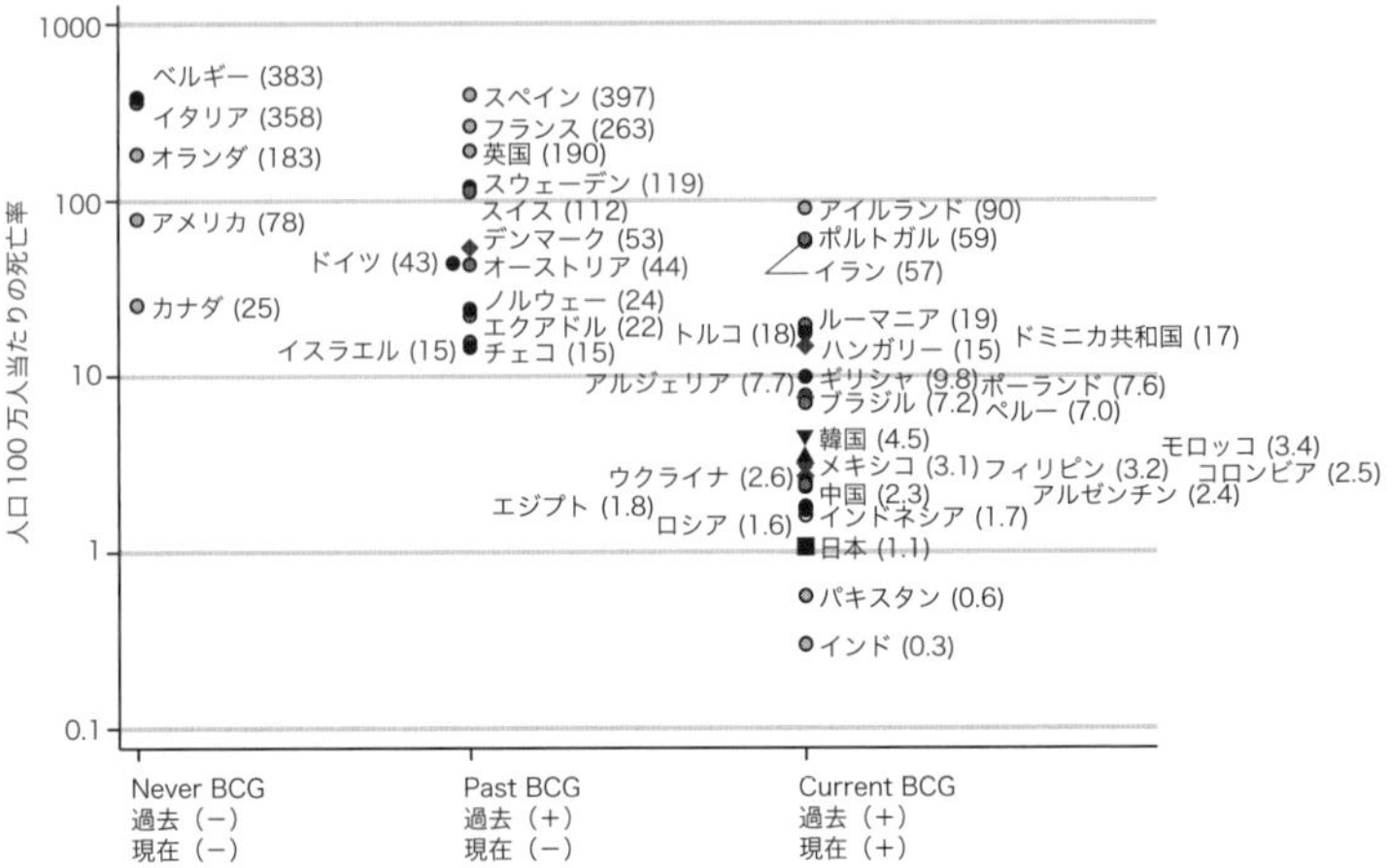

図 3－12　各国人口100万人当たりの COVID-19死亡率と各国の BCG ワクチン政策の関係。 4月16日の WHO 報告死亡数を用いた。

一倍、ドイツ三九倍と桁違いに高い。これは通常の疫学研究では考えにくい程度のリスク比である。また、現在BCGを国のプログラムとして実施している国々では、明らかに人口一〇〇万人当たりのCOVID-19による死亡率が低い（現在論文投稿中）。

＊

四月一八日現在、世界はロックダウンなどにより患者数の急増を抑えることが、とりあえずできている。だが、日本も含めてまだ明確な出口が見えない中にいる。ただ、私はほとんどの日本人が乳児期・小児期に接種を済ませたBCGに希望をつなぎたい。

第4章　豚インフルエンザ（H1N1）――メキシコシティ

一九三〇年代から九〇年代にかけて、アメリカではブタのあいだで流行しているインフルエンザ（H1N1）の性質はほとんど変化していない。そのため、ブタからヒトに感染しても、ヒトからヒトに感染が広がることはなかった。しかし、一九九〇年代後半からH1N1、H3N2、H1N2などの鳥・豚・人の三種遺伝子再連合の豚インフルエンザが北アメリカを中心に出現し始めた。その第一例目は二〇〇五年であったが徐々に増え、二〇〇九年二月までに一一例がシグナルとしてCDCに報告されている。その年齢は一六か月から四八歳、四人は基礎疾患あり、九人はブタと直接接触するか、接触しないまでも養豚場を訪れ、ほかの患者ではヒトからヒトの感染が疑われた。潜伏期間は三〜九日。四人が入院し、二人が人工呼吸器を必要としたが、全員助かっている。*1 とはいえ季節性インフルエンザより重症化しやすいのは明らかだ。なお、豚インフルエンザはのちに「パンデミック・インフルエンザ2009」と呼ぶことになった。養豚業者などに配慮した形だ。

＊

あなたはCDCの豚インフルエンザ・サーベイランス・システムに所属するスタッフである。先に触れたように、最近豚インフルエンザのヒト感染例の報告頻度が増えてきており、二〇〇九年四月になり以下のような報告が入ってきた。

四月二一日（火）　四月一七日、南カリフォルニアで二人の発熱性呼吸器疾患の小児から、いままでのヒトインフルエンザ、ソ連風邪（H1N1）とは遺伝子的に異なる豚由来インフルエンザ（H1N1）が検出された。いまのところ感染源不明、現在何人くらいこの型のインフルエンザに感染した者がいるか調査中。

四月二三日（木）　さらに豚インフルエンザ（H1N1）感染が五例報告された。合計七例である。この五例のなかには二つのクラスターが含まれており、一つはテキサス州サンアントニオの同じ学校に通う一六歳の少年、もう一つはカリフォルニア州サンディエゴの父と娘であった。いずれも軽症で完治している。

通常ブタ（あるいは鳥）からヒトに感染するインフルエンザは容易にヒトからヒトに感染するわけではないのでパンデミックにはなりにくい。しかし遺伝子変異を起こしてヒトからヒトに感染しやすくなると、新型であるため世界の人々の多くは免疫を十分もたず、パンデミックになる可能性が高い。そのため、新型のインフルエンザが発生した場合、ヒトからヒトへの感染力があるか否かを見きわめることは非常に重要だ。上記七例の報告を受け、あなたはこの新種のインフルエンザがパンデミックになると思うか？　その場合、あなたはほかにどのような情報を必要とするか？

学校内感染、家族内感染が示唆されたことから、すでにこの新型の豚インフルエンザはヒトからヒトに感染する能力を獲得していると思われる。そのため、近い将来パンデミックになるだろう。ただし、死亡率がゼロに近ければ、あまり心配する必要はない。一方、死亡率が高ければ、その程度に応じた対策が必要になる。よって次に吟味するべき点は重症化率、致死率だ。

重症化率と致死率の評価

四月二三日（木）　メキシコ保健局はカナダ公衆衛生局に四月に発生した急性呼吸器疾患の原因究明について支援を依頼した。メキシコシティで一二〇人の病人中一三人、ポトシで一四人中四人、メキシコ南部の都市オアクサカでも一人、アメリカ国境付近でも二人が死亡したのである。医療関係者やそれまで健康だった二五歳から四四歳の比較的若い人たちが感染している。しかし医療関係者は軽度から中等度の重症度で、誰も入院することなく回復したという。症状は、発熱、頭痛、眼痛、呼吸苦、倦怠感、五日以内に急速に進行する重症呼吸窮迫症候群である。メキシコ当局によれば、インフルエンザA／H1N1とインフルエンザBを検出しているが、H5N1は検出していない。三月、例年ならインフルエンザが終息する時期にインフルエンザ様疾患が急増したこと、とくにこのシーズンではインフルエンザBが多く検出されている。メキシコ当局はカナダ当局に五一の臨床検体を送り、現在国立微生物研究所で検査中。

過去三年のインフルエンザの流行と比較すると、三月以降急速に患者数が例年の八倍程度に増えている。

メキシコで流行している謎の呼吸器疾患が新型のインフルエンザによると仮定した場合、傍線を引いた文章から何が予想されるか？　ＳＡＲＳのときは医療関係者も多く罹患し、死者もかなりでている。この相違は何からくるものだと思うか？

医療従事者は毎年季節性インフルエンザ患者に接触している。そのため、季節性インフルエンザに対する免疫力をもつ人が多く、季節性インフルエンザ患者を診療してもこれにかかることは少ないであろうし、かかったとしても軽い症状ですむはずだ。季節性インフルエンザに対して十分な免疫をもつ人であれば、仮に新しいタイプのインフルエンザであっても部分的には免疫が反応するだろう。すなわち、理論上は例年よりは新型インフルエンザウイルスに感染する人は多いであろうが、重症化することは多くないと推測できる。一方、ＳＡＲＳは新種のウイルスであったため、医療従事者でもまったく免疫をもたない人が多かったはずである。そうするとＳＡＲＳ患者を診療する機会の多い医療従事者が感染、発症、重症化したことを説明しやすい。

＊

四月二四日（金）　メキシコ公衆衛生局は「最近数週間、重症肺炎や死亡例を含む呼吸器疾患が増えていた」ことを発表した。患者発生はメキシコ中央部に多いが、アウトブレイクや重症例はアメリカとメキシコの国境付近に多いという。このメキシコで発生した呼吸器疾患から採取された検体をＣＤＣで検査したところ、最近アメリカで発生した豚インフルエンザＨ１Ｎ１と同じであることが判明した。

アメリカとメキシコの呼吸器疾患が同じ新型の豚インフルエンザによって引き起こされたものだとしたときに、アメリカの症例は軽症なのにメキシコでは死者が多くでている。しかも、アウトブレイクや重症例はアメリカとメキシコの国境付近に多いという。なぜこのような違いがあるのか？

①まず、医療機関へのアクセスのしやすさの面から推論せよ。発症後四八時間以内にタミフルを投与すると重症化率、致死率が低下すると仮定せよ。

②肥満はこの新型インフルエンザをより重症化する危険因子であると仮定し、この点からも推論せよ。

③呼吸器症状で罹患した人が全員この新型インフルエンザが原因でない可能性もある。この点からも推論せよ。

①先進国、発展途上国の都市部では医療が発達しているため、具合が悪くなると、医療機関にすぐにかかり、たとえば発症後四八時間以内にタミフルなどの抗インフルエンザ薬を処方されるかもしれない。一方、発展途上国の田舎部では受診が遅れ、重症化してから病院を受診して手遅れのパターンが多かったかもしれない。田舎部においては、逆に軽症から中等症は病院を受診せず自宅で自然治癒を待った可能性がある。すなわち、呼吸困難をきたした重症例だけが病院にかかったとすれば、致死率が高いのは当然の話である。だとすると、たとえば「メキシコシティで一二〇人の病人中一三人、ポトシで一四人中四人が死亡」となっていても、実際の致死率はもっと低

い可能性が高い。

②アメリカよりもメキシコ、メキシコのなかでも都市部より田舎部で肥満が多い傾向にあるとする。肥満の人がこの新型インフルエンザに罹患すると重症化しやすいとすれば、アメリカよりもメキシコ、メキシコのなかでも都市部より田舎部で重症化率が高いことになる。

③呼吸器症状で重症化あるいは死亡した人のなかに従来の季節性インフルエンザあるいは喘息、そのほかの呼吸器疾患が含まれていた可能性がある。これもあとで判明することだが、喘息はインフルエンザ重症化因子の一つである。発展途上国では、喘息が増えている。また、メキシコシティの大気汚染はかなりひどいという話もある。新型インフルエンザはこれに追い討ちをかけたかもしれない。

このようなバックグラウンドの相違がアメリカとメキシコの致死率の相違をつくりだしたのかもしれない。

流行曲線を読み解く

四月二五日（土）　二一日（水）にカナダに提出してあった五一検体中、一六人で豚インフルエンザが陽性であった。メキシコ保健省コルドバ大臣は二四日に「メキシコ全土ですでにこの呼吸器疾患に一〇〇四人が罹患し、二〇人が死亡しています。そこで、WHOに明日には緊急会議を招集してほしいと伝えました」と国民に向けて話している。さらに金曜には、保健省はウイルスの蔓延を

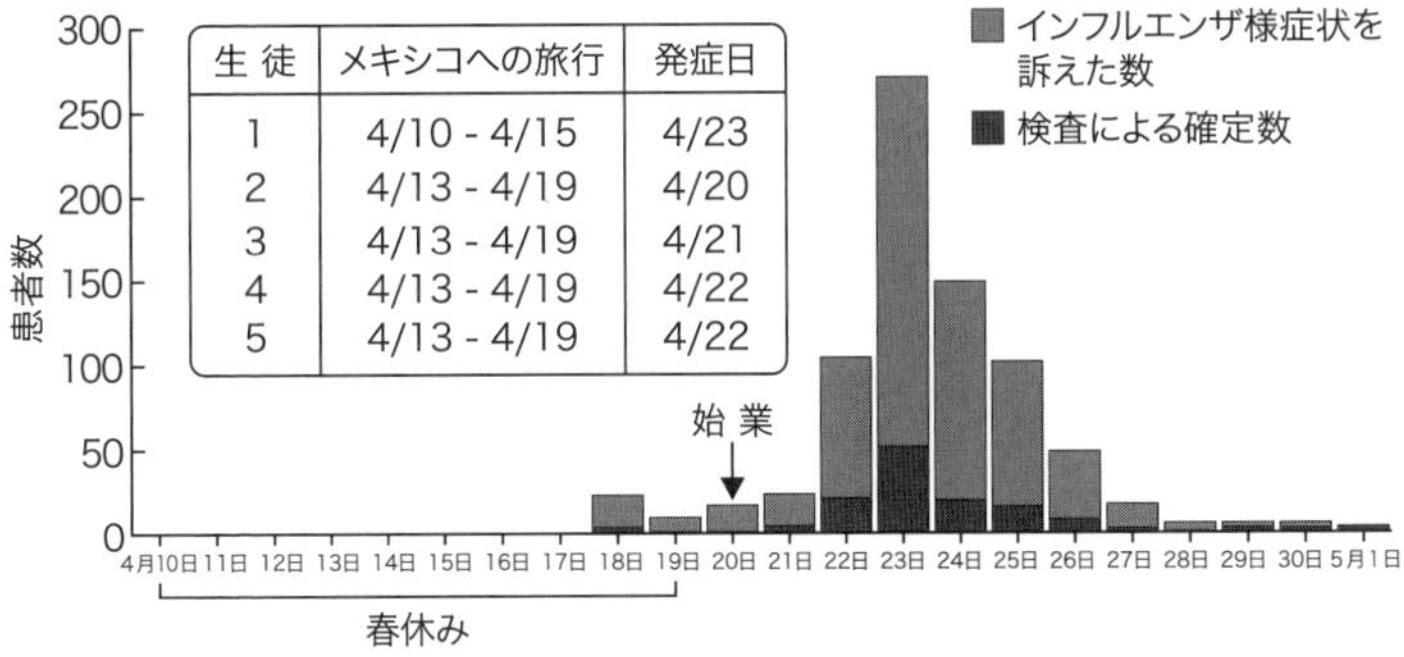

図4－1　ニューヨークの高校における流行曲線。

防ぐためにメキシコシティの学校、博物館、図書館をすべて閉じた。

　ニューヨークの高校で呼吸器疾患のアウトブレイクがあったとの報告。少なくとも八人は豚インフルエンザであることがわかっている。一〇〇人以上の生徒が今週、発熱、咽頭痛などインフルエンザ様症状で休んでいるという。しかし、保健局の調査では皆症状は軽く、誰も入院にはいたっていないとのこと。家族の何人かは同じ症状になっており、家族内感染、すなわちヒトからヒトへの伝播を疑わせる。

　このニューヨークの高校で調査を行った（生徒回答率八三%、職員回答率九二%）[*2]。四月一八日から五月一日のあいだ、インフルエンザ様症状を示した者は生徒の三五%（二二二五人中七八〇人）、職員の一〇%（二二八人中二二人）であった。そのうち生徒八六人、職員四人で豚インフルエンザの感染があったことが確認されている。六〇歳以上の職員三一人中インフルエンザ様症状を呈したものはいなかった。インフルエンザワクチン接種していなかった者は、していた者と比べて一・二倍

（95％信頼区間：1・0〜1・5）今回のインフルエンザ様疾患に罹患しやすかった。一四人の生徒が春休み中メキシコを訪れており、そのうち五人がインフルエンザ様疾患に罹患している。五人のうち一人は豚インフルエンザであることが確認された。彼は四月一九日にニューヨークに帰り、二二日に発症している。二人が入院しているが、一日で軽快退院している。そのため重症化した者は誰もいなかった。

潜伏期間中央値一・四日、患者発生間隔二・七日、患者倍加時間一・三日、病床期間六日、家族内で少なくともインフルエンザ様疾患を発症したものは一七・七％に見られた。

ニューヨーク高校の事例から、以下の点について簡単に考察せよ。なお傍線部は、インフルエンザ様疾患と豚インフルエンザと診断された人数に大きな隔たりのあることを示唆している。

前者はアンケートであり、多くの生徒は医療機関を受診していない可能性がある。また、検査も発症後間もないと偽陰性となりえる。検査自体の感度も豚インフルエンザに関しては季節性インフルエンザより劣るかもしれない。そのような条件を加味したとき、インフルエンザ様症状があったとアンケートに回答した生徒は豚インフルエンザだったのだろうか？　流行曲線などから推測せよ。

新しい感染症に対する検査法の感度が悪く、臨床的にはその感染症であることが疑われても、検査で陰性のことはしばしばある。豚インフルエンザと確認された患者数の推移とインフルエンザ様

症状を呈した数の推移は似ていることから、おそらくインフルエンザ様症状を呈した生徒および職員は豚インフルエンザに罹患していたのであろう。しかし、季節性インフルエンザやそれ以外の感冒の患者も少数ながら混ざっていたかもしれない。

ニューヨーク高校の事例から、以下の点について簡単に考察せよ。

①年齢による発症率の相違
②季節性インフルエンザワクチンの効果
③メキシコとのリンク
④R_0はおよそどれくらいか？（ヒント：R_0＝患者発生間隔÷患者倍加時間＋1）

---

①高校生三五％＞六〇歳未満の職員〔22/（228－31）＝11％〕＞六〇歳以上の職員（0/31＝0％）。年齢が高くなるほど発症率が低い。今回の豚インフルエンザは新しい型ではあるが、ソ連風邪（H1N1）など過去に流行したインフルエンザと交叉性をもつ可能性がある。このように初期のデータだけでも予測はたつ。実際、中高年の発症は例年の季節性インフルエンザより少なかった。
②季節性ワクチンを接種していると豚インフルエンザを発症するリスクを二〇％低下させることができる。もしも新型インフルエンザに対するワクチンが間に合わない場合、季節性インフルエンザも接種しないよりはしたほうがまし。
③メキシコに遊びに行っていた学生が感染を広めた可能性がある。しかし、四月二二日にメキシコ

帰りの学生が発症しているが、その前に発症している生徒もいる。今回のエピソードの前からアメリカでも流行が始まっていた可能性も否定できない。CDCの担当者との個人的な会話では、過去にさかのぼって血液を調べたら、この豚インフルエンザの流行は二〇〇九年一月くらいから始まっていたとのこと。

④中央値から考えると2.7/1.3＋1＝3.1になる。R_0の定義は平均なので、ひょっとするともう少し高い値になるかもしれない。実際、論文では3・3となっている。

＊

四月二六日（日） メキシコではこのインフルエンザで八〇人以上が死亡したと思われる。WHOは緊急会議を開き、世界的流行の可能性について検討に入る。すでにカリフォルニア、テキサス、カンザス、ニューヨーク、そしてロンドン（ブリティッシュ航空の客室乗務員がインフルエンザ症状で入院した）で患者が発生した。日本の空港では、赤外線カメラによる発熱患者のスクリーニングを開始。フランスでは危機管理センターを開設し、情報収集にあたっている。

メキシコでは五月二九日までに四九一〇例の豚インフルエンザの感染例、八五例の死亡例を報告した。図4－2に従来のインフルエンザと比較した流行曲線を示す。これは、メキシコの国立呼吸器疾患病院における、肺炎、インフルエンザ様疾患を含む呼吸器感染の相談件数の推移である。[*3]

図4－2の流行曲線から豚インフルエンザの流行はいつ頃から始まっていたと思うか？　またメキシコ政府は、四月二四日より学校などの人が多く集まるところを閉鎖しているが、その

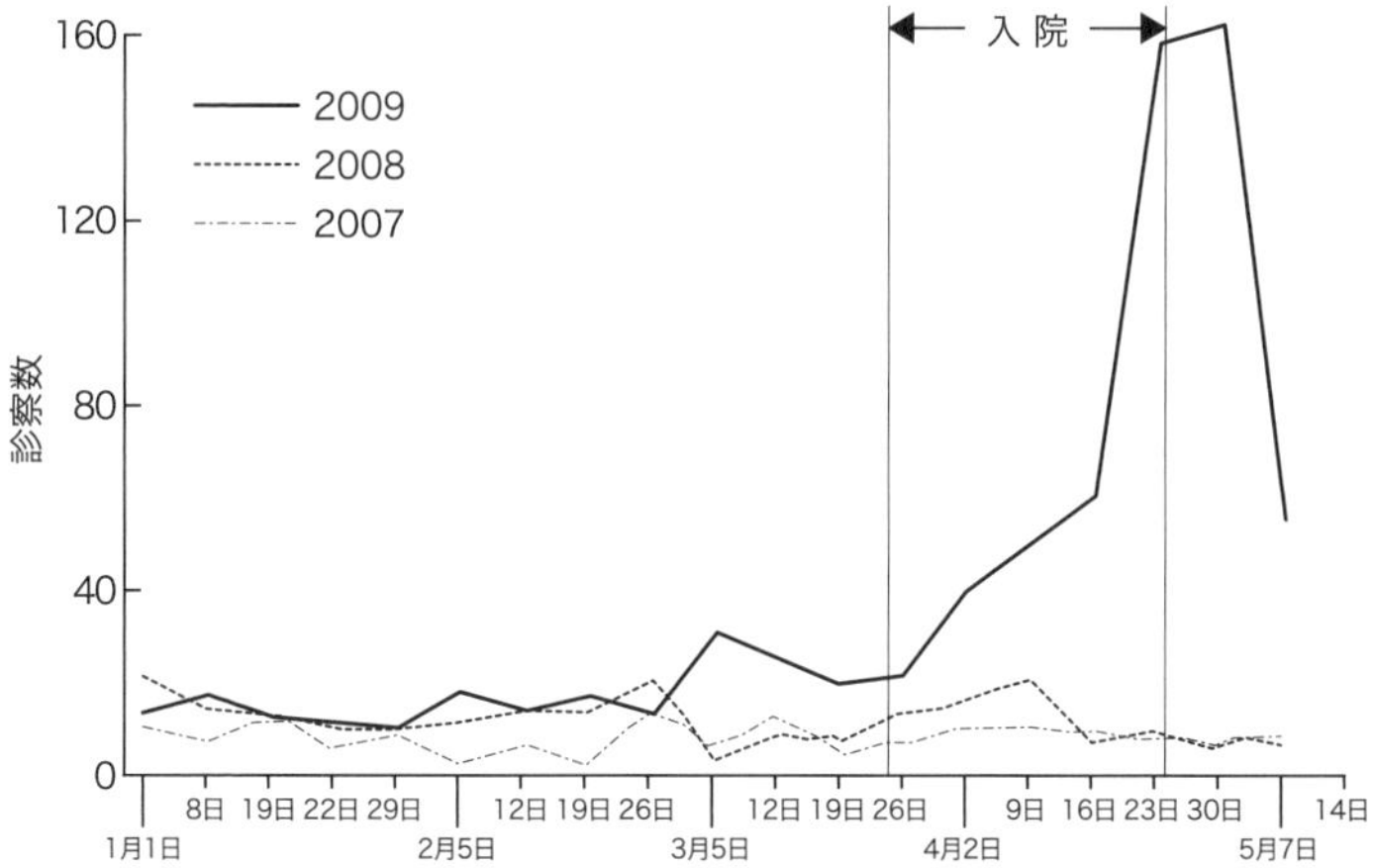

図4－2　2009年のインフルエンザ様疾患数推移。

効果はあったと思うか？

おそらく流行は三月初旬頃から始まっていた。人々がアウトブレイクに気づいて政府が四月下旬に対策を講じてから、五月初旬には患者数が激減している。政府対応の効果は十分あったと評価できる。日本でも五月に大阪の高校が閉鎖され、一時的ではあるが流行が終息に向かった（図4－3）。

しかし、秋以降の学校閉鎖の対策は十分な効果がでたとは言い難い。数理モデル上、地域人口の一％未満が感染している学校生徒を中心とするアウトブレイク初期であれば地域全体の学校閉鎖は効果があると考えられているが、一％を超えて地域の乳幼児から高齢者までさまざまなポピュレーションに感染が広がると学校閉鎖の効果も十分期待できないであろう。

＊

三月二四日から四月二四日のあいだにメキシコで

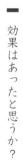

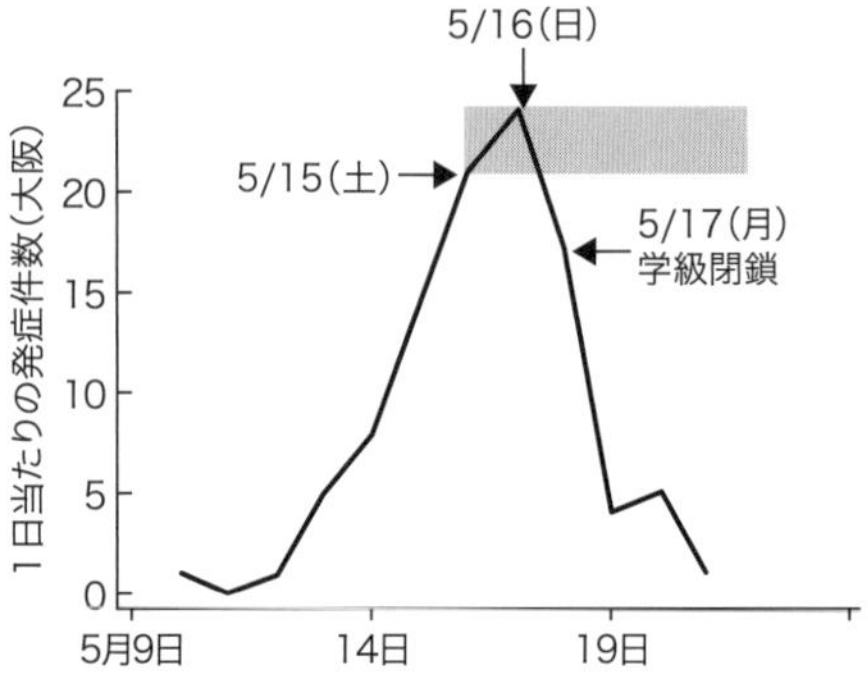

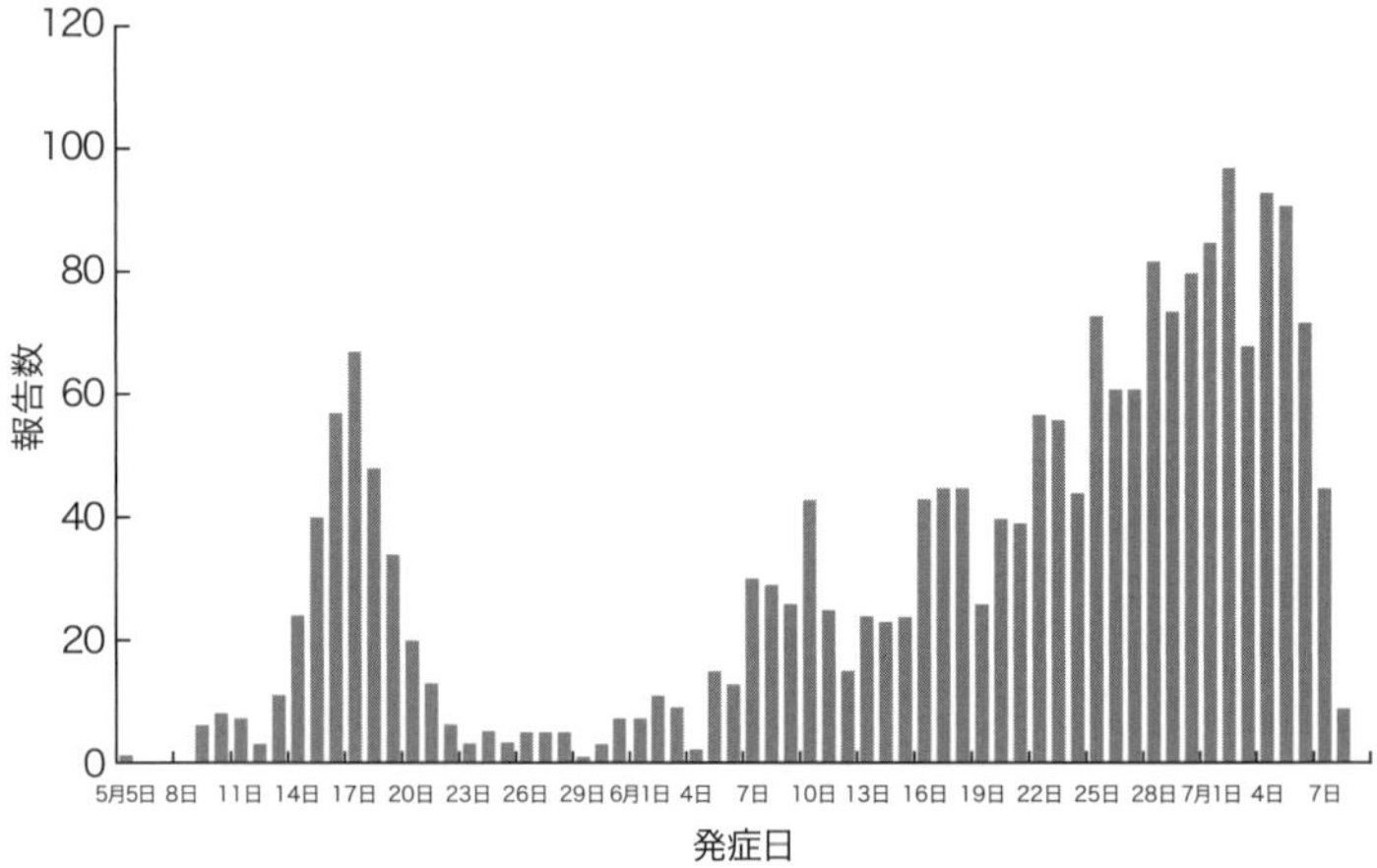

図 4－3　患者数の推移。上は地域学校閉鎖する前後の患者数推移：確実な効果あり。下はもう少し長いレンジでみた患者数推移：効果は一過性。

は九八人の入院があり、一八人で豚インフルエンザが検出された。そのうち半数は一三歳から四七歳であり、八人は基礎疾患をもっていたが一〇人は元来健康で、一八人中一六人は、はじめての入院である。全員で発熱、咳嗽《がいそう》、呼吸困難、血清LDHの上昇を認めた。一二人は人工呼吸器を必要とし、七人が死亡した。一八人は発症してから入院まで四日から二五日かかっており（中央値六日）、入院前経口抗生剤は投与された者がいるものの、誰も抗インフルエンザ薬を投与されていなかった。一方、これらの患者と接触した医療関係者のうち二二人が一週間以内に軽から中等度のインフルエンザ様疾患に罹患したが、皆タミフル治療を受け、入院するほど重症化した者はいなかった。

これら入院した患者の家族八二人から二〇人（二四％）のインフルエンザ様疾患が患者入院一週間以内に発生し、四人が入院した。一方、最初の三人に救急室あるいはICUでケアにあたった医療従事者一九〇人中二二人（一二％）がインフルエンザ様疾患を発症した。患者と直接接触するか二メートル以内に接近した者一〇四人中一九人（一八％）で発症率は高まる。この二二人の医療従事者は五日間タミフルを内服し、三〜七日間自宅で待機した。彼らは軽から中等度の症状を呈したが入院した者はいなかった。その後、感染症対策が厳重に行われた。ゴーグル、ガウン、手袋、N95マスク、アルコールゲルの手消毒を導入してから、医療従事者の間にインフルエンザ様症状を示す者はいなくなった。二六人は軽い咳などを認めたためタミフルを五日間内服したという。アメリカでの季節性インフルエンザの家族内感染の調査では発症率一三％であった。[*4]

今回のインフルエンザに関して、以上の初期情報からどのような可能性が考えられるか？列挙せよ。

①季節性インフルエンザよりも家族内感染率が高い。
②患者と二メートル以内など濃厚に接触するほど、発症率は高い。
③早期よりタミフルを内服すると重症化しにくい。
④医療従事者は一般人に比べ重症化しにくい（医療従事者が日頃季節性インフルエンザと接触しており新種のインフルエンザに対しても免疫力をもっていたと推論）。
⑤院内感染対策を行うことによって発症を減らすことができる。
⑥体内に入るウイルス量（接触の濃密度、感染防護策により左右される）も発症率、あるいは重症化率に影響する因子かもしれない。

豚インフルエンザの特徴をさぐる

五月七日（木）　アメリカは四月一五日から五月五日までの豚由来インフルエンザA（H1N1）感染患者の臨床データをまとめて緊急で発表した。[*4] アメリカ四一州で①六四二例の豚インフルエンザ患者を診断。年齢は三か月から八一歳。六〇％は一八歳以下。一〇〜一八歳が全体の四〇％。五一歳以上は全体の五％。一八％はメキシコに旅行し、一六％は学校でのアウトブレイクに関連していた。②症状は発熱（九四％）、咳（九二％）、咽頭痛（六六％）、下痢（二五％）、嘔吐（二五％）。

入院したか否かがわかっている三九九人を調査したところ、三六人（九％）が入院していた。入院患者のうちデータを入手可能だった二二人について調査した。③四人は五歳未満小児。一人は妊婦。九人は慢性疾患患者。複数の免疫抑制剤使用中の四一歳女性、先天性心疾患をもつダウン症の三五歳男性、軽い喘息と乾癬《かんせん》の既往のある妊娠三五週の三三歳女性、新生児重症筋無力症の既往、心室中隔欠損、嚥下《えんげ》障害、慢性低酸素血症のある二二か月の小児、喘息患者五人。七人は発症前七日以内にメキシコを旅行。一一人は肺炎。八人はICUに入院。四人は人工呼吸管理を必要とした。④一八人は回復したが、何の既往もない二三か月の幼児、健康だった三〇歳女性は呼吸不全で重篤な状態。二二か月の重症筋無力症と三三歳妊婦は死亡した。

傍線①、実際の患者数はどうだと思うか？

すべての患者が医療機関を受診するとは限らない。急速に患者数が増えているため、現場では豚インフルエンザの遺伝子検査が追いついていないはずだ。どの程度かはわからないが、過小評価しているであろう。よって実際の患者数はもっと多いはずだ。

傍線②、今回の豚インフルエンザの症状は従来の季節性インフルエンザのそれと異なる部分はあるだろうか？

下痢、嘔吐は季節性インフルエンザでは、さほど多くない。

傍線③、今回の豚インフルエンザの重症化リスク因子は従来の季節性インフルエンザのそれと異なる部分はあるだろうか？　その理由は？

季節性インフルエンザでは高齢者が重症化しやすい。しかし、今回の豚インフルエンザ入院例では高齢者の重症例が少ない。発症に関しても、小児や青年で高齢者よりも多い。なぜか？　子どもや青年のほうが学校などで多くの人と接触するが、高齢者は家にいることが多く、一日に接触する人の数が少ないかもしれない。また、高齢者は昔流行したソ連風邪やスペイン風邪のH1N1に対して交叉免疫をもっており、同じH1N1である今回の豚インフルエンザに対しても不完全ながら免疫をもっている人が多かったために発症あるいは重症化しにくいのかもしれない。あるいは、若者や子どもは病院に行って診断を受けることが多いが、高齢者は症状があっても病院に行くことが少なければ、豚インフルエンザは小児に多く、高齢者には少ないように見えてしまうかもしれない。

いままで見られていた豚インフルエンザと今回のインフルエンザの遺伝子を比較すると、八つの遺伝子のうち二つがヨーロッパの豚インフルエンザのものに置き換わっていた。

北アメリカで見られていた豚インフルエンザ、鳥インフルエンザ、季節性インフルエンザ（H3N2）、ヨーロッパ豚インフルエンザの四種類のインフルエンザ遺伝子が混ざり合っている。豚インフルエンザは遺伝子解析からは抗インフルエンザ薬に対して感受性があることが予想された。

表4－1　インフルエンザの病原性の解析結果

タンパク	低病原性	高病原性	今回の豚インフルエンザ
PB2	Glu Asp	Lys Asn	Glu Asp
PB1-F2	Asn	Ser	11アミノ酸欠如
HA	単塩基性アミノ酸	複数塩基性アミノ酸	単塩基性アミノ酸
NS1	Asp Arg-Ser-Glu-Val	Glu Glu-Ser-Glu-Val	Asp 11アミノ酸欠如

遺伝子解析の結果からそのインフルエンザの毒性（病原性）をある程度予測することができる（表4－1）。今回の豚インフルエンザはどうだろうか？

表の見かたであるが、たとえばPB2というウイルス・タンパクがGlu（グルタミン酸）であれば低病原性、Lys（リシン）であれば高病原性である。今回の豚インフルエンザでは、PB2タンパクはGluだったので、低病原性が予想される。ほかの部位に関しても低病原性に一致ないしは高病原性とは異なっており、総合評価として低病原性の可能性が高い（＝致死率は従来の季節性インフルエンザより顕著に上がることはないだろう）。WHOはのちに、病原性は中等と表現した。低いとすると、どの国も身構えなくなるので、悪い事態も想定して厳しめの評価をしたのかもしれない。

日本では以下の特殊な状況においてタミフルを予防投与（自費）することができる。

同居家族や共同生活者がインフルエンザに罹患した場合、下記のどれか一つに当てはまる人（ただし一三歳以上）

①高齢者（六五歳以上）
②慢性呼吸器疾患患者
③慢性心疾患患者
④代謝性疾患患者（糖尿病など）
⑤腎機能障害患者
四八時間以内に一日一カプセルを七～一〇日内服

あなたが厚労省大臣なら予防投与の適応を変更するか？　なおインフルエンザ患者に対する投与可能年齢は一歳以上である。

五月七日の報告を見ると、五歳未満の小児、妊婦は基礎疾患がなくても重症化している。また、一歳未満の乳児にはワクチン接種が行われないことが多いし、インフルエンザワクチンの効果は二歳未満ではあまり期待できない。よって、「一歳未満の乳児も含めた五歳未満児、妊婦。一三歳未満の小児で喘息などの合併症をもつ」と変更するべきかもしれない。

傍線④、今回の豚インフルエンザの予後は季節性インフルエンザと比較してどうか？　初期段階で何ともいえないのが正直なところだが、すべての結果がでてからまとめるのでは遅すぎる。このような健康危機管理は常に限られた情報のなかで判断していかなくてはならない。

表4－2　抗ウイルス薬使用の結果

	入院したがICU*には入らず生存した（N＝205）	ICUに入るか死亡した（N＝67）
抗ウイルス薬使用	144/203（71％）	56/65（86％）
2日以内の抗ウイルス薬使用	62/139（45％）	13/56（23％）
抗生剤投与	144/195（74％）	62/65（95％）
ステロイド投与	57/183（31％）	29/56（52％）

＊　ICU：集中治療室

入院率が九％、入院患者中死亡した患者が一〇％、現在も重篤な状態にある患者を含めると二〇％が回復していない。しかし、ニューヨーク高校では豚インフルエンザの診断を受けたものの一〇倍近くがインフルエンザ様症状を示しており、いずれも軽症ですんでいる。季節性インフルエンザでも不顕性感染が多いので、今回もそうだろう。よってアメリカでは五月五日の段階で、すでに数万人が罹患していると仮定すれば、死者二〜四人としても季節性インフルエンザと比較して決して高い致死率ではない。しかし、新型であるため例年より多くの患者が発生する可能性があり、その結果死亡者割合は変わらなくても死亡者数は増えるかもしれない。

抗ウイルス薬使用の有無がわかっている二六八人中二〇〇人で発症後二二日以内に抗ウイルス薬投与が開始されていた。二五人がICUに入院し、七人が死亡した。今回の入院患者で生存した患者とICUに入院あるいは死亡など重症化した患者の背景因子を比較している。もちろん多変量解析などを加える必要はあるが、表4－2から明らかに患者生存率をよくする治療法（抗ウイルス薬、抗生剤、ステロイド剤）は何か？[*4]

発症後二日以内の抗ウィルス薬投与開始は、重症化をおよそ半分に抑制している。抗生剤あるいはステロイド投与はかえって重症化した人に多い。これは抗生剤あるいはステロイド剤が病気を悪化させた（その可能性も否定はできないが）というよりは、抗生剤やステロイドが肺炎合併など重症な患者により多く使われたと考えたほうが合理的だ。

各国比較

豚インフルエンザの各国超過死亡率（詳細は第12章参照）を比較してみる。人口一〇万人当たりで日本が0・15に対して、ニュージーランド0・48、フランス0・50、イギリス0・76、オーストラリア0・93、メキシコ1・05、カナダ1・32、アメリカ3・96（推計値）であった。日本では超過死亡数はおよそ二〇〇人程度で季節性インフルエンザよりも低いくらいであった。一方ほかの先進国は日本より高い。初期メキシコのほうがアメリカより死亡率が高そうに見えたが、結果的にはアメリカのほうが死亡率は高かった。これは、先にも指摘したように、メキシコでは重症化するまで病院を受診しない人が多く、その結果、致死率で見ると、一見、メキシコのほうがアメリカより悪いように見えたということを示唆している。

なぜ日本でこのように低かったのか？　抗インフルエンザ薬を早期より投与することにより重症化を回避できることはすでに述べた。日本では、豚インフルエンザが流行する前から、地域でインフルエンザが疑われれば直ちに抗インフルエンザ薬を投与することができる。世界で日本は抗インフルエンザ薬をもっとも処方する国である。その結果、世界でももっとも死者を少なく抑えることに成功したのだろう。もちろん、ワクチン接種や手洗いうがいの徹底も一役買っていたかもしれない。だが、決して検疫や発熱外来が功を奏したわけではない。

◆コラム②◆ WHO本部にて

二〇一〇年夏、ジュネーブの国連で開催された生物兵器禁止条約会議に参加した際、WHOも近いので、インフルエンザ担当官の進藤奈邦子先生のもとを訪問した。進藤先生は私の大学の後輩にあたり、国立感染症研究所時代からよく知っていた。当時から明るくて仕事のできる女性であったが、WHO本部でインフルエンザ担当官という永久ポストを獲得したのは「あっぱれ」だ。彼女は自分より年配のインフルエンザ専門家も従え、日夜世界中を飛び回っている。

そのようなポストはどうやったら獲得できるのか？　まずポストに空きができると公募がかかる。そして面接だ。ある国のある地域で高病原性インフルエンザのアウトブレイクが発生した。あなたはWHOから派遣された。どう対応するか？　といった質問に回答するのだそうである。進藤先生は幾度となくそのような現場に立ち会ってきたから答えは簡単であっただろう。単に自らの体験を語ればよいのだから……。逆に研究だけの人には質問の意図すらわからないかもしれない。

進藤先生のもとには学生を六週間の研修に何度か送り込んでいる。

第5章　SARS——広東省

一通の電子メール

二〇〇三年二月一〇日、WHOの北京事務所は、広東省で一週間のうちに、「不思議な伝染病がすでに一〇〇人以上を死にいたらしめている」という内容を記した一通の電子メールを受け取った。このメールはさらに人々が、「効果があると考えられる、ありとあらゆる薬剤のストックを現在空にしつつある〝パニック行動〟を取っている」ことも報告していた。中国・広東省仏山市で始まった変な肺炎は、実は二〇〇二年一一月一六日頃より始まっていたのである。二〇〇二年一一月から二〇〇三年二月までに三〇五人が同様の肺炎に罹患し、五人が死亡した。*1 世界の感染症情報が載るインターネットサイトのProMedにも二月一〇日に類似の投稿があった。

ヘルス・カナダには二か月も前から中国語で「中国におけるアウトブレイク」を報じる多数の投稿があった。広東省での致死性肺炎の流行に関する中国語のレポートは、題名だけ英訳されてWHOに送られたが本文が翻訳されることはなかった。しかも、二月一八日、中国CDCが剖検結果より「クラミジア肺炎が原因であり、すでに終息傾向にある」と宣言したため、本当の恐さがわからないまま被害は拡大してしまったのである。クラミジア肺炎では死亡するほどの重症例はめったにない。よって、この時点で中国CDCもWHOも「何かおかしい」と気づいて現地調査などの行動を起こすべきだった。感染症拡大を防ぐには「どの時点で異常事態に気づき、行動を起こすか」にかかっている。

香港での発生

二月二一日、広東省の六四歳の医師は結婚式に出席するために香港にあるメトロポール・ホテルの九階九一一号室にチェックインした。911という数字はアメリカで救急車あるいは消防隊を呼ぶときの電話番号であり、アメリカ同時多発テロのあった日付も9・11であった。因縁めいた数字である。この医師は五日前から症状はあったものの、二一日の時点では香港在住の五三歳の義弟とともに一〇時間ものあいだ、観光をしたり、買い物をしたりできるほど元気であった。ところが翌日呼吸困難となり、香港のプリンス・ウェールズ病院を受診し、呼吸不全と診断されそのまま集中治療室へ入院。医師は最期、医療スタッフに「とてもたちの悪い病気にかかってしまったようだ。これから何か悪いことが起こるような気がする」という不吉な言葉を残して三月五日に死亡した。

彼は本症に罹患する前、広東省で肺炎の患者を治療していた。医師が患者と同じ病気になって死亡したという事実は重く受け止めるべきであったが見過ごされた。この頃、広州市では「謎の肺炎」の感染は終息しているどころか、かなり拡大していたのである。そして、五〇人以上の病院スタッフが肺炎に罹患していたのに、中国政府はこの事実をWHOなどに報告していなかった。逆に早期に情報開示が成されていたら、多くの人が命を落とさずにすんだかもしれない。

二月上旬から中旬は中国の旧正月にあたる。世界中に散った華僑が出身国に帰ってくる。そして二一日、香港メトロポール・ホテルに宿泊していた一二人が、ベトナム、シンガポール、カナダ、アイルランド、アメリカに感染を拡大させることになる。[*2] とくにベトナム人一人、シンガポール人三人、中華系カナダ人二人は同じ九階に宿泊していた。この香港最初の患者は九階フロアで嘔吐している。三か月後に調査したところ、SARSウイルスの遺伝子が九一一号室外のカーペットやエレベーターなどからも検出された。遺伝子のみではすでに感染力はないが、当日このフロアの多くの場所は嘔吐物などを介してウイルスに汚染されていたのだろう。いずれにしても、ウイルスは飛行機のスピードで世界に飛び散ってしまったのである。

ハノイからの警鐘

この一二人の一人であった四七歳のビジネスマンはベトナムに立ち寄り、二月二六日に呼吸不全症状を発症、ハノイのフレンチ病院に入院した。この男性は、上海、広東省、マカオと中国各地を旅行していた。二月一七日に香港へ戻り、メトロポール・ホテルの九階、広東省からきていた医師と廊下を挟んだ向かい側の部屋に宿泊した。ここで感染したと考えられる。WHO事務所に所属する疫学者カルロ・ウルバーニ博士は、この男性患者の診療にあたった。激烈な症状の悪化を目の当たりにしたウルバーニ医師は「何かが違う、新型インフルエンザではないか」と懸念し、マニラのWHO西太平洋地区事務所に報告した。

この患者は依然として状態が好転しないため、三月五日に香港のプリンセス・マーガレット病院へ転院となる。しかし、その患者看護にあたった七人の医療従事者が感染してしまったのだ。急を要すると判断したウルバーニ博士は三月六日の時点でスイス・ジュネーブにあるＷＨＯ本部に直接電話をしている。しかしこの時点でＷＨＯは何らアクションを起こしていない。そして、ウルバーニ博士はさらなる感染拡大を防ぐべく尽力したが、感染は医療従事者を中心として徐々に広がり三月一〇日の時点で、少なくとも二二人の病院スタッフが、インフルエンザ様の症状を発症していた。二〇人が肺炎の兆候を示し、一人は人工呼吸器を必要とし、ほかも危篤状態であった。

翌一一日、ウルバーニ博士は熱帯医学の会合で発表するために、バンコクに飛んだ。ところが、到着時に具合が悪く、直ちに入院することになってしまったのである。彼は空港でアメリカＣＤＣからの友人と会い、ベトナムでの状況を伝えると同時に、自ら隔離を志願し、タイの病院に入院したのだった。

一方ベトナムでは、三月一一日の時点で二三人が隔離病棟に入院していた。一二日、病魔はハノイのフレンチ病院のスタッフに拡大しつつあり、五人が重篤な状態に陥り、とても新規患者を受け入れられる状況ではなくなった。感染者はすでに三六人。これに対してベトナム保健省は患者家族の見舞いを禁止し、診療医師も病院に寝泊りするなどして徹底的な隔離を行った。さらに、ＳＡＲＳ疑い例に対して発症二四時間以内に最近の行動に関して詳細な聞き取り調査を行っている。また、死亡患者名までも含めて徹底的な情報公開に踏み切ったのだ。もちろん、海外からベトナムに入る人たちも入念にスクリーニングされた。四月八日以降ベトナムでは国内感染例を認めず、他国に先んじて四月二八日にＳＡＲＳ終息宣言がだされた。このことは、「感染拡大阻止に近代的感染隔離

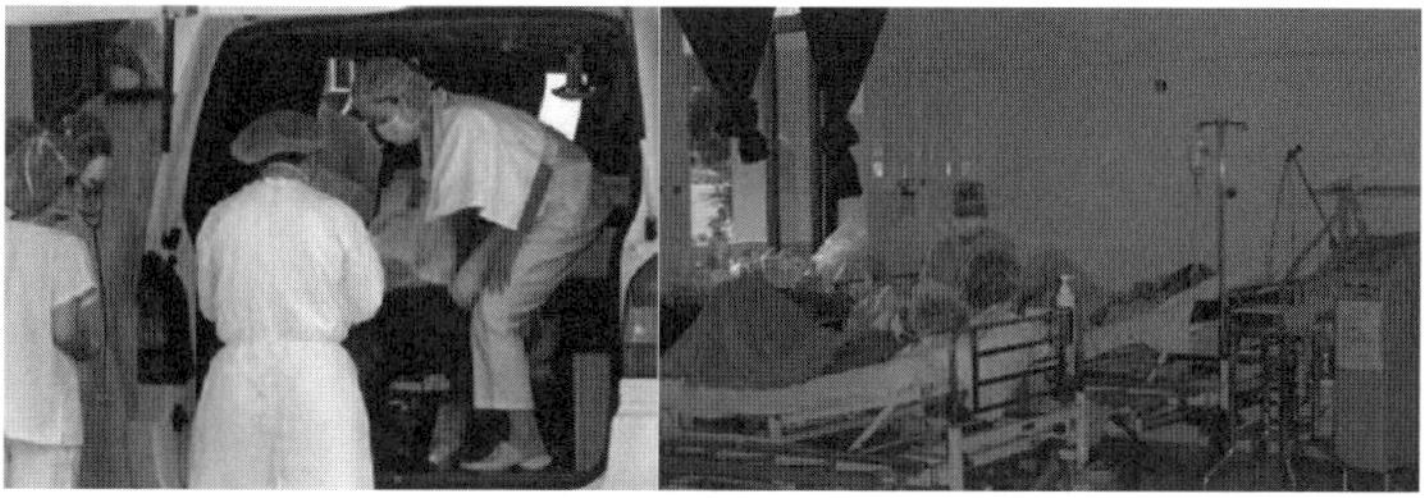

図5−1　ベトナムにおける診療の様子。写真提供：岡部信彦氏

室が必ずしも要らない」ことを証明している。しかしその背後では、ウルバーニ博士の献身的な犠牲があった点を見逃してはいけない。博士はイタリア人医師でカンボジア、ラオス、ベトナムのパブリック・ヘルスを改善するWHO専門官としてハノイに駐在していた。彼のSARSに対する警鐘が発信されたのがきっかけで、世界のサーベイランス・システムが一層強化され、ベトナムでいち早く終息宣言をだすことができたのである。しかし三月二九日、博士はバンコクの地でSARSのため他界した。

グローバル・アラート

ウルバーニ博士からの情報を受けてWHOは三月一二日に重症非定型肺炎に関するグローバル・アラートを発表する。さらに二日後、中国、香港、ハノイに続いてカナダ・トロントで香港から帰国した者とその家族の四人に非定型肺炎が発生し、うち二人が死亡したというニュースがWHOに飛び込んだ。同日、シンガポールでも数名の非定型肺炎が発生しており、この患者を診療した医師がアメリカにおける学会帰りにドイツ・フランクフルトで発症。わずか二日のあいだに世界各地にこの感染症が飛び火していることが明らかとなった。そのためＷＨＯは三月一五日、警告レベルを引き上げ、緊急旅行延期勧告を発令したのであった。そして、ＷＨＯはこの重症非定型肺炎を「重症急性呼吸器症候群（Severe Acute Respiratory Syndrome：ＳＡＲＳ）」と名づけ、これが「世界的な健康上の脅威」であると宣言した。さらに診断基準を設け、世界サーベイランス・システム樹立に向けて動きだしたのである。

ＷＨＯによるグローバル・アラートの意思決定過程にはさまざまな要素があったであろう。あなたは何がもっとも大きな要素だと思うか？

ＷＨＯは、ウルバーニ博士からのＣＤＣの友人を介した情報を深刻に受け止め、グローバル・アラートをだすにいたった。ＷＨＯは各国に事務所をもつが、政府に強い影響力をもつ国もあれば、もたない場合もある。そこが、国際機関の弱みであろう。ベトナムに対してＷＨＯは強い指導力を発揮できているが、カナダやシンガポールなど、すでに自国に保健システムが確立している国においては、あまり介入できていない。さらに中国の場合には、ＷＨＯが入国して勝手に調査することさえも許していない。ウルバーニ博士がたまたまベトナムに駐在しており、現場の状況を最初から見ていたことが大きかった。ＣＤＣの医師が相当具合の悪そうなウルバーニ博士と面会し、「これは大変なことになった」と気づいた点が重要だ。そして信頼できる専門家からの強い要請がＷＨＯを突き動かしたものと思う。もしも二〇〇二年に中国・広東省でアウトブレイクが発生した時点でＷＨＯやＣＤＣなどの専門家が入っていれば、パンデミックになることもなかっただろうし犠牲者もっと少なかったであろう。

◆コラム③◆ 国際保健規則

ＩＨＲ（国際保健規則）は、国境を越えて世界の人々の脅威になるような公衆衛生上のリスクが発生した際、各国が共同して対応できるように支援する目的でつくられた国際法である。病気の拡大を防ぎながらも貿易や移動制限を最小限に留めるための枠組みだ。最初はコレラ、ペスト、黄熱、天然痘患者が発生したらＷＨＯに報告することが義務づけられていた。あとは空海港における検疫程度であった。

二〇〇五年にＩＨＲは改正された。そのきっかけはＳＡＲＳパンデミックである。二〇〇二年に中国・広東省で発生したＳＡＲＳは二〇〇三年の香港という国際都市を起点として飛行機と同じスピードで拡大し、瞬く間にパンデミックとなった。八〇〇〇人の患者と八〇〇人の死者を出しただけでなく、シンガポールではＧＤＰが一〇％落ち込むなど、社会経済に与えた影響も大きかった。多くの専門家は、中国が致死率の高い感染蔓延の事実を隠蔽《いんぺい》したことがＳＡＲＳのパンデミック化を引き起こしたとみなし、改正のきっかけとなった。

先に挙げた四疾患から「原因を問わず国際的に公衆衛生上の脅威となりうる、あらゆる健康被害事象」に改正された。「国際的に公衆衛生上の脅威」の判断基準は、罹患すると重篤になる、不確実性が強い、パンデミックの可能性あり、国際交通規制が必要となりうるといった点だ。さらに国、地方、地域の三段階につき、サーベイランス・緊急時の対応に関して最低限備えておくべき能力を規定。そして国境の日常的検疫システムに加え、緊急時に備えておくべき能力も規定している。WHOは「地球規模感染症に対する警戒と対応ネットワーク（Global Outbreak Alert and Response Network：GOARN）」などさまざまなチャンネルから得られた情報に関して当該国に照会し、検証を求めることができる。検証を求められた加盟国は二四時間以内に回答しなければならない。回答しない場合、WHOが知り得た非公式情報を公表して圧力をかけるというものだ。

SARSウイルスの発見

WHO主導のもと、世界一一の研究機関でSARSウイルスの遺伝子解析が行われた。場所は離れていたが、テレカンファレンスやウェブ上でのデータのやりとりにより、わざわざ集まって会議をすることもなく共同作業が進んだ。この昼夜を問わない研究成果としてアメリカ、カナダ、ドイツによりSARSウイルスの遺伝子配列の全貌が明らかにされた。*3 そしてこのウイルスは、コロナウイルスという通常は風邪を引き起こす弱いウイルスと似たものであることがわかったのである。

このウイルスの亜型が一部の動物にも存在し、今回のSARSウイルスはそのいずれとも異なるものだった。すなわち、いままでの経路から広東省で何らかの動物からSARSウイルスがヒト、とくに動物取り扱い業者に感染したと考えられる。しかし、どの動物種かははっきりしていない。

私が二〇一二年三月、シンガポールのSARS患者をもっとも多く受け入れたタン・トック・セン病院を訪問した際、「結局SARSの自然宿主は何だったのか？」と質問したところ、感染科のリン・ポー・リアン教授は、「SARSの自然宿主はコウモリだろう」と回答した。

シンガポールへの飛び火

シンガポールでの流行のきっかけも、香港帰りの三人の旅行者だった。三人とも二月の終わりにメトロポール・ホテルの九階に滞在していたのである。彼女たちは三月一三日には非定型肺炎の症状を呈していたが、三月二二日の時点で友人や家族二〇人、そして医療従事者二一人に感染を広げることになる。どの国でも似たパターンだ。

彼女たちを最初に診察した三二歳医師は、そんなことになっているとは知らずにアメリカの学会に参加していたのだ。三月一五日の学会からの帰途、ニューヨークからフランクフルトで飛行機を乗り換えるあいだに彼は発症した。搭乗直前に彼はシンガポールの医師の同僚に症状を伝えたために、この同僚が警戒し保健当局へ報告。さらに連絡がWHOに届き、この医師と三〇歳の妊娠中の妻、そして六二歳の義母の三人はフランクフルトで降機、隔離されることになる。そしてヨーロッパ最初のSARS患者となった。二〇〇三年一月末、私も会議に出席するためシンガポールにいた。滞在中インターネットで「中国で変な肺炎が流行し死亡もでている」というニュースを入手してはいたが、その後、このような形で世界に広がるとは想像さえしなかった。アジアと西欧諸国の中継点となりうる日本で同じことが起こってもおかしくはなかった。しかし日本でSARS患者がでなかったのは幸運といえる。シンガポール政府は、国内アウトブレイクを知り即日次のようなSARS対策を打ちだした。シンガポール政府の動きはもっとも迅速だった。

①疑い例、可能性例ともに二つの病院に集める。
②この病院ではＳＡＲＳ関連以外の新患は救急であっても受けない。
③慢性疾患の外来受診を制限。
④ＩＣＵを必要とする手術を延期。
⑤見舞いの禁止。
⑥ＳＡＲＳ対応医療スタッフはＳＡＲＳ以外の患者と接触しない。
⑦医療スタッフは全員マスク、手袋、ガウンを着用。

それにもかかわらず、三月二三日と二七日にまたもや旅行者が香港からＳＡＲＳをもち帰るなど、感染拡大の兆しがあった。政府は発病者の行動をつぶさに開示している。そして、ＳＡＲＳ患者との接触者、すなわちＳＡＲＳ発症の危険性のある人の洗いだしを急いだのである。この予防策はＷＨＯの推奨した基準をさらに強化したものだった。

①空港の防疫強化。
②患者収容病院の一本化。
③患者と接触した者の自宅隔離（抜き打ちで連絡をとり遵守していることを確認する）。
④医療スタッフの健康チェック。
⑤学校の閉鎖。

⑥国民に対する啓蒙。
⑦病院前テント設営による発熱患者トリアージ（熱がなければ病院内へ、熱があればテント内でレントゲン撮影を施行し、ＳＡＲＳの疑いが強ければＳＡＲＳ指定病院へ直接搬送する）。

シンガポールに限った問題ではないが、多くの人は家に閉じこもり街はたちまちゴーストタウンと化してしまった。バス、電車、ショッピング街、プールはがらがら、空車タクシーも行列をつくって客を待つ状況だった。そして、メディアは連日ＳＡＲＳの状況をトップニュースとして報道し、市民の会話はＳＡＲＳ一色となった。マスク、ビタミン、中国茶は飛ぶように売れた。一方、アメリカ同時多発テロ、イラク戦争、バリ島テロなどが重なり、旅行会社、航空会社のダメージはきわめて大きかった。観光は東南アジア諸国にとって大きな産業である。ＧＤＰの一〇％前後を占めているのだ。ＳＡＲＳによる経済被害は総額で三〇〇億ドルを超えると推測されている。

時系列で見ると、政府は「問題である」と認識してから、遅くとも五日、早ければ翌日に対応策を打ちだしている。シンガポールには凛《りん》としたリーダーシップがあり、国民はリーダーへの絶大な信頼を寄せているのがわかる。その結果、ＳＡＲＳは終息した。過去からめんめんと繰り返されてきたこの疫病の伝播は、人の移動に国境がなくなったいま、迅速かつ強力な国家レベルの施策によってしか食い止めることはできないのだ。

カナダへの飛び火

カナダ・トロントの初期感染拡大に関しても詳細に報告されている。[*4]

香港出身トロント在住のある夫婦は、旧正月のため二月一三日〜二三日まで香港の親戚宅に滞在していた。しかも二月一八日〜二一日まで、香港のメトロポール・ホテルに宿泊していたのである。中国人医師が二月二一日にこのホテルに宿泊していた点は前述のとおり。この日に何らかの感染経路でうつってしまったのだ。その日夫婦はほとんどの時間を息子宅で過ごしたため、ホテルに滞在したのは夜だけだった。二月二三日にトロントに帰国。その二日後、妻が高熱で発病、三日後に近所の病院を受診し、咽頭発赤程度の所見しか認められず、経口抗生剤を処方されて帰宅となる（図5－2の患者1）。二日して咳の回数が増え呼吸困難もひどくなり、翌日彼女は自宅で死亡した（三月五日）。家族が望まなかったため剖検は行われなかった。死亡診断書には心臓発作と記載されたのみであった。

SARSは、最初風邪と区別がつきにくいが、ある日ある時より突然状態が悪化する。彼女は夫に加え、息子二人、義理の娘一人、五か月の孫と一緒に暮らしていた。息子の一人が二月二七日に発病（図5－2の患者2）、五日後解熱はしたが咳の回数は増え胸痛、呼吸困難なども加わっていたためスカボロ病院を受診した。その時点で酸素飽和度が八二％にまで低下しており、かなり苦しかったはずだ。彼には入院が必要と判断されたが、人の出入りの激しい急患室で一八時間も待たされた。隣の患者とはカーテンで仕切られているだけである。日本の急患室の現状と似ている。待っているあいだ、酸素とネブライザーが使われていた。このネブライザーを行うことにより、水蒸気

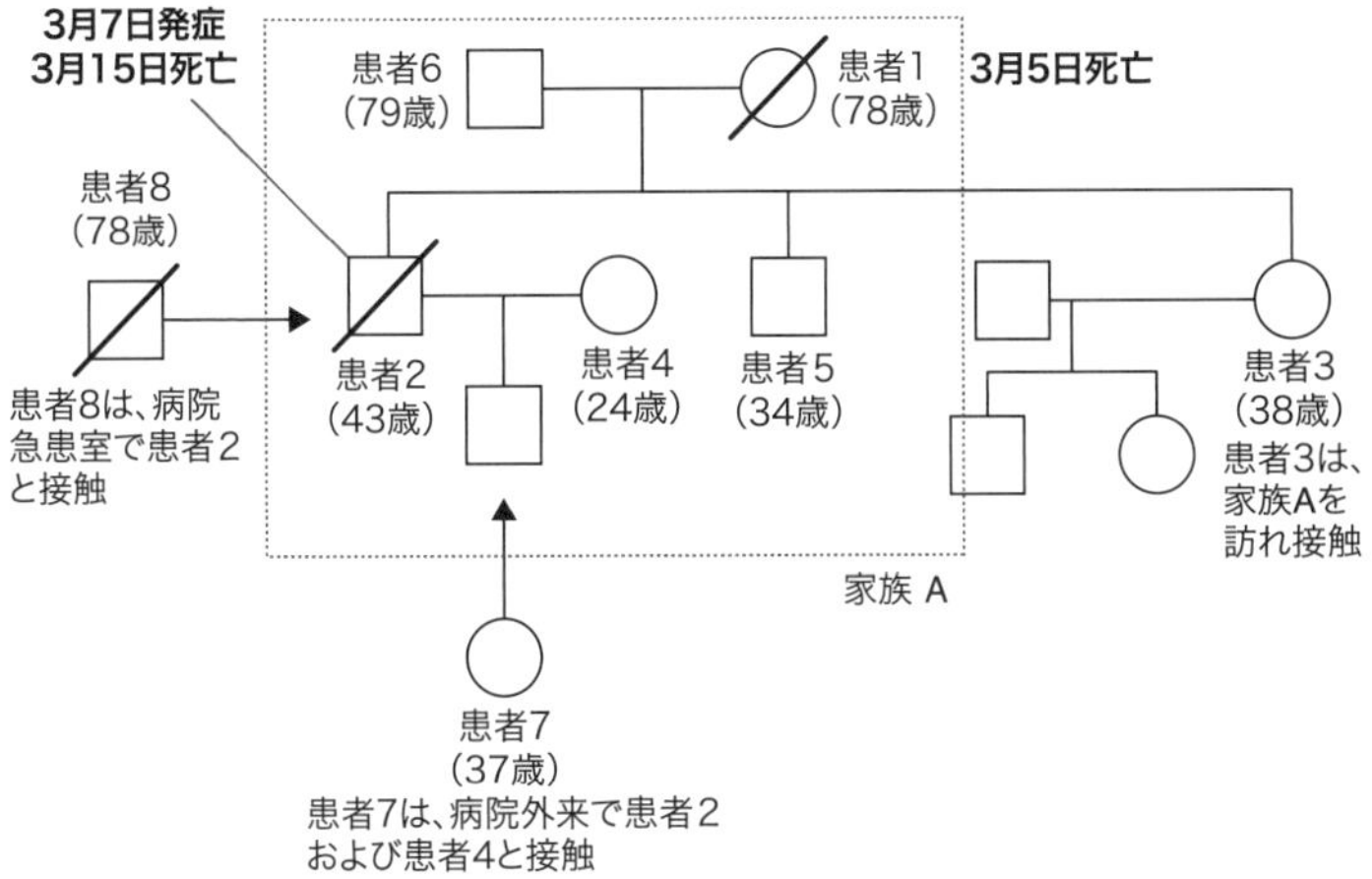

図5－2　トロントの初期感染拡大。

が患者気道に入る。そこでＳＡＲＳウイルスをピックアップし、呼気に乗って空気中に広がってしまえば、あたかも空気感染のように感染拡大する可能性がある。

このタイミングで急患室を受診した二人がＳＡＲＳに罹患している。この二人は患者2と直接接触をもっていなかった。患者2は三月一五日に死亡。また、患者2と急患室に居合わせた患者8は三月一三日に心筋梗塞で同病院に救急搬送され入院となっている。この時点でＷＨＯはグローバル・アラートをだしていた。患者2と救急室で接点があることは確認されていたが、入院の時点では熱も高くなく胸部Ｘ線写真でも淡い陰影しかなかったため、ＳＡＲＳではないと判断されてしまったのである。そして、地域の総合病院であるヨーク中央病院に転送された。彼はその病院で五〇人以上にうつしてしまったのだ。まもなくヨーク中央病院は閉鎖されることになる。

ＷＨＯに拠出している国は会社でいうところの株

主である。観光客が極端に減少するなか、カナダ政府はWHOに相当のプレッシャーをかけていた。SARS患者は減少傾向を示していたことから、五月一四日にWHOは「最近の地域内伝播」があった地域の一覧からカナダをはずした。他国よりは早期の判断である。しかしSARSの火は消えていなかったのだ。もう一度の流行を経て、六月に入ってようやく終息傾向を示した。

香港アモイ・ガーデンでのSARS集団発生

WHOがSARS緊急事態を告げるなか、香港の高層団地においてSARSの集団発生があった。三月一四日、三三歳の男性は香港の九龍湾の牛頭角道にある高層住宅「アモイ・ガーデン」E棟の弟を訪ねた。この男性は慢性腎疾患のためプリンス・ウェールズ病院にかかっていたが、この弟宅を訪ねたときにはSARSを発症しており、下痢のため頻回にトイレを使用した。この高層住宅は一九の建物によって構成され、一万五〇〇〇人以上の人びとが暮らしていた。棟と棟のあいだも一・五メートル程度と非常に近接する、いわゆる密集した巨大団地である。とくにE棟での被害が著しく、アモイ・ガーデン全体におけるSARS入院患者数が二一三人であったのに対してE棟からは一〇七人（四七%）の患者が集中発生していた。さらにE棟の両隣のD棟、F棟にも被害が及んだ。この話だけを聞くと、SARSは接触感染というよりは空気感染を連想させる。

香港政府はアモイ・ガーデンの住人に対する緊急隔離措置を決定した。三月三一日午前六時、一〇〇台以上のパトカーが建物を取り囲み、一〇〇人以上の警官が動員された。そして、アパートへの人の出入りを完全ブロックしたのである。この警官たちは、全員マスクと手袋を装着し、二〇〇人以上の保健局のスタッフはマスクと手袋以外に白い帽子とガウンをまとい、さながらSF映画のワンシーンのようであった。そして住人は別の住居に強制転居させられたのである。食事は政府から配給されたが、刑務所に収容されたわけではないのに突然社会と隔離されてしまったのだ。

住人の半数は隔離の話を聞いてアモイ・ガーデンにはいなかった。すでに夜逃げしていたのである。しかし住民を一〇日間ほかの宿泊施設に移動させているあいだに調査した結果、各フロアの同じ位置にある部屋をつなぐ下水管に問題が検知された。一つは、水を使わずにバスルームの掃除をするためU字管水トラップに水の貯留がなく、ほかの部屋の下水のしぶきなどが逆流・侵入した可能性が指摘された。前述したカナダの病院でネブライザーがSARSウイルスをあたかも空気感染するかのように伝播させた状況と似ている。そのためバスルームに臭いにおいが立ち込めることも多かったようである。またバスルームの換気口は外部に開通、さらにE棟四階の下水管内パイプに割れ目が見つかった。このアモイ・ガーデンにおける集団発生では、下痢症状が多かった点が注目される。

SARS流行の終息

二〇〇三年七月五日、台湾で発生したSARS可能性患者を最後にSARS新規感染例が途絶え、WHOはSARSの終息宣言をだした。この最後のSARS可能性患者は、六月一五日から隔離されたが、一〇日間の潜伏期の二倍の期間が経過したにもかかわらず新規SARS患者が発生しなかったことからの宣言である。

二〇〇二年一一月一六日、広東省で始まった流行は、九一六人の死亡を含む八四二二人のSARS可能性患者を生んだ。そのうち死亡した三四九人を含む五三二七人は中国本土から発生している。情報を隠蔽した代価は大きい。その後WHOは「疾病の国際的広がりを阻止し、制御し、公衆衛生上の対処を講じるとともに、国際輸送と貿易に対する不必要な障害を取り除く」ためにIHRを二〇〇五年に改正した。

◆コラム④◆　SARS封じ込めに成功したタン・トック・セン病院

二〇一二年三月、シンガポールのタン・トック・セン病院の伝染病センター（CDC）を訪問し、SARS流行時の対応を体験者から直接聞くことができた。アメリカのCDCと紛らわしいが、このCDCは天然痘の時代から一〇〇年以上もこの地で地元住人の感染症医療を行ってきた歴史がある。感染症病棟は病院内でもはずれにあり、平屋で、窓を開け放つと、庭を遠くまで見渡せるきわめてシンプルな構造である。一部日本から寄付されたというコンテナが使われていたのには驚いた。ベトナムはSARSの封じ込めに成功した国だったが、そこを思いださせる。

シンガポールにおけるSARS流行時、三月一六日と四月五日の二回にピークが認められる。最初のピークはタン・トック・セン病院のもので、二回目はシンガポール総合病院のものである。これはタン・トック・セン病院の最初の患者Aから医療従事者→患者B→患者Cとつながり、この患者Cがシンガポール総合病院の医療スタッフを中心として四〇人に感染を引き起こし、第二のピークをつくりだした。ピークははっきりしないが、シンガポール総合病院が終息したあとも市場や国立大学病院の感染がゆっくりと拡大している。最初に院内感染として広がり、やがて病院外に広がった形だ。

シンガポールはSARS流行において患者発症からできるだけ早期に隔離することを心がけた。流行一週目、まだSARSかどうかわかっていない時期に、一人の患者は平均七人に感染させている。しかし、第二週に入るとR＝1.6となり、それ以降は1未満となった。四月以降R＜1の状態を維持。あとからわかったことだが、患者は発熱してから五日目以降に感染力を増す。[*5] 初期の頃は発熱から患者隔離まで七日を要したが、四月上旬は三日、四月中旬は二日とどんどん短縮していった。以上より発熱後患者を早期隔離できたことがRを減少させSARSを封じ込めるのにもっとも大きな効果を発揮したと思われる。

「二〇〇三年の流行以降、SARSの流行はなくなったがなぜだと思うか？」という私の問に対しては、「わからない」という回答だった。二〇〇三年の流行以降、研究室で研究者がかかったことはあったが、二度とアウトブレイクは起こしていない。しかし、ふたたび似たようなことが起こらないとは限らない。

MERS

二〇一二年六月一三日、サウジアラビアのジェッダにある病院で、急速に悪化する重症肺炎で六〇歳男性が死亡した。SARSときわめて似た経過である。同様の症例がカタールにもあった。この患者はサウジアラビアから帰国したところで発症している。この二名の患者から新種のコロナウイルスが発見された。このウイルスはサウジアラビアでよく見られるアブラコウモリからも検出されている。[*6] この事例より以下の二点を指摘したい。

①勘の鋭い医師が徹底的に原因ウイルス検知に努めたから、二人の原因ウイルスがわかった。直感が重要である。

②現在類似症例についても調査中とのことで、この第二のSARSは人々が知らないところで蔓延し始めているかもしれない。

これはのちにMERS（中東呼吸器症候群）と命名され、韓国で院内感染を引き起こした。SARSは二〇〇三年に封じ込められたが、MERSは中東を中心にアウトブレイクを繰り返している。二〇二〇年四月現在、累計二四九四人の患者が発生し、八五八人が死亡した。致死率は三四％と、SARS、COVID-19と比べて非常に高い。

第6章　炭疽菌テロ――フロリダ

最初の患者

二〇〇一年一〇月二日、タブロイド誌のカメラマンである六三歳の男性が、妻にともなわれ、発熱、嘔気、錯乱でフロリダ医療センターを受診した。四日前、ノースカロライナ州にキャンプに行ったときから発熱、筋肉痛、嘔気を発症し、三日間の症状は、よくなったり悪くなったりを繰り返した。ふつうの風邪ではなさそうだったので受診したのだ。髄膜炎の兆候はなかったが、髄液検査の結果を待つあいだに抗生剤の点滴投与が開始された。

体温三九度、血圧一五〇／八〇mmHg、脈拍一一〇／分、呼吸数一八／分であり呼吸困難はなく、酸素飽和度も九七％だった。しかし、両側胸部にて水泡音を聴取、胸部X線写真では縦隔の拡大を示していた。髄液検査のグラム陽性桿菌《かんきん》が竹の節状に連なっている所見が得られ炭疽菌感染症が疑われた。これを培養したところ六時間以内に炭疽菌の増幅を認めている。入院数時間後、患者は全身けいれんを起こし、気管挿管ののち人工呼吸器に切り替えられる。第三病日に死亡。

炭疽菌感染症では炭疽菌侵入部位により皮膚、腸、吸入の病型が知られている。このケースは吸入炭疽に相当する。吸入炭疽では空中にある炭疽菌の芽胞を吸い込み、これが気道でマクロファージなどに貪食され縦隔のリンパ節にいき、そこで発芽し、毒性を発揮するようになる。

このケースがバイオテロによる犠牲なのか、それとも動物の皮革に付着した炭疽菌芽胞を吸入したのかを区別するためにはどうするべきか？

この男性が勤めていたオフィスの机やパソコン、自宅、車などを綿棒でこすって炭疽菌の有無を調べる。会社の同僚、妻などについても鼻前庭を綿棒でこすり同様の検査を行う。

＊

検査の結果、デスクのコンピュータおよびキーボードより炭疽菌芽胞を検出した。一方、家や車では検知しなかった。この男性のもとには、インターネットあるいは郵便物で写真の投稿が多数ある。ほかの職員によると、発症八日前の九月一九日、この男性のもとに粉の入った郵便物が送られてきていたとのことだった。

一方で、ＣＤＣ、保健福祉省とホワイトハウスが緊急で討議し、代表して一〇月四日に保健福祉省のトンプソンが「フロリダのケースは集団発生ではなく、他人に感染する心配はありません。これはテロではありません」と発表した。一〇月九日、ブッシュ大統領は「フロリダのケースは〝完全な孤発例〟であった」と付け加えた。

このアメリカ政府の発表についてあなたはどう考えるか。同年九月一一日に同時多発テロが発生していることも考慮に入れよ。

潜伏期間などから考えると職場で感染している。しかし、アフリカなどから皮革を輸入して楽器をつくるなどの職業なら吸入炭疽に罹患というシナリオもありえるだろう。だが、9・11の直後であり、タブロイド紙のカメラマンである。しかも粉の入った郵便物が送られてきているのを同僚が目撃している。この粉が炭疽菌だったと疑うのが順当なのではないだろうか？「これはテロではありません」は余分なのではないか？テロを疑ってはいるが、人々のパニックを恐れての発言ととれなくもない。

第二、第三の攻撃

一〇月一二日、フロリダのケースが孤発例ではないことが判明した。同日、NBCニュースの三八歳の職員は皮膚炭疽と診断された。翌週、プロデューサーの七か月の子どもが皮膚炭疽であることが判明。一〇月一八日、CBSニュースの職員が炭疽菌テスト陽性、一〇月一九日、ニューヨーク・ポストの編集部アシスタントも皮膚炭疽となった。ABCニュースにも同様に郵便が送られてきている。

あなたがFBI捜査官であるとして、何を調査するか？

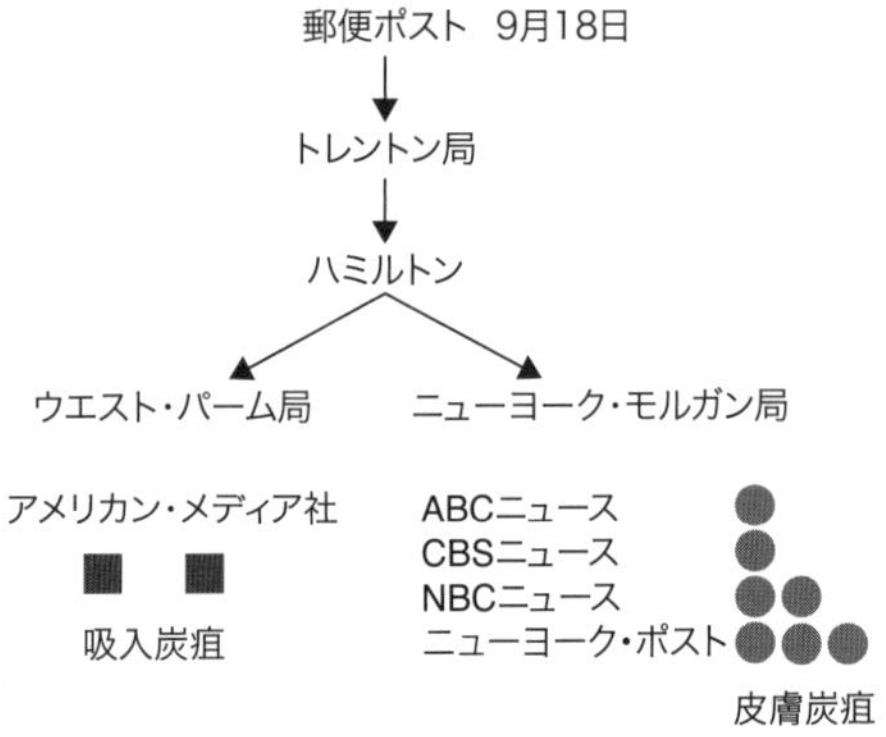

図６－１　メディアに送られた炭疽菌入りの郵便。
第一波は９月18日、トレントンで投函された、炭疽菌を忍ばせた５通の手紙であった。

各メディアに送られた郵便物に炭疽菌が含まれていないかチェックする。開封されたものだけではなく、未開封のものもチェックする。炭疽菌が含まれている郵便があれば、どこで投函されたものか、郵便物の指紋採取などを調査する。また炭疽菌の性状よりどこでつくられたものかを推定する。

＊

一〇月一八日、ＮＢＣニュース、ニューヨーク・ポストにあてた手紙がニュージャージーのトレントンから投函されたことを突き止めた（おそらく、ＣＢＳ、ＡＢＣにも同じパターンで手紙が送り付けられたと想定されるが、その原因となった手紙は結局発見されなかった）。これがニューヨーク・モルガン局を経て四つのメディアに届いた。一〇月一九日、ニューヨーク・ポストの皮膚炭疽に罹患したヒューデンの作業場で、未開封の手紙から炭疽菌が発見された。その炭疽菌はベビーパウダーのようになっており、空中に舞いやすいが、すぐに舞い落ちてきた。ニューヨーク市保健監のコーエン博士は「触っただけで炭疽になることもないだろう。人々の健康を脅かすほどのものではない」とメディアを通じてコメントした。

このようなコメントを受けて人々はどのような行動にでたと思うか？

パニックを抑えようとする声明では、人々の心を落ち着かせることはできない。多数の白い粉のいたずらが横行し、人々はマスクと炭疽菌に有効とされる抗生剤シプロキサンのストックを買いに走った。

＊

ふたたび世間が騒然となった。一〇月一五日、炭疽菌入りの手紙がトム・ダッシュル上院議員の事務所に届いたからである。その手紙の消印は一〇月九日となっており、ほかの手紙と同様にニュージャージーのトレントンで投函されていた。封筒はテープで封印されていたが、中には白い粉が入っており、差出人はある小学校であった。ダッシュルの補佐官は隣の部屋で行われていた会議に割って入り、白い粉が届いたことを報じた。ダッシュル自身は事務所にはいなかった。警察が入り、スタッフを隔離、スポットテストを施したところ炭疽菌陽性反応がでたのだった。

あなたが政府危機管理監であるとして、何をするか？

①ビル内のスタッフ全員にシプロキサンを曝露後予防内服させる。
②ビルを閉鎖し、全員鼻前庭の綿棒検査を受けさせる。実際、このビルで働く数百人のスタッフは検査を受け、二八人が陽性であった。

③ダッシュルのもとに送られた郵便物中の炭疽菌とメディアに送られたものが同じであるか否かを確認する。粒子の大きさや純度などもそうであるが、遺伝子を調べれば相同性をかなりの精度で確認できる。フロリダ、ニューヨークではサンプルをCDCに送ったが、首都警察は、ダッシュルの事務所から採取されたサンプルと手紙を、メリーランド州にある軍の感染症研究所に送っている。CDCとFBIが情報を共有しなければ相違を確認できない。月曜の晩には「非常に細かい粒子でできていて、簡単に空気中に散布される性質を備えている」という報告を受けた。明らかな殺意が感じられる。

④国会を閉鎖し、ほかの議員事務所、ホワイトハウス内に炭疽菌がまかれた形跡がないか確認する。最近届いた未開封の郵便物は、すべて袋などに詰めて別所に保管する。

＊

このようななか、ブッシュ大統領の側近、DOH（国土安全保障省）長官であるトム・リッジとほかのスポークスマンはパニックを恐れ穏便な言葉を選びテロを否定した。その裏で国の機関は警戒レベルを最高に上げていたのだった。

あなたが政府危機管理監であるとして、まず議員および関係者の安全を確保したとしよう。

①この事件をどのように断定するか？　一行で答えよ。

②次にどのような職種が危険であると考えるか？

ヒント：この炭疽菌は非常に細かい粒子（一マイクロメートル）でできていて、簡単に空気

中に散布される性質を備えている。まさしく兵器用に開発されたものだ。

①メディアや国会議員を狙った郵便物を介しての炭疽菌テロ。

②郵便局員。

＊

アメリカ郵便サービスはCDCやDOHの職員に「ダッシュル議員のところに届いた郵便は、ニュージャージー・トレントンにあるハミルトン・タウンシップからブレントウッドを通過してPストリートの議会用のメール仕分け施設に行き、そしてダークセン上院事務所ビルのメールルーム、続いて上院議員会館ビルに行ったはずである。だから、郵便局内の炭疽菌の検査をしなくてもよいのか？」と何度も尋ねた。

あなたはこの場にいたCDC職員である。どう回答するか？　ブレントウッドの職員は一八〇〇人、そのうち郵便物に直接触れる者は一五〇〇人いた。

アメリカ郵便サービス職員の鼻前庭を綿棒で検査し、同時にシプロキサンなどの抗生剤予防内服を開始するべきである。

しかし、実際はその正反対であった。CDCもDOHも「郵便局員にはリスクはないし、炭疽菌の検査をする必要はまったくない」と強調した。「上院議員会館ビル以外は大丈夫」と述べている。

その理由について「炭疽菌を含む手紙を開けた人および開けた際近くにいた人がリスクである。ほかは大丈夫。少なくとも、八〇〇〇から一万の芽胞を吸い込まなければ吸入炭疽になることはない。さらに炭疽菌は重く、物に付着しやすいので、感染症を起こすほど吸い込むことはめったにないだろう。ダッシュルの手紙はテープでしっかりととめられていたので、開けるまでは芽胞が封筒から外にもれでる心配はない。いままで郵便局員で炭疽菌感染症にかかった者はいない。そのような理由から施設内での炭疽菌による汚染のリスクはない」といい切ったのである。

アメリカ郵便サービスはCDCの意見を受け入れざるをえなかった。そしてFBIのトップ三人はFOXテレビの番組で「ダッシュルの手紙から炭疽菌の芽胞が郵便施設内でもれでる可能性は微《み》塵《じん》もない」と多くのメディア関係者を前に記者会見したのだった。FBIは前回の炭疽菌と同じものが使われているという先入観にとらわれており、このような発言になったのだろう。実際には最初に使われたものとは違い、粒子も細かく電荷を帯びていたため、粉として舞いあがりやすいようにつくられていた。最初の炭疽菌に関する情報はCDCが保有しており、二回目のものはFBIが保有していた。両者が情報を共有していなかったことが判断を狂わせた。

あなたはアメリカ郵便サービスの常務である。この問題についてCDCの意見はともかくとして、どのような対応をとるか？

一〇月一五日、常務は郵便安全作業部会を発足させることを宣言した。この作業部会は、アメリカ郵便サービスの上層部と労働組合の代表で構成され、郵便システム内にバイオハザードが存在しないかどうか調査することを責務とした。市民に対しては、炭疽菌の疑いのある郵便物を受け取った際の注意点を記載した注意メールを一億三五〇〇万の家庭に郵送することを決めた。さらに、フロリダ、ニューヨーク、ワシントンの郵便局従業員にマスク、手袋などを供給した。常務は木曜日にアメリカ郵便サービスが独自に委託する形で民間企業に炭疽菌の検査をしてもらうことにした。

上院議員事務所ビルのメールルームでは、四箇所の培養から炭疽菌が発見された。封筒がダークセンで破れていたのであれば、中の炭疽菌は周辺にもれ、検出されるというのはありうる話だ。しかし、封筒はテープでしっかり閉じられていた。この郵便が通過した郵便局を調べる必要はないだろうか？

CDCは「まったく危険性はない」といってはいたが、状況が変わったからCDCにもう一度聞いてみる価値があるだろう。実際には、二回目に使われた炭疽菌の粒子は一マイクロメートル程度であり、電子顕微鏡で観察するとわかる程度の封筒の穴からもれでたのだ。

郵便局員の犠牲者

一〇月一八日、西トレントンの郵便物運搬人が皮膚炭疽に罹患した。彼女は郵便局職員のなかでは最初の患者である。西トレントンはブロコウとダッシュルの手紙が通過したところだ。西トレントンからの郵便物はハミルトン・タウンシップのプロセス・センターに行く。ここは、トレントン地区の四六の支店を束ねていたのである。アメリカ郵便サービス上層部は、一〇月一五日に「ハミルトン・タウンシップは汚染されていない」と職員に向けて発表したばかりだった。しかし、水曜の検査の結果では二三の検査中一三が陽性だったのである。郵便職員が診断された木曜、アメリカ郵便サービスはハミルトン・タウンシップをさらなる検査のために閉鎖した。金曜、西トレントンの郵便局も閉鎖された。そして同日、ハミルトンの職員も皮膚炭疽と診断された。

CDCが調査にくる前に状況は悪くなっていた。あなたはアメリカ郵便サービスの常務であり、意思決定することができる。何をするか？

実際にはハミルトン・タウンシップの職員にシプロキサン抗生剤内服をアドバイスした。市は何も支援してくれなかったため、ハミルトンの職員は、自分の主治医にお願いしてシプロキサンを処方してもらうしかなかったのだ。この支払いはアメリカ郵便サービスの出費でまかなわれた。

＊

一〇月一八日の晩、地域病院にブレントウッド職員が炭疽菌感染症疑いで入院したとの報告が入った。一〇月二〇日、吸入炭疽の確定診断。ワシントンDC保健課はこのことを公開しようとしたが、市長は会議で「まずはブレントウッド職員の検査を施行し、抗生剤を支給しよう」と述べ、ブレントウッドの一八〇〇人の職員に対して綿棒による鼻前庭の培養検査と一〇日間のシプロキサンを提供したのだった。

一〇月二一日の晩、事態はさらに悪化した。午後八時四五分、ブレントウッドの別の職員がメリーランドの病院で吸入炭疽のため死亡したのである。この職員は何度も医療機関を受診していたが、病院医師は、それが吸入炭疽であることには気づかなかった。一〇月二二日の朝、さらにもう一人のブレントウッド職員も救急車でメリーランドの病院に運ばれ、その日の午後に死亡した。彼も日曜に病院を受診していたが、炭疽菌感染症を疑われず帰宅してしまっていたのだ。

■異なった対応をしていたら、異なった結果になっていたと思うか？■

ダッシュル上院議員の事務所に炭疽菌を含む郵便が送られてきたのが判明した時点、すなわち一〇月一五日に、ニュージャージー・トレントンから事務所までの経路で、関与する郵便局員一五〇〇人に鼻前庭の綿棒検査とシプロキサン曝露後予防内服していたら、犠牲者は郵便局員のなかに発生していなかったかもしれない。CDCおよびDOH、FBIの判断ミスである。

＊

一〇月二五日までに、国民への政府の説明が一八〇度変わった。DOH長官のリッジはダッシュルの手紙に入っていた炭疽菌が非常に濃密で、毒性も強く、空中に散布されやすい性状であることを確認したからである。最初にメディアに送られた炭疽菌より精巧に製粉されていた。この時点で、政府はやっとテロの認識を示したのだ。科学者は、このような武器として製造された炭疽菌が郵便をすり抜けることができるか検証を急いだ。

一〇月二二日、州の郵便仕分け担当だった従業員が病気になった。彼は一〇月二五日に入院し、吸入炭疽であることがすぐに判明した。ワシントン州は一〇月一一日以降、大使館にあてた、あるいは外交上の手紙をすべて回収した。一〇月二三日、五六歳のハミルトンの郵便局員が吸入炭疽の疑いで入院。一〇月二四日にはワシントン州で六人もの郵便局員が炭疽菌感染症疑いで入院している。ニューヨーク・ポストの郵便配達担当は皮膚炭疽疑いであった。NBCニュースのデスクアシスタントも皮膚炭疽であると判明した。一〇月二五日、ブレントウッドと接点のない、ワシントンDCの郵便局員が吸入炭疽とわかった。

一〇月二五日までに、三二人が炭疽菌に曝露され、そのうち一三人が炭疽菌感染症を発症している。七人は皮膚炭疽であり、六人は吸入炭疽であった。ニュージャージーの保健課長はすべての郵便局員はシプロキサンを一〇日ではなく六〇日間服用することを勧めた。この時点で炭疽菌と接触をもった可能性があるとしてシプロキサンを服用していた者はすでに一万人を超えていた。


あなたは郵便サービスの常務である。このような状況での対策を考えよ。郵便サービスを停止することは国の経済にも大きな打撃を与えることは間違いない。二〇〇一年当時、インターネットやEメールを使う人はいたが、いまほどではなかった。郵便サービスを継続するとして考えよ。

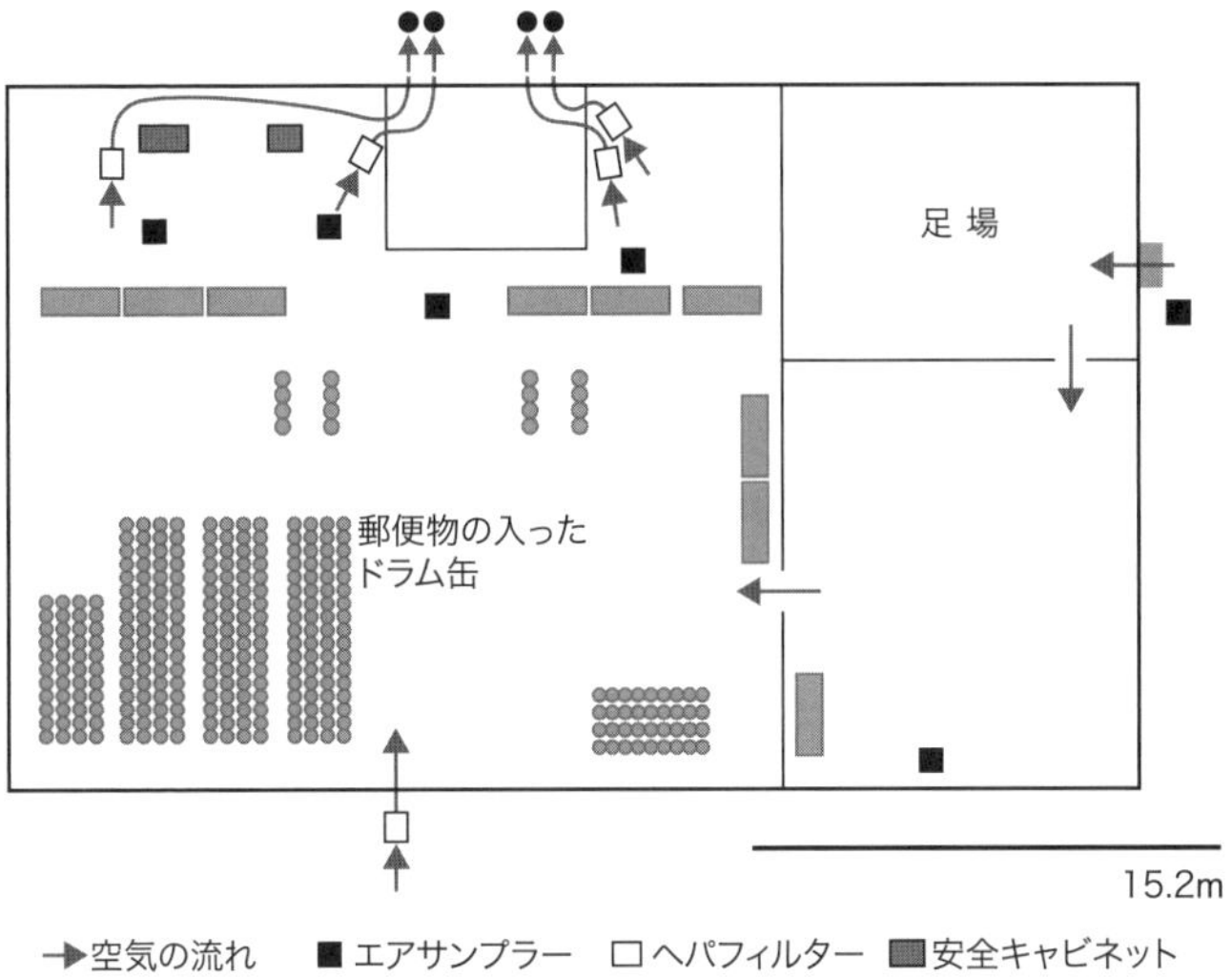

図6－2　隔離された郵便物のチェック作業。

①従業員への情報開示と支援。
②市民への情報開示。
③炭疽菌汚染部位の同定と除染。
④郵便事業の継続。

郵便物のスクリーニング

FBIは郵便間で汚染を広げたのはダッシュルの手紙だけではないと考えていた。おそらく第二の炭疽菌を含む郵便物が議会に送られ、隔離された郵便物の山のなかに含まれていると推定したのである。一一月五日、FBIは一〇月一二日から一七日まで議会ビルで隔離されていた郵便物を動かしチェックした。これはきわめて大変かつ危険な作業である。図6－2のように郵便物が二三〇のドラム缶に入っている。

炭疽菌を含む郵便物を安全かつ効率的

にスクリーニングしなくてはならない。あなたならどうやって行うか？

①作業室の空気の流れ出口にエアサンプラーとヘパフィルターを設置する。
②壁はビニールなどで覆い、あとから建物をクリーニングしやすいようにする。
③作業にあたる人は空気ボンベを背負い宇宙服のようなものを着て作業する。
④空気中の粉塵を採取する装置があり、これでドラム缶から炭疽菌を含むかもしれない粉塵を収集し、スクリーニングする。一日で、インピンジャー（試料中の特定の物質を集める容器）で回収できるであろう。培養には二日あれば十分だ。実際FBIはこの作業を三日で終わらせた。

＊

一一月一二日の五時、厳重にテープで巻かれたあやしい手紙を発見した。一〇月九日トレントン消印、上院議員のパトリック・レーイあてで、ダッシュルへの手紙のような手書きのものだった。送り主はダッシュルの手紙同様小学校であった。中にはかなりの炭疽菌が入っていた。

この手紙は注意深く分離され、科学者の手に渡った。FBIは最初二万三〇〇〇の炭疽菌が含まれていたことを公表した。さらに二週後、兵器の専門家は、「議会に送られた炭疽菌は非常に細かい粒子でできており、一グラム当たり一兆個の炭疽菌を含み、一万の炭疽菌吸入が致死量だとすると、一兆個で一億人の催殺量である」と発表し直した。エイムズ株として知られるこの株は、アメリカ防衛研究所など国内のどこかからでたものと推定された。レーイはNBCの番組に出演し、彼に送られた手紙は「一〇万人を殺すに足る量の炭疽菌が含まれていた」と述べた。

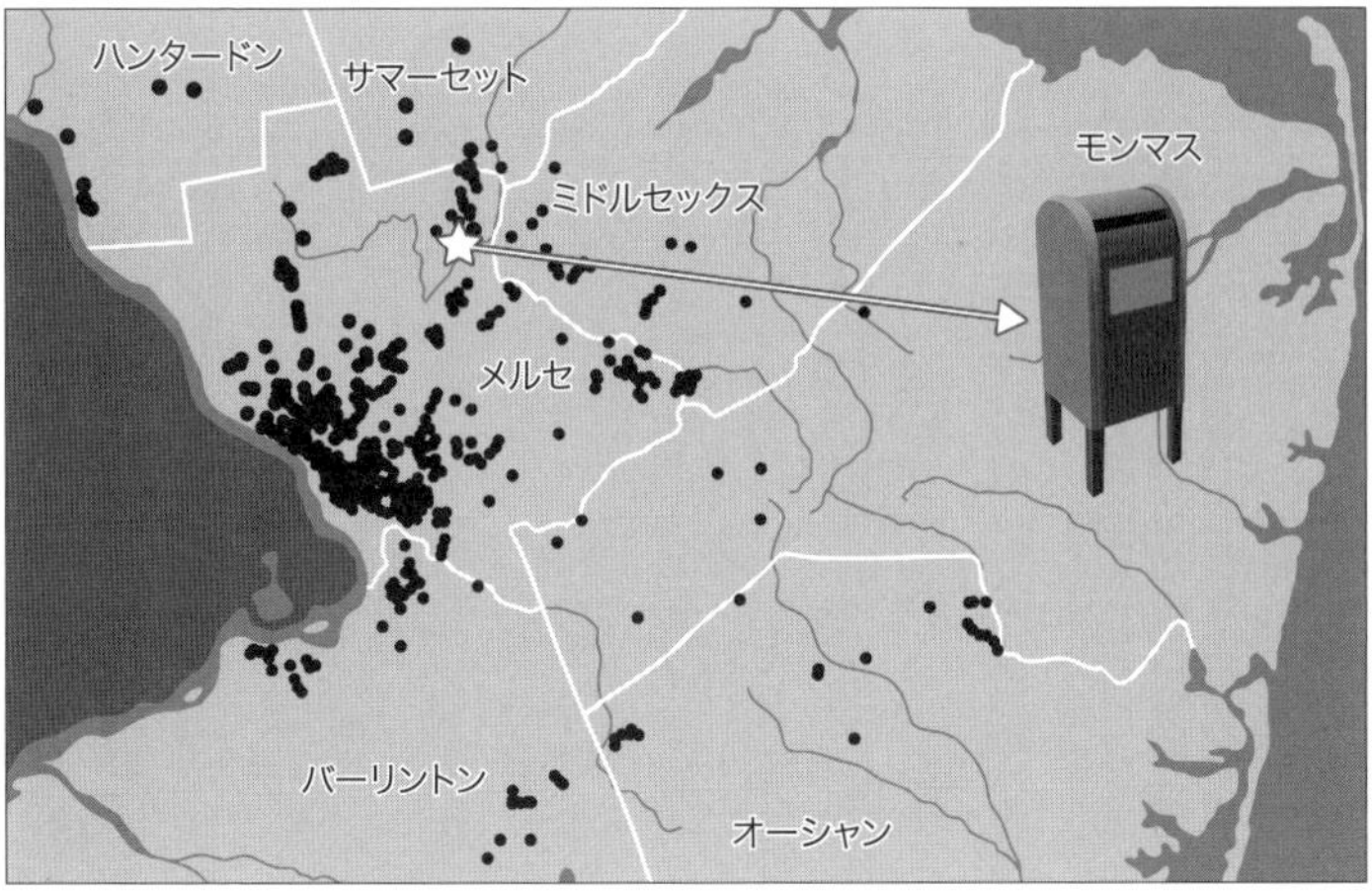

図6－3　FBIが調査したトレントンの消印が押される郵便ポスト。

いずれにしても、アメリカ議会を壊滅させることを狙ったテロであったことがはっきりした。このレーイにあてた手紙がなぜ議会に届かなかったかというと、郵便番号が違っており。届くのが遅れたために封印された状況になったのだ。犯人のわずかなミスが幸いしたのだ。逆に、これが犯人の予定どおりいっていたら、大変なことになっていたであろう。少なくとも、9・11と比較すると、その後の炭疽菌テロは小さく取り上げられることが多い。しかし実際には、9・11と同等以上のインパクトのある出来事だったのではあるまいか？　政府系機関、民間企業、科学者、いずれの立場でも、本事例から学ぶべき点は多い。

トレントンの消印が押される郵便ポストは全部で六二八ある（図6－3）。FBIはこれをくまなく調べた。なんと六二七の郵便ポストは全部白だった。彼らも半ばあきらめかけたであろう。しかし、六二八番目、最後の郵便ポストから炭疽菌が検知されたのだ（FBI捜査官の談話）。FBIはそこから指紋を採取し、炭疽菌を含む郵便物の指紋と一致することを確認し、単独犯と推定。最終的に「二〇〇一年九月、アメリカ市民はアメリカ陸軍伝染病医学研究所の一人の職員が生物兵器として入手した」と結論。しかしこの職員は起訴される前に自殺したため、真実は闇のなかである。

通常の疫学調査では患者から炭疽菌が分離され、患者が発症数日前に受け取った手紙から炭疽菌が検出されれば、疫学調査はそこで終わるかもしれない。しかし法執行機関の調査目的は犯人検挙にある。先に述べたようにニュースでは報道されなかった地道な調査が行われていたことを知り感銘を受けた。彼らは炭疽菌の全ゲノムを調べ、どこの研究室から盗まれたのかまで突き止めようとしていたのだ。

疫学では、たとえば喫煙で肺がんのリスクが上がる。しかし、目の前にいる患者の肺がんの原因が喫煙であるか否かまではわからない。一方、法の世界では「その人が犯人である」と重大な判断をするため、証拠収集には慎重だ。「可能性がある」だけではまったく不十分であり、「疑う余地もない」まで煮詰めなくてはならない。

◆コラム⑤◆ G8バイオテロシナリオ演習

炭疽菌を使った郵便テロのあと、CDCとFBIとのあいだで情報共有がなされなかったことがアメリカ議会で指摘された。その後彼らは共同でバイオテロのシナリオに基づく机上訓練を行うようになった。これが現在の問題点を洗い出す点で、あるいは双方のカルチャーを理解する点で非常に役に立つというのである。そこで同様の試みを、G8（日本、アメリカ、カナダ、イギリス、ドイツ、フランス、イタリア、ロシア）でやらないかということになった。各国から外務省、警察、公衆衛生のリーダーが出席するものである。

外務省から委託され、私も複数回、このバイオテロシナリオ演習G8会議に参加する機会を得た（図6－4）。三日半のこの会議は、大きく三つのシナリオについて議論する。初日、日本はアメリカ

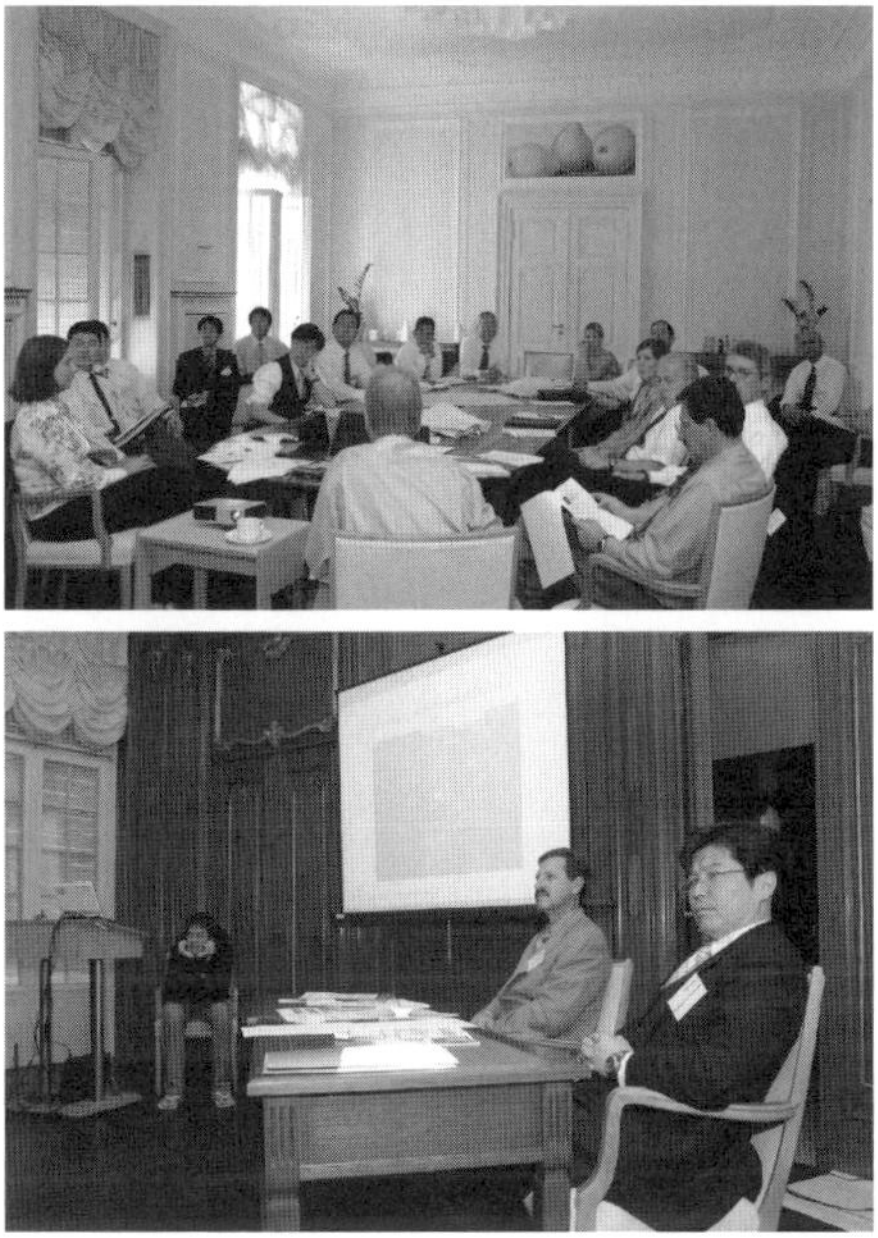

図6－4　バイオテロシナリオ演習G8会議の様子。
上：アウトブレイク危機対応者が集まりシナリオに基づくバイオテロの机上訓練を行った。日本とアメリカの演習風景（2008年6月ベルリン）。下：CDC捜査官（写真中央）とともに司会をする著者（手前）。各国でシナリオ演習をしたあと、全体での討論に入る。

と、二日目はカナダと、三日目はイギリスとシナリオに基づく演習をするといった具合だ。スライドを一枚ずつめくりながら、状況が時々刻々と変化していく。それに合わせて、適宜情報を共有したり対策をとったりしなくてはならない。やってみると確かに、ＦＢＩとＣＤＣがつくってくるシナリオには現実味があり、自分たちに欠けている部分が見えてくる。それ以上に共通の演習を他国と行うことにより信頼感というか、他国で同じ問題に取り組む同胞といった気持が芽生えてくる。会議の最後の頃にはとても仲よくなるのだ。

第7章　西ナイル熱——ニューヨーク

ニューヨークのクラスター

一九九九年八月二三日、ニューヨーク・クイーンズ北部フラッシング病院の感染症専門医からニューヨーク市保健課に二人の脳炎患者が入院したとの報告があった。保健課はほかにも同様の患者がいないか調査したところ、さらに六人の脳炎患者を同定した。この八人は五八～八七歳で、ほかの病気の既往はない。熱がでたあと精神状態の異常をきたした。一人以外は全員筋力低下を示し、四人は弛緩《しかん》性麻痺をともない人工呼吸器を使用せざるをえない状態、三人は非定型的ギラン・バレー症候群による弛緩性麻痺、髄液検査上ウィルス感染を示唆する所見だった。八人は皆クイーンズ北部四〇平方キロメートルに住んでいる。

†ギラン・バレー症候群とは、末梢神経、脊髄根、脳神経の急性免疫関連疾患。四肢、体幹、呼吸、咽頭、顔面の筋肉が脱力する。下から上に向かう傾向がある。二～三週で悪化し、その後徐々に回復することが多い。

患者1：六〇歳男性
主訴：三日前からの発熱、虚脱、嘔気

入院日：一九九九年八月一二日
入院時身体所見：体温が三九・七度あるものの、ほかに目立った所見なし
　胸部X線写真で両側肺底部の浸潤影を認めたため抗生剤が投与される。第四病日、患者は錯乱状態となり、筋力低下、腱反射の低下、呼吸困難があり人工呼吸器を開始。腰椎穿刺《せんし》による髄液検査と頭部CTを施行。筋電図と神経伝達速度検査結果より軸索性多発神経症の所見を呈し、ギラン・バレー症候群と診断した。数週間かけて徐々に回復。リハビリ病院に転院。五か月後、左の筋力低下が残り四つ足杖をついての歩行、最近の記憶喪失が残った。

　ほか七人もおよそ似た症状であった。

　このクイーンズ北部四〇平方キロメートルに住んでいる初期の患者八人の家族にインタビューしたところ、①家族はこの夏健康で熱をだしたりはしていない、②生活環境では、患者全員に共通して夕方ガーデニングをするなど家の周辺屋外で活動していた、③患者の家の庭や近隣ではイエカが多く蚊の幼虫も見つかっていることがわかった。以上より脳炎アウトブレイクの原因としてイエカをベクター（運び屋）とする脊椎動物宿主間に伝播されるアルボウイルスが疑われた。

　イエカで媒介される脳炎としては、セントルイス脳炎、西ナイル熱、日本脳炎が代表的である。一九九九年当時、アメリカで見られていたおもな脳炎はセントルイス脳炎であった。しかしこの脳炎・髄膜炎では小児例も見られるはずだ。参考までに当時のセントルイス脳炎、西ナイル熱、日本脳炎などの世界分布を示す（図7－1）。

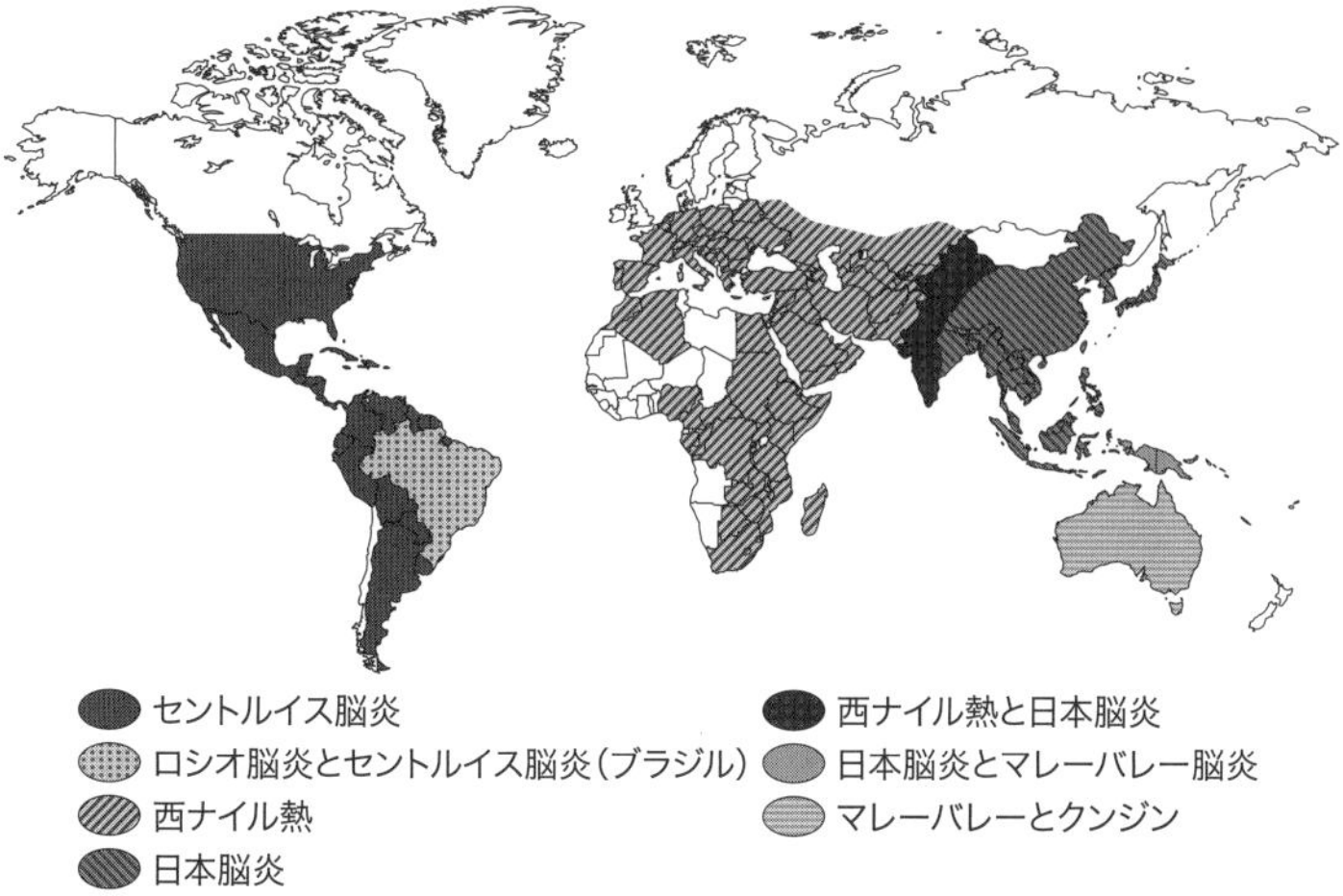

図7－1　セントルイス脳炎、西ナイル熱、日本脳炎の世界分布（1999年時点）。

あなたはニューヨーク市保健課に勤める医師である。当時のアメリカの状況からは、セントルイス脳炎が考えられるが、子どもには見られず臨床像も多少異なり疑問が残る。かつ原因の候補ではあるものの診断は確定していない。しかしイエカで媒介される脳炎という点では間違いはなさそうである。あなたはこれ以上の患者数が増加することを抑えたいと思っている。取り急ぎ行政としてどのようなアクションをとるべきか？

・患者居住地の蚊の殺虫駆除。
・サーベイランス強化。

現段階で八人の患者を把握しているのみだが、ひょっとするともっと多いかもしれない。また、もっと前から流行が始まっていたのかもしれない。そこであなたはニューヨーク市保健課に勤める医師として、まず八月一日までさかのぼって病院に電話サーベイをすることにした。①誰に何を聞くべきか？　②症例定義はいかに？

①ニューヨーク市および近接する郡の病院に対して中枢神経系ウイルス感染症（ウイルス性脳炎、無菌性髄膜炎）の報告を、疑い例も含めて求める。

②症例定義

1．ウイルス性脳炎：発熱、精神状態の変化など、髄液検査の異常値。

2．無菌性髄膜炎：発熱、首の後ろが痛い、固くなるなどの髄膜刺激症状、髄液検査の異常値。

3．発熱をともなうギラン・バレー症候群。

まだ調査は始まったばかりだ。しかし九月三日時点で、あなたは全国に向けて記者会見を行うことになった。どのようなことを話すか？

八月末からクイーンズで見られている脳炎は、九月三日の時点で八人発症しています。発熱、錯乱など精神状態の変化、ほかの脳神経症状、首の後ろが痛くなる髄膜刺激症状、運動麻痺という症状を示し入院しました。八人の発症年齢は五七歳から八七歳と高齢者に多く、七五歳、八〇歳、八七歳の三人の方が亡くなっています。その後二九歳、四九歳の入院もありましたが比較的軽症で、小児の報告はありません。まだウイルスは同定されていませんが、患者家族で発症者はおらず、患者の暮らす地域ではイエカが多いことから蚊に刺されることにより発症する可能性があります。今後患者発生地域の蚊の駆除を行いますが、個人レベルでも蚊に刺されないように予防することがきわめて重要です。とくに夕暮れから夜にかけての外出、庭仕事などアウトドアの活動はお控えください。外出する際には長袖長ズボンで、虫除け対策をしっかりするようにしましょう。家の戸口や窓枠に殺虫剤を塗布するのも効果的かもしれません。蚊帳があればそれで寝るのもよいでしょう。庭に蚊の幼虫が成育しやすい水溜りなどがあれば、除去していただけるようご協力お願いします。

症状は発熱、注意力低下、混迷、頭痛などで、首が固くなったり、筋力が低下したり、筋肉がぶるぶる震えたり、指先が震えやすいかもしれません。重症例では意識を失うだけでなく、麻痺、けいれんすることもあります。一方、感情的に不安定、集中しにくかったり、記憶が悪くなったり、無気力になったりといった精神症状が前面にでるだけで、病気と気づかないこともあるかもしれません。何か気になる症状がありましたら主治医に相談してください。あるいはコールセンター（XXX-XXXX）まで連絡ください。二四時間対応しています。

ウイルスの同定

このアウトブレイクとは別にニューヨークでカラスの死体が多いことが判明した。九月七日〜九日、ブロンクス動物園では、鵜《う》、フラミンゴ、キジが死亡。死体を解剖したところ、脳髄膜炎と重症の心筋炎を併発していたことが判明。九月一〇日、このカラスや動物園の鳥から採取された組織検体は、アイオワ州エイムズにある農水省国立獣医学研究所に送られた。鳥に脳炎を起こすウイルスはすべて陰性だった。しかしウイルスは分離できていたので、これを九月二〇日にCDCに送った。その結果西ナイル・ウイルス（WNV）と判明した。しかもWNVは死亡した脳炎患者の脳組織からも検出された。この時点で、ニューヨークで発生した人と鳥の脳炎が同じWNVの感染であることがわかったのだ。

九月二八日には、調査結果がまとめられた。*1 一七人の確定例、二〇人の疑い例、四人の死亡がニューヨークと近隣で報告されたが、WNV脳炎が発生する国を旅行した者はいなかった。患者発生は八月五日から九月一六日までであるが、ニューヨークでは九月一一日以降発生を見ず、いったんは終息した。患者年齢中央値は七一歳、重症例および死亡例は皆高齢者である。蚊から分離されたWNVはイスラエルのものと酷似しており、中東からウイルスをもった蚊が飛行機などに偶然乗ってしまい、ニューヨークに到達したのではないかと考えられている。

今回の病気発生に関するウイルスのライフサイクルを検討しようと思う。何を調べるか？

蚊や鳥の数、分布およびウイルスの保有状況を調べる。

カラスやハト、ツバメは都市部に多いが、必ずしもイエカによく刺されるわけではない。アカイエカがよく刺すのはツグミであることがあとからわかった。

風土病となった西ナイル熱

グローバル化にともない、ヒトやモノが国境を越えて容易に行き来する時代となった。そんななか、WNVはニューヨークで発生したわけである。その後一〇年かけて北アメリカおよび南アメリカに広がり、風土病として定着した。一九九九年から二〇一〇年のあいだに一八〇万人が感染し、三六万人が発症、一万二八五二人が脳炎ないし髄膜炎に罹患し、一三〇八人が死亡している。[*2]

年配者に対する注意喚起により、屋外活動を減らすなど人々の行動が変わった。しかし、行動変容できない野鳥に深刻なダメージを与えた。WNVにより数百万羽が死亡し、一部の地域ではある種の鳥(カラス、アメリカコガラ、シジュウカラ、ミソサザイ、ツグミ)が半減したこともある。一部は回復したが、ほかは減ったままである。

森林を伐採して田畑や牧場に変えるなど自然環境の人為的改変、旅行や移民、その土地にとって新種の動物をペットとして輸入し逃がしてしまう、物の国境を越えた行き来、有害ガスの排出、地球温暖化の進行、降雨量の変化、酸性雨などによるエコシステムの変貌などが、地域のベクターや宿主の分布を変え、そこに新しい病原体が入り込むことにより、その地域に定着しうる。

イエカは都市部に多い。鳥類は都市中心部ではカラスやハトなど、その種類がだいぶ限られている。一方、ツグミはイエカに刺されやすく、郊外の住宅地がヒト、イエカ、ツグミをつなぐ環境となり、今回のアウトブレイクを引き起こした。先進国においては、蚊などの運び屋と人や動物、鳥などの宿主が近接する郊外地域がリスクとなる。このようなエリアは、人工的につくられた箇所が多く存在し、天敵がなく蚊や一定の鳥を含めた動物が増える可能性がある。さらに、一九九九年以降の調査により、ウイルスは一部の遺伝子変異を起こしてイエカにさらに感染しやすく進化した。

二〇一二年、アメリカの夏は異常に暑く、干ばつによる被害が広がった。九月の時点で西ナイル熱患者数は二六〇〇人、死者は一一八人に達した。気温が一℃高まると蚊の生存日数も延びる。その結果患者数は増える。温暖化が進めば、それに比例して西ナイル熱患者と死者数も増えるだろう。

◆コラム⑥◆

蚊の駆除方法——マニラの例

マニラのある保健施設を訪れた際、蚊の駆除をどうやっているのかと質問したところ、図7－2の

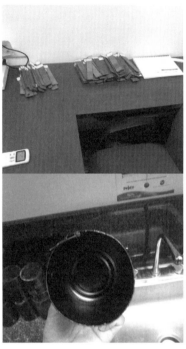

図7－2　マニラで使われている蚊の駆除道具。机上に置いてあるモルタル棒（写真上）を、黒く塗った缶（写真下）に入れ、水をはる。その地域に蚊がいるかどうかはそれでモニターできる。卵があるか否かは、簡易顕微鏡で観察する。

ような建材の余りを使って蚊の卵を吸着する、きわめて簡単な方法を教えてもらった。この道具によって、蚊を介して感染するマラリアは激減したようである。これだけでも蚊は減るようだが、追いつかないときは殺虫剤を使用する。しかし大量散布という形はとらず、なるべく自然にやさしい形でやっているという話を聞いて驚いた。ある意味、アメリカよりも進んでいるかもしれない。

マラリアの発生は国境付近であり、マニラでは稀な病気となってしまっていた。現在は蚊で媒介される都市型感染症、デング熱が多い。

第8章　ニパ脳炎——マレーシア

一九九八年九月末より、マレーシアの北部にあるイポーで発熱、精神錯乱、昏睡《こんすい》にいたり死亡する感染症が流行していた。このアウトブレイクは一九九九年二月にはイポーから数百キロメートル離れた南部のスンガイ・ニパ村に飛び火。マレーシア政府は、日本脳炎が原因と判断した。日本脳炎はウイルスをもつブタを蚊が刺し感染。この感染蚊が人を刺すことによって発症する。そのため、マレーシア政府は殺虫剤をまいて蚊の駆除に努め、ワクチン接種も積極的に推進した。この二つの対策で、マレーシア政府は日本脳炎のアウトブレイクを乗り切ってきた。しかし感染が終息する兆しがまったくない。しかも過去の日本脳炎アウトブレイク死者数は最大で二六人である。これに対して今回は一九九九年二月時点で患者はざっと二〇〇人、死者も一〇〇人を超える勢いである。

マレーシア大学の小児科医のコー・ビン・チュアと微生物学教授のラム・サイ・キットは「日本脳炎は子どもや老人に多いのに今回の病気は養豚業者に集中的に発生しているらしい。また日本脳炎でブタは死亡しないが、今回はブタも多数死んでいる。本当に日本脳炎なのだろうか」と疑問に思っていた。一九九九年三月一日、彼らはまずマレーシア保健省から患者血液と髄液の検体を入手し、日本脳炎の抗体を検査した。すると多くが陽性であった。これをどう解釈するか？　また次に何をするべきか？

ワクチン接種や既感染による抗体陽性の可能性が高い。そこで、ベロ細胞などに検体を加えウイルスの増幅を試みる。さらに電顕による形態を観察、遺伝子配列の解析をする。

＊

彼らは自分たちでウイルス培養に成功はしたものの、それ以上の研究ができない。そこで、アメリカ・アトランタにあるCDCと連絡を取り、さらなる調査を依頼した。最初は検体をマレーシアからCDCに送ろうとしたが運送業者から断られてしまう。結局、コー博士自身が検体をもっていくことになった。CDCにはレベル4の研究室があり、陰圧で、外から何も入らないし、外に何もでないしくみとなっていた。日本にはレベル4の感染性微生物を扱える研究室はない。

培養細胞に患者髄液を加えると、複数の細胞が融合し、やがて死んでいく。日本脳炎ウイルスではこのような現象は見られない。この培養液をとって電顕で見るとおたふくかぜや麻疹ウイルスと同じパラミキソ・ウイルスであることが判明した。パラミキソ・ウイルスは通常飛沫で感染し呼吸器、神経に症状を起こす。ウイルスのRNAを調べたところ、五年前に発見されたヘンドラ・ウイルスと遺伝子配列が七〇％一致していた。

一九九四年、オーストラリアで一頭のウマが呼吸困難と運動障害に陥り二四時間以内に死亡したことが、ヘンドラ・ウイルス発見のきっかけだ。ほかのウマも次々に死亡していった。ウマの調教師も同じ症状に陥り二四時間以内に死亡。ウマとヒトの人畜共通感染症はそれまで知られていない。一週間以内にウイルスが見つかり、アウトブレイクのあった場所をとってヘンドラ・ウイルスと名づけられた。そこで、このマレーシアで見つかった新しいウイルスも患者の出身地にちなんでニパ・ウイルスと命名された。

シンガポール

四七歳の畜殺場職員は、一週間前からの頭痛、二日前からの発熱、喀痰《かくたん》をともなう咳、呼吸速迫、意識もうろうから混乱状態となり、一九九九年三月一六日にシンガポール総合病院を受診した。入院時体温は三七・六度、脈拍八二／分、両側の肺クラックル（プップツという音）を聴診。反応が鈍く見当識障害を示していた。髄液中のウイルス抗体価陰性。ＭＲＩでは右前頭白質に高信号の病変を認める。入院一二時間以内に全身強直性間代性けいれんを二回起こしたのち昏睡状態に陥った。入院四八時間で死亡。病理解剖でニパ・ウイルス遺伝子が脳より検出され、ニパ・ウイルス脳炎と診断される。

この患者が入院して二四時間も経たないうちに、畜殺場職員が似た症状で病院を訪れた。この患者の弟も畜殺場職員で、現在ひどい頭痛と肺炎で別の病院に入院しているという。同じタイミングでシンガポールの別の病院に四人目の畜殺場職員患者が入院していた。[*1]

━ あなたはシンガポール保健省担当官である。どのような封じ込め対策をとるか？ ━

以下は実話である。一九九九年三月一九日、シンガポール政府はすべての畜殺場を閉鎖し、畜殺場職員の症状スクリーニングを開始した。翌週、発熱症状および呼吸器あるいは神経所見を呈しているということで五〇〇人以上がスクリーニングに引っかかった。この人たちが感染を広げるといけないので当面入院させて経過観察することにした。また、シンガポールのすべての病院と連絡をとり、畜殺場職員患者が入院していないか調査をしたところ、三五人の可能性例がでてきた。結果的にはそこまでする必要はなかったであろうが、アウトブレイク初期の不確実な情報のなかでヒト—ヒト感染を否定できない状況にあってはやむをえなかった対応といえる。

シンガポールでは二つの畜殺場があり、両方ともマレーシアからブタを輸入していた。保健省は一一人でニパ・ウイルス感染を確認したが全員畜殺場の従業員であった。発症者家族は誰も病気になっていない。マレーシアからのブタの輸入を止め、畜殺場を閉鎖してからは新規患者が発生していない。このことから伝播経路に関してどのようなことがいえるか？

ブタから直接感染する。ヒトからヒトへの感染はなさそうである。しかし一一人という少ない人数なので絶対的なことはいえない。

マレーシアにおける疫学調査

アウトブレイクが始まってから六か月、一九九九年三月二四日にＣＤＣが現地入りする。マレーシア当局は村民を村外に避難させる一方、ブタが村外に出ないよう軍が介入して閉鎖した。まずは二万頭のブタを処分。軍がブタを溝に追い込み銃殺。ブタの甲高い声が村中に響きわたった。

マレーシア南部の死者が四八人に達した頃、政府はさらに厳しい措置に転じた。土地を浄化するため養豚場をブルドーザーで一掃。さらに感染の有無にかかわらず一〇〇万匹を処分したのだ。この乱暴なやり方が適切であったとは私には思えない。政府側もパニックに陥っていたということであろう。

あなたはCDCの調査チームの一員である。ヒトから新種のニパ・ウイルスが検知されたのだが、①疫学調査に入るのと同時に確認するべき点は何か？ ②こういうとき強力な助っ人としてどのような職種の人を調査チームに同行させるべきか？ ③また科学者として協力を要請するとしたら誰が適切だろう？ ここまでのいきさつから考えよ。

---

①ブタから採血、気道粘液を採取し、患者から分離されたのと同じニパ・ウイルスを確認する。

②獣医。ブタは力が強く、簡単には採血できない。また自然宿主を探す際にも獣医の知識が必要。もちろん蚊の媒介が疑われれば昆虫学者も一緒のほうがよい。

③CDCの調査チームは今回のウイルスがオーストラリアで発見されたヘンドラ・ウイルスに近いことから、そのときかかわった科学者に協力を要請した。

＊

検査の結果、ブタの血液、気道分泌物から分離されたウイルスは患者から分離されたものと同一であった。つまりウイルスはブタの気道分泌物を通じて人間に感染したと推測できる。

＊

一九九九年三月、マレーシア政府は病気の発生した地域のブタとヒトを分離し、ブタは処分し、養豚場も破壊している。もし感染経路がブタからヒトだけであれば、患者数は減少に転じるはずである。しかしヒトからヒト、あるいはほかの感染ルートがあれば、感染は終息しないかもしれない。この見きわめをしなくてはならない。そこでチームは感染流行曲線を描くべく毎朝病院を訪ねて患者数を調査した。さらに新規入院患者の出身養豚場を訪れインタビューした。その結果、まずブタが病気になり、その二〜三日後にヒトが病気になることがわかった。表8－1は、患者（ケース）と患者が発生した農場で病気にならなかったコントロールを比較したものである。

---

①表8－1を分析せよ。太字は統計学的に有意差あり。
②どのような感染経路が考えられるか？

---

①男性、養豚業であることが多い。逆に学生は病気になりにくい。主婦で病気になったのは二人だけである。ケースはブタとともに働いている場合が多い。単にブタと接するだけではリスクとならないが、病気のブタと接すると病気になりやすい。ブタとの接触も、単に豚舎やブタを洗うだけでは感染リスクは少なく、ブタに餌をやる（豚は餌をもらうとき鼻息が荒くなり気道粘液が飛

表8-1　ケース・コントロールの結果

	ケース（N＝48）	コントロール（N＝107）	オッズ比	95%信頼区間
男性	36/48	55/107	**3.29**	**1.44-7.53**
職業				
養豚業	40/48	71/107	**3.49**	**1.24-9.81**
家事	2/48	10/107	0.32	0.07-1.42
学生	8/48	38/107	**0.24**	**0.10-0.60**
住まいに農場あり	39/48	86/107	1.31	0.32-5.33
農場で仕事をしている	44/48	76/107	**8.79**	**2.53-30.6**
農場でブタと接触	42/44	70/76	1.57	0.30-8.18
農場で病気のブタと接触	30/42	30/73	**3.69**	**1.49-9.14**
農場で特殊な仕事				
養豚場の掃除	42/44	70/76	1.48	0.24-9.15
ブタの体を洗う	43/44	71/76	1.11	0.17-7.26
ブタに餌をやる	39/43	58/74	**3.86**	**1.16-12.9**
子ブタの処置	23/44	20/76	**2.95**	**1.21-7.21**
ブタの種付け	21/43	12/75	**3.37**	**1.34-8.45**
ブタの出産介助	22/44	13/73	**4.42**	**1.66-11.8**
病気のブタの治療	29/44	21/75	**3.10**	**1.47-6.56**
死んだブタの処置	29/43	27/76	**3.89**	**1.60-9.44**

び散りやすい）、出産の処置、種付け、注射など医学的処置、死亡したブタの処理に立ちあうとリスクが上昇する。

②ブタの飼育中、気道分泌物の飛沫を吸い込むなどの機会に感染するのだろう。妻や学生で患者が多くないということは、患者の看護をしたであろう家族内感染の機会は少ないと解釈でき、ヒトからヒトへの感染の可能性は低い。しかしこのデータから、ヒトからヒトへの感染を一〇〇%は否定できないため、患者看護をする場合には防護服、手袋、マスク、ゴーグルくらいは必要と思われる。

＊

一九九九年二月から六月のあいだ、九四人のニパ・ウイルス感染患者が見られた。九三％はブタに直接接触しており、その後二週間程度で発症する。おもな症状は発熱、頭痛、めまい、嘔吐である。五五％の患者には意識レベルの低下が見られ、ミオクローヌス、反射消失、筋緊張低下、高血圧、頻脈など脳幹の機能不全の兆候が確認された。致死率三二％で、たとえ命を取り留めた場合でも一五％に神経学的後遺症を残した。[*2] 結局、マレーシアでは二六五人がニパを発症し一〇五人が死亡した。

ニパ・ウイルスの自然宿主

ニパ・ウイルスの自然宿主を探すにあたり、ヘンドラ・ウイルスの自然宿主が参考になる。一九九四年八月マックケイで二頭の馬が病気になり死亡。その飼い主は三週間後に髄膜炎で入院するも回復。しかし神経症状を再発し一四か月後に死亡。あとからではあるが、彼の脳からヘンドラ・ウイルスが検出された。翌九月、ブリスベンより北に一〇〇〇キロメートル離れたブリスベン・ヘンドラで二〇頭が死亡。看病をした調教師二人が感染し、うち一人が死亡した。パラミキソ・ウイルスは一般的に哺乳類に感染する。非常に短い期間に移動できる哺乳類は何か？　ヘンドラ・ウイルスの自然宿主はオオコウモリであることがわかった。

コウモリの糞便中のヘンドラ・ウイルス陽性率を調べると雨季は九％だが乾季の五月から九月は三〇％に増える。実際アウトブレイクも七月～八月に比較的多い。なぜウイルス陽性率が乾季に増えるかは十分わかっていないが、乾季は南半球の冬にあたり果物などの食料が不足すること、乾季にコウモリは妊娠出産すること、その結果ウイルスに対する抵抗力が低下するなどが考えられる。とくにエルニーニョや地球温暖化の影響による大雨、洪水、干ばつなどで自然環境が破壊されると、おそらくコウモリの餌不足、栄養不良、免疫低下などを招き、コウモリのもつウイルス量が増え、アウトブレイクにつながりやすいのではないかと思われる。また森林面積が失われつつある点も見逃せない。エボラ出血熱もオオコウモリが自然宿主であるが、やはりアウトブレイクは乾季に多い。

オーストラリアではヘンドラ・ウイルスによるウマのアウトブレイクが東海岸沿いで一九九四〜二〇一〇年のあいだに合計一四回発生し、四四頭のウマと調教師四人を死にいたらしめている。最近数年でヘンドラ・アウトブレイク数は徐々に増加していたが、二〇一一年は急増といってても過言でないくらい増えている（図8-1）。

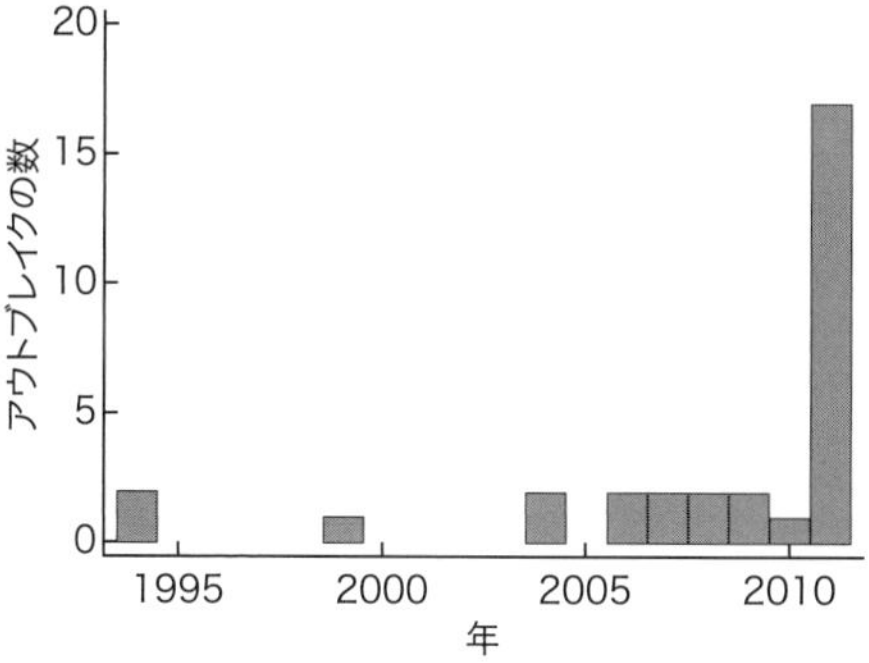

図8-1　ヘンドラ・アウトブレイクの推移。

二〇一一年、アウトブレイクが増えた要因は何だろうか？

考えられる要因は二つある。

・ウイルス変異：RNAウイルスで変異はし続けているが、二〇一一年に特別な変異をもつ亜型が増えたわけではないので、この可能性は低いだろう。

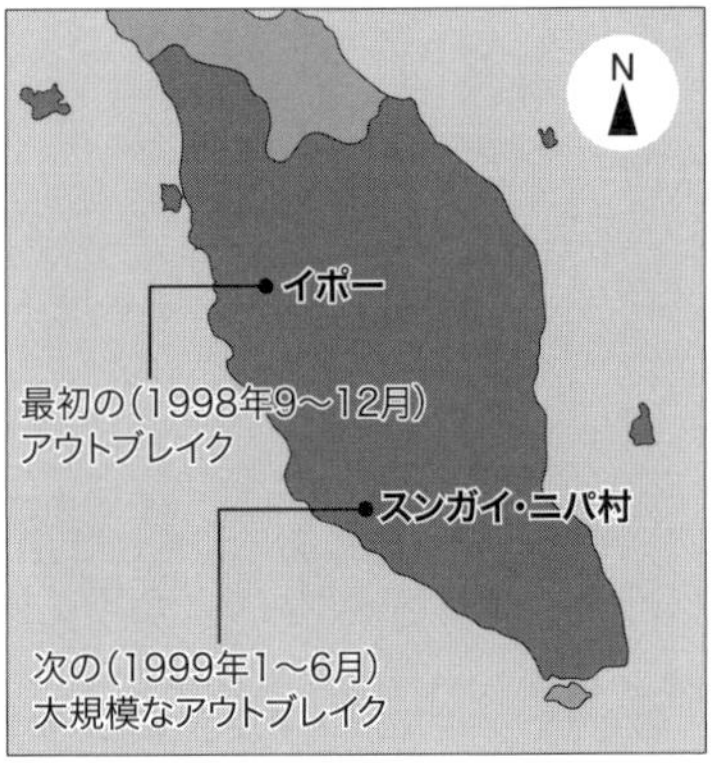

図8−2　アウトブレイク発生地。

・洪水：ブリスベンを含むクイーンズでは、二〇一〇年夏に大洪水があった。この事実は先に示した仮説の裏づけになる。

自然宿主とは、ウイルスは宿すが自分は病気にならない動物などである。この自然宿主を探さなくてはならない。なぜならブタも病気になるので、ブタは自然宿主ではない。自然宿主を見つけだし、これからブタがどうやって感染したかを突き止めないと、今回アウトブレイクが収まったとしても、ふたたび悪夢を見るだろう。どのような調査をするべきか？

最初の患者を突き止める：ニパ村のアウトブレイクより前にマレーシア北部にあるイポーという地域でアウトブレイクがあったようである。あとからわかったことだが、まだブタが感染源ということがわかっておらず、日本脳炎が原因と思われていた頃、イポーで養豚場を営む家庭で夫と子どもを亡くした妻が、お金が必要になりブタを安値でニパ村に売り払った。このようなケースはいくつもあったようである。ニパ村はイポーより養豚が盛んであったため、とくにひどいアウトブレイクとなってしまったのだ。

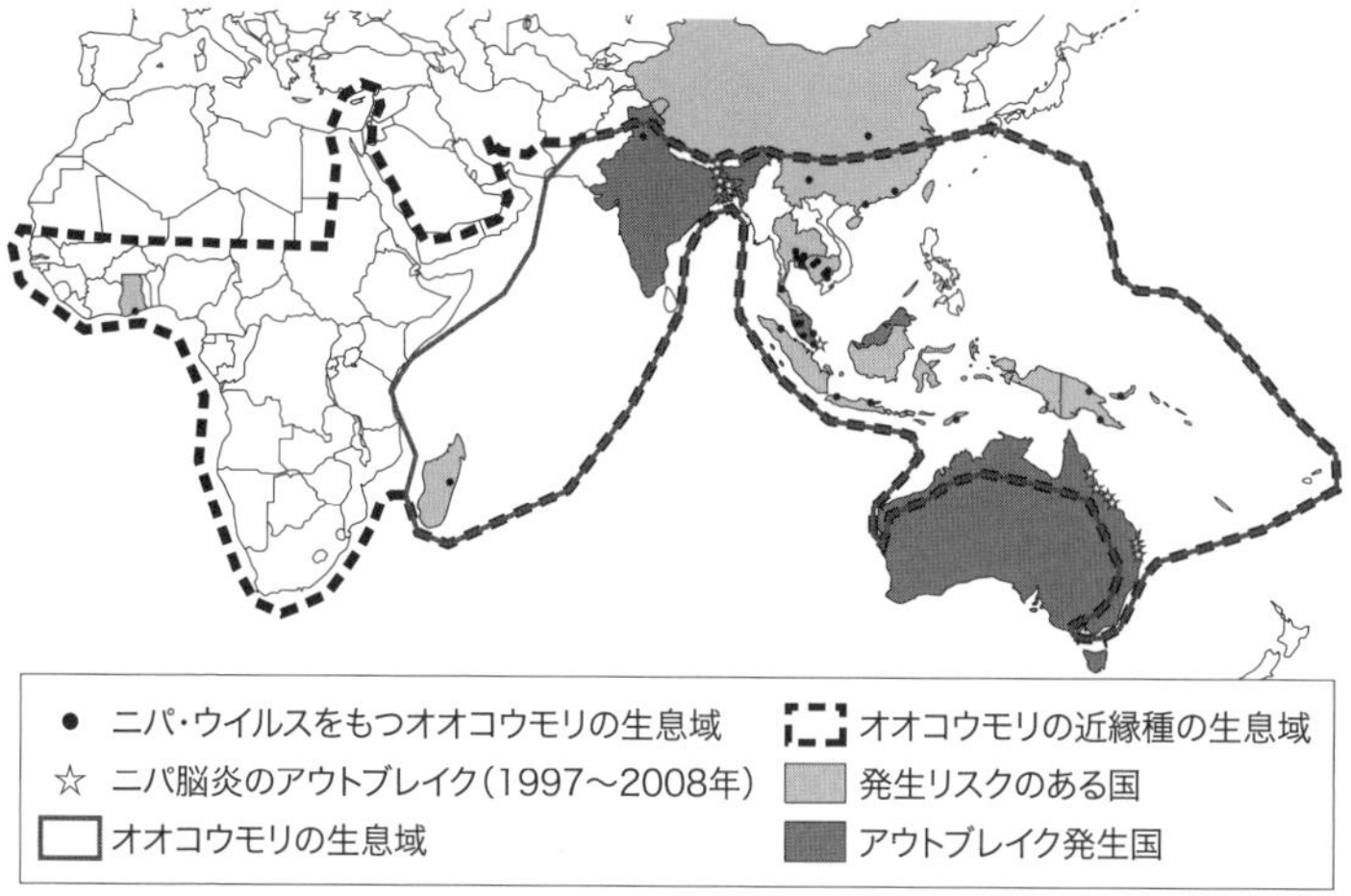

図8－3　ヘンドラ・ニパ・ウイルスを媒介するオオコウモリの生息域。

＊

調査チームはイポーを訪れた。ニパ・ウイルスはヘンドラ・ウイルスに近縁であることから、イポーのオオコウモリを調べることになった。高い場所に網を張り、オオコウモリを捕獲した。そして血液、唾液、尿を採取したのである。その結果、三〇〇匹のコウモリのうち二〇匹でニパ・ウイルスに対する抗体を検出したのだ。すなわち、ニパ・ウイルスの自然宿主もやはりオオコウモリだったのだ。ヘンドラ、ニパ・ウイルスを媒介するオオコウモリの生息域はヘンドラ、ニパ感染のアウトブレイクの見られた場所を包含している。日本でも、九州・沖縄は圏内だ（図8－3）。温暖化が進めば、生息域が北に拡大する可能性もある。

それではどうやってコウモリからブタに感染したのか？　イポーでは、養豚業者は果樹園も同時に営んでいることが多かった。最初の患者が発生した農家では果樹園と豚舎が隣接していた。そして地元のコウモリが農家の果実を夜間食べていることが確認された。オオコウモリはこれを食べ、その唾液がついた果物が下に落ち、一部は豚舎にも転がり落ち、それを食べたブタが発症したと推定される。

このアウトブレイクはマレーシアのヒステリックなまでの封じ込め対策で一応の終息を見た。

その後バングラデシュやインドにおいて、ニパ脳炎のアウトブレイクを数回にわたって見ている。マレーシアではオオコウモリ→ブタ→ヒトの感染経路であったが、二〇〇一年以降に見られた感染はヒトからヒトに感染するものであった。一九九八年のニパとは同じ系統であるが、遺伝子の変化が見られ、このことがヒトからヒトへの感染を可能にしたと思われる。

◆コラム⑦◆

イースター島の教訓

UCLA医学部生理学教授のジャレド・ダイアモンドはイースター島の文明崩壊について以下のように洞察している〔『文明崩壊』（草思社）からの要約〕。

一七二二年にオランダ人探検家によって発見されたイースター島の文明は、いったんは栄えたもののわずか数百年で崩壊した。発見時、巨大な石像が立ち並ぶが木もなく、動物も人も住んでいない不毛の地であった。一体何が起こったのか？　その後の調査で以下のことがわかった。

①人が住む前はヤシの木の生える自然豊かな島であった、②西暦四〇〇〜七〇〇年頃から人が住む

ようになり、一二〇〇〜一五〇〇年が人口のピークで七〇〇〇〜二万人はいた、③バナナ、イモ類、サトウキビを栽培していたが、魚はあまりとっていなかった、④タンパク源はおもにイルカや海鳥、陸鳥、ネズミであった。

八〇〇年頃より森が減少し始め、一四〇〇年頃に木はなくなり、ほとんど草だけの島となった。その原因は、カヌー、家、燃料のために木が伐採されただけでなく、入植とともに島に入ったネズミによって種が食べられたことも誘因だろう。伐採跡地は畑として使われた。木がなくなると、石像を切りだす道具もなく、イルカをとるためのカヌーもつくれず、暖もとれなくなる。そして、木の果物を食べる鳥がいなくなった。すると受粉もされにくく、ますます植物は減る。森がなくなると、土の養分がなくなり畑で作物もとれなくなった。土から沿岸の海へしみだす栄養がなくなったため、貝や魚もとれなくなった。その結果イルカや海鳥もいなくなった。一五〇〇年代、イルカや海鳥を食した跡も激減する。

ところが、イースター島の住人は環境劣化に目もくれず、富の象徴である石像をつくった。それがエスカレートして巨大化した。自分たちのいまの暮らしを維持することのみに専念した。人々は飢え、一六〇〇年代以降人口は減少した。少ない資源の争奪が始まり、石像は戦争でなぎ倒され、そして誰もいなくなった。

住人は、なぜすべての木を切り倒そうとしていることに気づかなかったのだろうか？

人口が増え続ける昨今、地球全体がイースター島に似た道を歩んでいるように思う。とくに、アウトブレイクは地球環境破壊への警鐘として私の耳には聞こえる。地球を第二のイースター島にしてはならない。

第9章　鳥インフルエンザ——香港

あなたはCDCでインフルエンザ担当スタッフとして勤務している。以下の症例について調査することになった。

最初の症例

いままで健康だった三歳男児。一九九七年五月九日より発熱、咽頭痛、咳嗽《がいそう》が出現。症状が続くため五月一五日に入院となる。症状は悪化し、五月一八日小児集中治療室に入る。五月二一日、ウイルス性肺炎による急性呼吸窮迫症候群およびライ症候群で死亡。五月一九日、気管より採取した検体からインフルエンザA（H5N1）を検出した。ヒト感染例は世界初だ。患児は発症前、病気の鳥に接触していたかもしれないとのこと。遺伝子を分析したところ、ヘモアグルチニンの分割部位付近に塩基性アミノ酸が多数分布する高病原性に属する鳥インフルエンザであることが判明した。[*1]この型のインフルエンザウイルスは、細胞内タンパク融解酵素の影響を受けにくく、肺だけではなく、肝臓、脾臓、腎臓、心臓、膵臓に感染し影響するため、多臓器不全をともない重症化しやすい。これが高病原性と呼ばれるゆえんである。

鳥インフルエンザ

鳥インフルエンザは高病原性と低病原性があり、前者は感染鳥を四八時間以内に死にいたらしめる。一方、後者では、鳥が死ぬことはめったにない。インフルエンザはヒトだけではなく、ブタ、鳥、ウマ、海洋哺乳類にも感染する。鳥ではH1〜H15、N1〜N9までのインフルエンザA亜型の存在が知られているが、ヒトではH1〜H3までしか知られていない。それ以外の亜型がヒトに直接、あるいはブタにいったん感染し、そのなかで鳥、ブタ、ヒトのインフルエンザウイルス遺伝子の再編成を起こし、新型ウイルスとしてヒトに感染する。通常の鳥インフルエンザは鳥に症状を起こさせないが、H5、H7はときに家禽《かきん》に重症インフルエンザのアウトブレイクを引き起こすことで知られる。

ヒトのインフルエンザは気道上皮細胞上のα2-6系ガラクトース(Gal)とリンクしたシアル酸を介して感染し、一方鳥のインフルエンザはα2-3Galを介して感染する。[*2] ウイルスの遺伝子配列から見るとH1の一九〇番目のアミノ酸がアスパラギン酸のときはヒトの細胞に、一方そこがグルタミン酸であると鳥の細胞に感染する傾向にあると指摘されている。[*3] そのため種を越えて感染しにくく、鳥インフルエンザがα2-6Galを介して感染する能力を獲得しない限りパンデミックにはならないとされてきた。実際、一九一八年のスペイン風邪、一九五七年のアジア風邪、一九六八年の香港風邪は、ヒトのシアル酸を認識して感染するものであった。

一方、今回のH5N1ウイルスはα2-3Galを介して感染するタイプであることがわかっている。それなのになぜヒトに感染するのか? ヒト型のα2-6Galシアル酸は鼻咽腔から気管支までの上気道、一方、鳥型のα2－3Gal シアル酸はヒトの細気管支から肺胞の下気道に分布することが（のちに）報告された。[*4] そのため、鳥インフルエンザがα2－3Galを介して感染するタイプであるからといって、ヒトに絶対感染しないといいきれるものではない。ウイルスが浮遊する空気を深呼吸をして思いっきり肺まで吸い込めば、理論上感染しうるというわけだ。鳥インフルエンザに罹患するといきなりウイルス性肺炎などの下気道感染になりやすいのは、これが要因かもしれない。

私は次のような仮説をたてた。鳥インフルエンザで衰弱した鳥を抱え、鳥に濃厚接触する形で思いっきり息を吸い込みウイルスがα2－3Galを発現する肺にまで達すると、いきなり肺炎という形で発症するのではないか。さらにα2－3Gal発現量に関しては個人差が大きく、たまたま高発現している子どもが思いっきり息を吸い込むと発症しやすいのではないだろうか？　なぜなら、多くの人、とくに大人は同じ状況下に置かれても発症しないことのほうが多いからである。

サーベイランス

香港では、一九九七年三月から五月にかけて三つの養鶏場においてH5N1のアウトブレイクがあり、数千羽が死亡している。六月から一〇月、いったんは落ち着いたが、一一月と一二月に生きた家禽を扱う市場でふたたびアウトブレイクが発生した。

一九九八年一月六日までに一六人がH5N1高病原性鳥インフルエンザ感染の確定診断を受け、三人が可能性例として調査中。最初の症例は五月に発生した三歳男児例であるが、あとは一一月の五例、一二月の一〇例で、可能性のある三人は皆最近の症例である。また、香港以外の地域でこの鳥インフルエンザ発生はなく、香港内でも患者発生は地理的に見て散在している。年齢は一～六〇歳で、可能性例は三～七歳である。[*5]

このとき、香港政府の保健省はどのような対応をとったと思うか？

政府は一二月二八日、香港にある生きた家禽一六〇万羽をすべて殺処分し、近隣エリアからの家禽の仕入れをすべて中止した。それ以降新規発生は途絶えた。香港政府は一月から始まるヒトのインフルエンザと鳥のインフルエンザの組み換えが起こることを恐れたのである。このように新興感染症は社会経済に大きな影響を与える。中国らしい対応であるが、封じ込めには成功した。

コホート研究[*6]

結局このアウトブレイクでは、一八人でH５N１インフルエンザが検出され、そのうち六人が死亡した。致死率三三％である。しかし、重症化してから入院する例が多いとすれば、致死率は実際もっと低いかもしれない。また、このような疑問と並行して、ヒトからヒトに感染するのか、するとすればどれくらいの感染力か、無症候性の患者はいるのかというキークエスチョンに立ち返る。

一例目を除いた一七人の患者に関与した病院スタッフから採血して血清H５N１中和抗体の上昇を感染ありとし、H５N１患者の入院する病棟に、患者の感染期間に勤務した病院スタッフを曝露

表9－1　曝露群と非曝露群の比較結果

	グループA	グループB	グループC	合計
曝露群 H5N1抗体陽性人数（%）	5（5）	3（4）	0（0）	8（4）
非曝露群 H5N1抗体陽性人数（%）	1（0.5）	1（3）	0（0）	2（0.7）
P値	0.01	0.6	—	0.01

群、勤務しなかった場合を非曝露群とし、曝露と結果の関係を解析した。グループAは五四歳男性患者（発症六日で入院、両側肺炎、診断確定前に死亡。入院中、マスク、ガウン、手袋などは感染防護措置として使われていない）、グループBは一三歳女児（発症六日で入院、両側肺炎、一四日目に診断、その後マスク、ガウン、手袋の予防を開始。三一日目に死亡）、グループCは三人の小児患者の少なくとも一人に曝露、グループCの三人の症状は軽く、合併症もなかった。三人中二人は呼吸器感染用の個室に隔離されていた（表9－1）。

グループA、Bでは診断がつくまでちゃんとした予防措置がとられていなかった。グループAでは非曝露群が〇・五％の抗体陽性率なのに対して、曝露群では五％であった。一〇倍の開きがある。グループBでは三％対四％で差はなし。グループCは小児病棟のケースであるが、患児の症状が軽かったためか、誰からも抗体価の上昇は認められなかった。合計で曝露群から八人（四％）の陽性、非曝露群から二人（〇・七％）の陽性者が見つかった。曝露群、非曝露群で家禽との接触率はそれぞれ五六％、六一％で差がないため、家禽との接触が交絡していることは考えにくい。逆にグループA、Bの非曝露群で一名ずつH5N1の抗体陽性者がいるが、院内感染ではなく、家禽との接触のせいかもしれない。しかしながら、ゼロから三％ではあるが患者と接触のない人がH5N1に対する抗体を保有していたということは、知らぬ間にH5N1ウイルスの感染を受け免疫をもった人がそこそこ存在するということ、言い換えれば重症化する人が全体のごく一部ということだ。

抗体が陽性になった一〇人についてくわしく見てみた。非曝露群の二人のうち一人は家禽との接触がある。曝露群で陽性の者八人のうち、家禽と接触のある者は五人。家禽と接触のない三人のうち二人は最初抗体が陰性であったのが陽性に変わっている。そのうち一人は患者と接触後に呼吸器疾患を発症している。ほかにも曝露群に三人、患者との接触後に呼吸器疾患を発症している。

この結果からあなたは、ヒトからヒトへの感染性があるのか、無症候性感染はあるのかを、どう推論するか？

ヒトからヒトへの感染は起こりうる。家禽と接触した人は、そちらからの直接感染を否定できないが、家禽と接触歴のない二人は患者接触前H5N1インフルエンザに対する抗体価が陰性であったものが、患者看護をしたあとに陽性化しており、そのうち一人は患者と接触後に呼吸器疾患を発症している。この事実は患者から病院スタッフに感染したことを強く示唆する。抗体陽性も、重症だった患者をしっかり予防措置をとらずにケアしていたグループA、Bに高く、症状も軽く少なくとも三人中二人は隔離していたグループCから陽性はゼロであったことも、患者から病院スタッフへの感染を示唆する。

抗体が陽性化した二人のうち一人では呼吸器症状を認めていないことから、無症候性感染はありえる。

いずれにせよ、ヒトからヒトへの感染はありえるが、不顕性感染あるいはごく軽い症状に留まっている点に着目したい。この結果より「鳥インフルエンザにヒトが感染したとき、通常は風邪程度あるいは本人さえも気づかない程度の症状で経過する」と仮説をたてたとしよう。これが事実であれば、鳥インフルエンザに罹患した際の致死率は、現在いわれている六〇%より低いことになる。

ケース・コントロール研究

先にコホート研究でヒトからヒトへの感染の有無、不顕性感染の有無を調査した。今度は、家禽露店や生きた家禽市場を訪れることがH5N1鳥インフルエンザ感染のリスクとなるのか疫学調査をしようと思う。コントロールはケース(患者)の近隣住人から年齢と性別をマッチさせて選んだ。

表9－2ではケースとコントロールの曝露因子などを比較している。どう分析するか? 太字の因子は統計学的に有意である。

ケースの六四%が発症前週に家禽露店や生きた家禽市場を訪れていたのに対して、コントロールでは月に一回そのようなところに行く頻度は二九%であり、明らかに少ない。インフルエンザ様疾患の人とのコンタクトは両群で三人に一人程度あるが、ケースのほうでH5N1患者との接触があった(人数が少なすぎて判断できない。偶然かもしれないということ)。このことはヒトからヒ

表9－2　ケース・コントロールの結果

曝露因子	ケース（N＝15）	コントロール（N＝41）	オッズ比（95％信頼区間）	P値
家禽への曝露				
市場での生きた家禽	9/14（64）	11/38（29）	**4.5（1.2-21.7）**	**.045**
レストランで鶏肉を食べた	6/12（50）	9/31（29）	2.9（0.6-14.9）	.375
家で鶏肉を食べた	1/14（7）	4/38（11）	0.6（0.0-7.5）	.999
病人への曝露				
同居者にインフルエンザ様疾患あり	5/15（33）	15/40（38）	0.8（0.2-2.8）	.999
H5N1患者と接触	1/13（8）	0/35	—	.500
他の曝露				
香港以外への旅行	0/14	3/37（8）	0.0（0.0-4.9）	.800
外での活動	2/14（14）	8/37（22）	0.0（0.0-2.5）	.225
家禽を家で飼っている	6/12（50）	14/31（45）	1.4（0.3-6.4）	.901
他の動物を家で飼っている	2/13（15）	1/33（3）	2.5（0.1-97.4）	.999
屋内の遊び場で遊ぶ	0/15	13/41（32）	**0.0（0.0-0.5）**	**.013**

トへの感染を示唆するが、H5N1の二人の子どもは生きた家禽市場の近くに住んでおり、同じ曝露源であった可能性も高い。コントロールはケースに対して室内で過ごすことが有意に多かった。このことは何を意味するかはわかっていない。しかし、以下のような仮説は考えられないだろうか？　生きた家禽に接触しなくとも、便中などに含まれるウイルスがたとえば数十メートル飛散する、その結果、室内より室外で過ごす時間が長いほうがリスクとなる。

鳥インフルエンザの再興

一九九八年以降新たな患者発生はなく、一見高病原性H5N1インフルエンザの問題は終息したかに見えた。しかし、香港では二〇〇一年五月、二〇〇二年二月と四月にアヒルなどに高病原性鳥インフルエンザH5N1がふたたび発生するようになった。

日本でもインフルエンザが猛威をふるっていた二〇〇三年二月頃、中国福建省を家族で旅行した三三歳の香港人男性が香港で死亡した。彼の八歳の娘はすでに死亡（原因不明）、九歳の息子も入院中であった。息子の病因であることが判明（のちに軽快退院）。二日後、鳥型インフルエンザA（H5N1）が父と息子の病因であることが香港衛生局により確認されWHOに報告された。ウイルスは鳥由来のH5N1であったが、一九九七年のものとは異なっていた。しかしその後のSARSパンデミックでかき消されてしまったのである。

ベトナムでの発生

その後、二〇〇三年の終わりから二〇〇四年にかけて日本、韓国、インドネシア、ベトナム、タイ、ラオス、カンボジア、中国で、家禽のあいだでのH5N1鳥インフルエンザが流行している。二〇〇四年一月にベトナムでは、H5N1高病原性鳥インフルエンザによる感染患者一〇人が立て続けにハノイおよびホーチミンの病院に入院した。平均年齢は一三・七歳、誰にも基礎疾患はなかった。九人は発症三日ほど前に家禽と直接接触している。全員が発熱、呼吸器症状、リンパ球減少、血小板減少を示し、七人では下痢が見られた。全員の胸部X線写真に極度の異常が見られ、八人が死亡した。[*8]
ベトナムの例では鳥からヒトへの感染で、明らかなヒトからヒトへの感染は認められなかった。ヒトからヒトへの感染がないのであれば、家禽や鳥のなかで鳥インフルエンザのアウトブレイクが発生した場合に防護策を講じながら処分すれば、ヒトの感染例は著しく減らせるであろう。

タイの家族内感染例*9

タイのある家庭の近所でアヒルが死亡した。翌週より家で放し飼いになっていた鳥の具合が悪くなり、二〇〇四年八月二九日から三〇日にかけて死亡。この鳥はしばしば家のなかまで入ってきていたという。同じ家に住む叔母は死んだ五羽の鳥をビニールに包んで埋葬した。その後この家族は鳥と接触していない。

九月二日、この家に住む一一歳女児が発熱、咳嗽、咽頭痛で発症。この女児が、病気あるいは死んだ鳥を直接触ったか否かは不明である。叔母は入院するまで看病していた。この女児は中等度の呼吸困難を訴えるようになり九月七日に入院となる。リンパ球と血小板の減少、右下肺の浸潤影が認められた。翌日、呼吸困難が進み、低酸素、ショック状態に陥りウイルス性肺炎ないしはデング熱の診断のもと県の病院に転送される。諸治療にもかかわらず転院三時間後にこの女児は死亡した。

この女児の母親（二六歳）は、夫（女児の父親）とともにバンコク郊外に住んでいた。娘の入院を聞き、車で四時間かけて実家に戻った。家に一〇分ほど立ち寄り、夜中に病院に到着した。母親は、女児のベッドサイドで娘を抱きしめたりキスをしたり、口をぬぐってやったりするなどして看護していた。九月七日と八日で合計一六〜一八時間、ベッドサイドで付き添ったとのこと。女児が死亡してから、母と叔母は四〇キロメートル離れた祖父母の村に行き、三夜の埋葬行事を行った。この村の家禽は六か月前の鳥インフルエンザで死亡しており、残りも処分されてしまっていたため、埋葬の際家禽はいなかった。

九月一一日、母親は熱発と頭痛があるも、叔母とともに亡くなった女児の村に戻る。一泊し、一三日の朝にはバンコクの自宅に戻った。母親は衣服工場で働いており、工場の近くに住んでいた。家および工場の近くで家禽類はおらず、発症二週間前に生きた家禽との接触もなかった。発熱に加え重度の呼吸困難があり地元病院に入院。九月二〇日死亡。

この女児の叔母（三二歳）は女児と一緒に住んでおり、入院した九月七日、一二～一三時間ベッドサイドで付き添っている。九月一六日、発熱、筋肉痛、悪寒あり。近医にて上気道炎の診断。その後呼吸困難が進行し、地元病院に九月二三日入院となる。鳥インフルエンザを疑い、感染拡大しないように予防措置を講じるとともにタミフルの使用を開始した。中等度の呼吸困難、低酸素血症にもかかわらず一〇月七日には軽快退院となる。叔母は自宅の死んだ鳥を埋葬して以降は鳥と一切接触していない。女児が死亡した際、叔母の夫と近隣住人は塩素の漂白剤で家を消毒し、近隣の鳥をすべて処分した。

三人の経過より、どのような伝播パターンが想定されるか？　複数あってもよいが、可能性の高い順に示せ。順番をつけた理由は何か？　ヒトからヒトへの感染があったと結論してしまってよいだろうか？

---

①病気の鳥→一一歳女児→母親
　　　　　　　　　→叔母

②病気の鳥→一一歳女児→母親→叔母

母親は発症直後であり、症状はさほど強くなかった。いままでのパターンからして、症状が強くない患者から次の重症感染者が発生するパターンはなかった。

③病気の鳥→一一歳女児→母親
　　　　→叔母

叔母は、病気の鳥に触れてから一七日後の発症となる。通常インフルエンザの潜伏期間は数日であることを考えると、潜伏期間として一七日は長すぎる。

母親は発症前鳥と接触していないので、ヒトからヒトへの感染が考えられる。叔母もおそらくそうであろう。ただし、ヒトからヒトへの感染は患者の状態が悪く、周囲にウイルスを多く排泄している時期であり、何ら予防措置をとらずに濃厚接触した場合という、かなり限定的なものとなるであろう。よって、鳥→ヒト→ヒトの感染連鎖という②のパターンは考えにくい。

WHOサーベイランス*10

高病原性鳥インフルエンザによる死亡例は二〇〇六年の七九人をピークに、二〇〇八年以降は三〇人前後の死亡数で横ばいの状態である。

日本では「新型インフルエンザ等特別措置法」が二〇一二年に制定された。パンデミック・インフルエンザ２００９の反省点と、高病原性鳥インフルエンザ・パンデミック化のリスクを念頭に置いてのことである。

◆コラム⑧◆　新型インフルエンザ対策

日本では二〇〇九年春頃までに新型インフルエンザ対策を策定し、各自治体もそれに備えていた。ところが、いつの間にか高病原性鳥インフルエンザ＝新型インフルエンザとなってしまっていた。いつか高病原性鳥インフルエンザが新型インフルエンザとしてパンデミックになるだろうと皆身構えていたのである。ＷＨＯも病原性（致死率）を考慮せずに単にヒトからヒトへの感染のしやすさだけで、新型インフルエンザが発生した際のフェーズを決めていた。

二〇〇九年、ちょうどどんぴしゃりのタイミングで新型インフルエンザがパンデミックになった。そのためＷＨＯも日本政府も予定どおりボタンを押してしまった形である。新型であったため、より多くの人がかかり世界では犠牲者もそれなりにはでたものの、日本のそれは季節性インフルエンザよりむしろ少ないくらいであった。結果論ではあるが、空港での大掛かりな検疫、発熱外来、初期新型インフルエンザの診断がつけば全例入院など、過剰な対策が実施されたともとれる。その必要はあったか？

初期の時点で疫学データを科学的に分析し、冷静に判断することがいかに重要であるかを示す好例ではないだろうか。

第10章　エイズ――ロサンゼルス

最初のクラスター[*1]

一九八一年三月一六日、三三歳のホモセクシャル男性が、繰り返す発熱と粘膜皮膚のカンジダ症を主訴にUCLA医療センターに搬送されてきた。この男性は、前年一〇月に発熱と頸部リンパ節腫大で他院に入院。ステロイド剤投与でいったんは軽快したが、一二月に再燃。今回はステロイドに反応しないため紹介入院となったのである。

入院時身体所見は以下のとおり。全身の脱毛、臀部《でんぶ》のびらん、口腔カンジダ症、指の真菌感染。サイトメガロウイルスが尿より、単純ヘルペスとカンジダが咽頭、肛門、指先より検出された。

患者はいったん退院したものの、一か月後、発熱、呼吸困難、乾性咳嗽があり再入院となる。胸部X線写真上びまん性間質性浸潤影を認め、カリニ肺炎と診断された。一九八一年四月二六日死亡。剖検で、カリニの全身感染とサイトメガロウイルス肺炎が確認された。

ロサンゼルス医療センターには同時期、立て続けに同じような症状の患者があと三人入院した。共通点は、①三〇歳前後のホモセクシャル男性、②月単位で持続する高熱、③粘膜皮膚のカンジダ症、④サイトメガロウイルスの尿からの分離、⑤カリニ肺炎、⑥著明な体重減少。特殊検査により

CD4陽性T細胞（リンパ球の一種で、のちにHIV〔ヒト免疫不全ウイルス〕感染者の診断に欠かせない所見となる）が顕著に減少していることがわかる。その結果、とくに細胞性免疫が低下した際発生しやすい日和見感染（免疫が低下することにより感染し、健康な状態では通常罹患することはまれ）、この場合サイトメガロウイルス感染、皮膚や粘膜のカンジダ症、カリニ肺炎が見られたと考えられた。CDCは、この原因不明の症候群を後天性免疫不全症候群（エイズ）と名づけた。

一九八一年夏、CDCはエイズ・タスクフォースを形成した。あなたは、そのメンバーに選ばれたとしよう。タスクフォースは、四人のカリニ肺炎患者から以下の解決するべき疑問を提示した。

①新しい病気だろうか？　それとも報告されていないだけで過去にもあったのだろうか？
②ロサンゼルス以外の地域でも見られるのか？
③ホモセクシャル男性にだけ見られるが、なぜ？

これらの疑問に答えるために、どのようなことをしたらよいだろうか？（ヒント：アメリカではカリニ肺炎の治療薬としてペンタミジンがあり、患者にこの薬を使用する際に主治医はCDCに申請する必要があった。CDCには、主治医の書いた患者診断名なども記載された申請書が保管されている）

①ペンタミジンの過去の申請書を調べる。患者のほとんどは抗がん剤治療などにより免疫抑制状態

にあった。しかし、一九八〇年後半、免疫不全でもないのに使われているケースがロサンゼルスで数件あった。そのため一九八〇年頃からこの病気は増え始めたと予想される。

②関係者間の情報交換。サンフランシスコ、ニューヨークでも男性と性交渉をもつ男性にカリニ肺炎合併例が報告されているという。しかもカリニ肺炎に限らず、ほかの日和見感染も合併していたとのこと。カポジ肉腫の合併もよくあるようだ。——現場ではほとんど患者の情報交換が行われていなかった。ある病院でエイズ患者を診ている医師はほかの病院にも似た症例があるのに気づかない。ニューヨークのあるリーダー医師がこのような情報交換の障壁を取り除くために、月例症例報告会を開催し、これが病院サーベイランス・システムに発展し、いまでも続いている。

③患者にもっとくわしくインタビューをする。——実際CDCスタッフ（医師）がインタビューに行くと、患者が極端にやせているのに驚いたという。そして性行為に関してきわめて活発で、さまざまな快感を得られそうな薬剤を試していた。

＊

さらに三〇か月のあいだに、アメリカでは比較的まれであるカポジ肉腫二六例がニューヨークとカリフォルニアのホモセクシャル男性のあいだで報告された。[*2,3] カポジ肉腫は多発性血管結節の悪性腫瘍で通常は高齢者に見られるまれながんだ。進行は遅い。臓器移植後免疫抑制療法中にも見られることもあり、のちにウイルスによってこのがんが発生することがわかった。[*4] この二六人の年齢は二六〜五一歳（平均三九歳）。八人はカポジ肉腫と診断されてから二四か月以内に死亡している。ニューヨーク大学のカポジ肉腫登録を調べてみると、一九六一年から一九七九年のあいだにこの年齢層の男性ではわずかに三人だけ。二六人中七人は重篤な感染症を合併し、うち六人は肺炎で、そのなかの四人は生検でカリニ肺炎の診断を受けている。サイトメガロウイルスに関する抗体検査を行った一二人中全員で既感染ないしは現在の感染を示唆する所見が得られた。この病気は二〜三年前からアメリカで存在したがその本質に気づかれていなかったことになる。

先の五例に加えてカリフォルニア州で一〇人のホモセクシャル男性にカリニ肺炎が生検により診断されたと報告があった。そのうち二人にカポジ肉腫が見られている。そのためカリフォルニア州では一九七九年の九月以来、ホモセクシャル男性のカリニ肺炎例が一五人に達したことになる。これらの患者年齢は二五〜四六歳。かつ患者らはいずれも性的に非常に活動的であり、いずれもサイトメガロウイルスやB型肝炎など、性行為によっても感染しうるウイルスをもっていたことから、性行為との関係が示唆された。

次に行わなくてはならないのは事態の把握である。サーベイランスを強化し、アウトブレイクがあれば現地調査に赴かなくてはならない。そこで、原因不明の本症候群の診断を定義せよ。もちろん現在エイズの診断は、CD4陽性細胞が二〇〇／μL未満であり、HIV感染は抗体やウイルスRNAの検出などの方法がとられるが、これらは使わないこと。

・六〇歳未満で生検により確認されたカポジ肉腫、あるいは培養で病原体が証明された致死性日和見感染症。

・がんや免疫不全などの基礎疾患がない、あるいは免疫抑制療法の治療歴がない。

この定義は実際にCDCによるもので、その後エイズウィルスが発見されて疾患定義が変わる一九八五年まで世界の疫学調査で使われた。

原因の検討

CDCタスクフォースは一〇〇例以上の症例を積み重ね討論を継続した。インタビューの実感としては、ホモセクシャルの患者はとにかく性的に活発で、快感を高めるためにあらゆる工夫をしていたということであった。そこでもちあがった疑問は、この病気は活発な性活動からくる新しい性感染症なのか、薬を含めたホモセクシュアルの特殊な生活環境からくるものなのか、である。

性交時の快感を増強させるという理由から吸入亜硝酸塩（通称ポッパー）がホモセクシャルあるいはバイセクシャルのあいだで流行していた。ポッパー使用とエイズ発生には相関関係があった。ポッパーがエイズの原因としてしまってよいか？　次に行うべき調査は何か？

相関があるからといって、因果関係があるとは限らない。たとえば喫煙は肺がんのリスクを押しあげ、原因の一つである。大概の喫煙者はライターをもっている。ライター所持者では非所持者に比べ肺がん発症率が高く相関がある。しかしライターが肺がんの原因というわけではない。ライ

ターはタバコの影のようについてまわるものであり、共直線性と呼ばれる現象である。ホモセクシャル男性のセックスパートナーの数とポッパーの使用頻度が共直線性の関係になっていれば、ポッパーがエイズの原因でなくとも、両者は相関しうる。

次に行うべきは、ポッパーのなかに免疫機能を低下させる物質が含まれているか否かを検討することだ。ポッパーの含有成分を調べてみると、狭心症の際に使用することもある亜硝酸剤があることが判明。いままで狭心症患者に亜硝酸剤を用いて免疫不全になったという話はない。だとすると、ポッパーの原因説は消える。

ケース・コントロール研究を組んでみた。五〇人のカポジ肉腫あるいはカリニ肺炎に罹患したホモセクシャル男性をケースとし、一二〇人のそれらの合併症のないホモセクシャル男性をコントロールとしたのである。その結果、ケースでは年間の性パートナーの数が中央値六一人であったのに対して、コントロールのそれは二七人であった。[*5] この結果より、ホモセクシャルで見られるカリニ肺炎・カポジ肉腫は性感染症であると結論できるか？ 結論できないとすれば、次にどのような調査が必要か？

性感染症を疑わせるが断定することはできない。カリニ肺炎・カポジ肉腫の発生は、エイズになる結果、二次的に発生するもので、直接的な性感染症ではないことがあとからわかった。エイズ患者との接触歴調査を行うべきだ。

＊

接触歴を調査した結果の一つが図10－1である。CDCの社会学者は患者にインタビューを行い、一〇都市在住の四〇人の患者がそれぞれリンクをもつことを証明した。とくに図10－1の患者Oは飛行機客室乗務員で、西海岸と東海岸の患者を連結する役割を果たしていたのである。このように非常に少人数ではあるが、性的に活発なだけではなく、移動距離も甚だしい人たちがいるとたちまちパンデミックの様相を呈することになる。

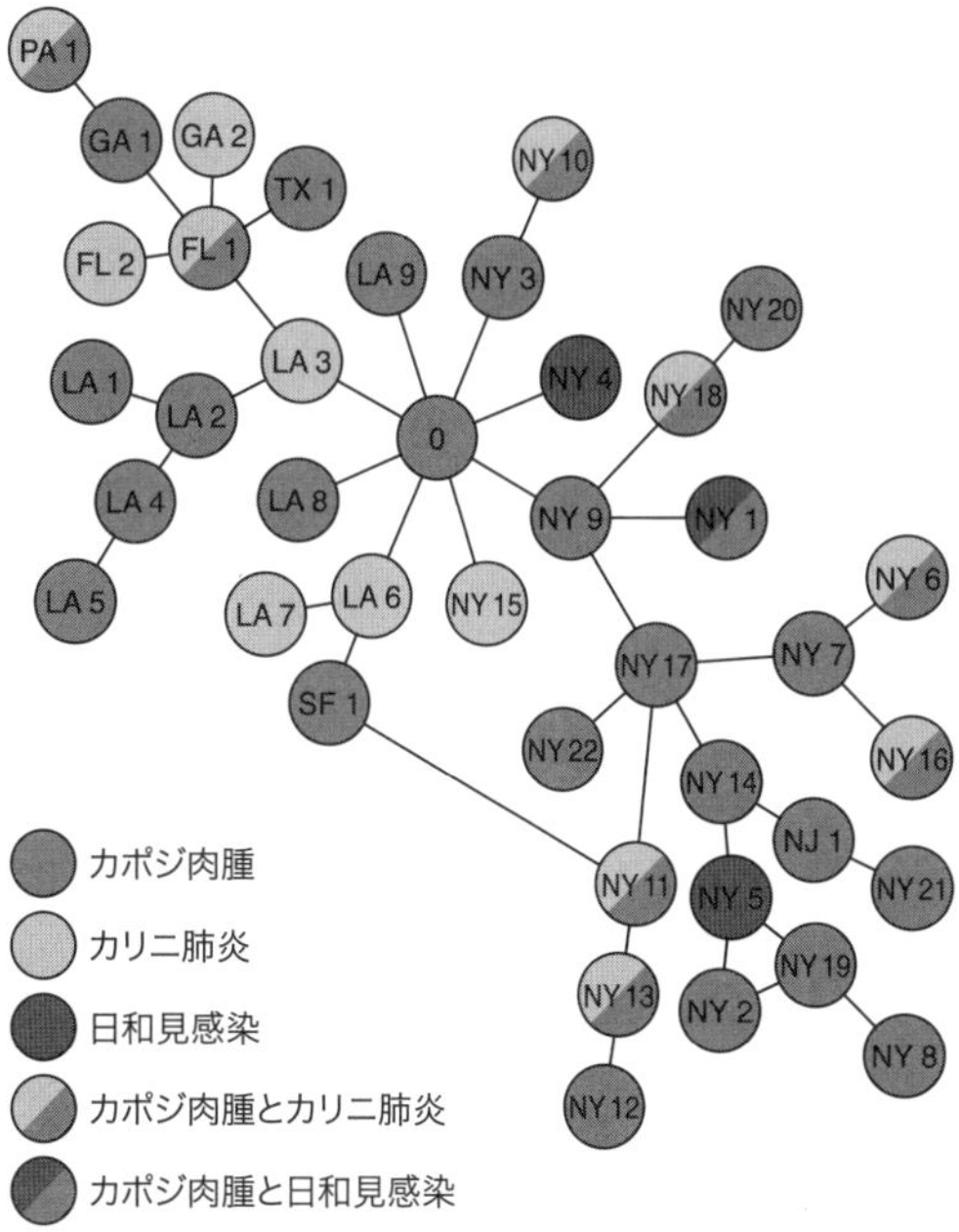

図10－1　接触歴。Auerbach et al. (1984)＊6を参考に作成。

疫学的にこの病気は感染性があると結論してもよいか？

ここまで明確なリンクがあれば「エイズは感染症である」と疫学的には結論できる。次は病原体の同定研究が重要となる。同時に感染ルートの同定も進めていかなくてはならない。

＊

上記診断定義で一九八一年六月一日から一一月一〇日のあいだで一五九例が同定された（表10－1）。

表10－1　1981年6月1日～11月10日に同定された数

疾患	生存	死亡	合計	致死率（%）
カポジ肉腫	62	11	73	15.1
カリニ肺炎	24	37	61	60.7
両者	8	7	15	46.7
他の日和見感染	4	6	10	60.0
合計	98	61	159	38.4

一五九例中一人は女性であった。性の好みを聴取できた一四八人の男性中ホモセクシャルあるいはバイセクシャルは一三六例であった。年齢は一五～五七歳（平均三五歳）。八二%は二五～四四歳のあいだ。七〇%は白人、一六%はヒスパニック、一四%は黒人であった。疾患カテゴリーと年齢、人種とのあいだに差はなかった。七五%はニューヨークあるいはサンフランシスコ在住。

流行曲線（図はなし）から明らかな流行が起こっていることがわかる。しかも若い男性でこれだけ致死率が高いことから、きわめて重大なパブリック・ヘルス上の問題だ。「疾患定義が生検や培養で確認された」となっているので、実際にはもっと数が多い可能性がある。氷山の一角を見ているだけということ。

この疫学データからエイズはホモセクシャルのあいだで感染すると断定してしまってよいだろうか？

ノー！　ホモセクシャル男性は確かにリスクであるが、ホモセクシュアル男性だけのあいだで広がっているわけではない。実際、一人の女性、一二人のヘテロセクシャル男性に見られている。

感染経路は？

ＣＤＣプロジェクトチームには、以下のような情報が時系列でもたらされた。

一九八二年七月、アメリカ在住のハイチ人三四人に日和見感染およびカポジ肉腫が見られたとする報告があがってきた。リンパ球減少などいずれもいままで報告されてきた症例と似ている。年齢は二〇歳から四五歳のあいだ。フロリダ在住のハイチ人二一人中一七人は男性であったが四人は女性である。一方、ニューヨーク在住の一〇人全員が男性。ほかの州からも男性三人の報告があった。しかしながら、男性患者全員がヘテロセクシャルであり、そのうちの一人は注射型麻薬常用者であった。一五名は死亡したという。アメリカ在住のハイチ移民の七三％は男性である。過去二年半でハイチのある町でカポジ肉腫の患者が一一名報告されている。またハイチからの移民に結核が非常に増えているとの報告もある。ハイチで健常人に日和見感染が多発したという報告例は過去にない。

一九八二年七月、三人の血友病Ａの男性患者がカリニ肺炎に罹患したという報告を受けた。二人はすでに死亡し、残るもう一人も瀕死の状態にあるという。三人ともヘテロセクシャルであり、麻薬常用者ではないという。三人は重症の血友病であったため頻回に第Ⅷ因子製剤の静脈注射をしていた。製剤のロット番号を調べてみたが、三人が投与された番号は異なっている。特別な免疫不全状態にない限り、血友病患者がカリニ肺炎に罹患したという報告は過去にない。
一九八一年六月一日から一九八二年九月一五日のあいだにCDCは五九三人のエイズの報告を受けた。そのうち二四三人は死亡している（致死率四一％）。およそ八〇％は大都市で、ニューヨークおよびサンフランシスコでの発症率はほかの地域のおよそ一〇倍である。エイズ患者の七五％はホモセクシャルあるいはバイセクシャル男性に発生しており、このなかでの麻薬常用者頻度は一二％であった。一方、二〇％はヘテロセクシャルの男女であるが。麻薬常用者頻度は六〇％と高頻度である。アメリカ在住のハイチ人は五九三人中六・一％であり、その半数はホモセクシャル男性でも麻薬常用者でもなかった。六〇歳以下の男性で、ホモセクシャルでもなく、麻薬常用者でもなく、ハイチ人でもないエイズ患者は一四人おり、そのうち二人は血友病A患者であった。
一九八二年一二月一〇日、サンフランシスコ在住の二〇か月幼児が原因不明の細胞性免疫不全と日和見感染に罹患したとの報告を受けた。患児は頻回に血小板輸血を受けており、最近この血小板輸血ドナーがエイズの診断を受けている（このドナーは献血時健康であった）。

以上の疫学データから、感染経路はどのように考えられるか？　また、エイズは日和見感染やカポジ肉腫を発症する前から他者に感染させる可能性があるか否か？

性行為、血液（針の使い回しも含む）あるいは血液製剤。乳児に感染させた輸血ドナーは献血時健康だったので、発症前から感染させる可能性がある。ＨＩＶ感染を受けてから日和見感染などで

エイズを発症するにいたるまでは潜伏期間と呼ぶよりは無症候期間と呼ぶべきかもしれない。

＊

一九八二年一二月、さらに四人の二歳未満の乳幼児のエイズ例の報告を受ける。一人の母親は注射型麻薬常用者だった。お産の際、出血がひどかった。三か月時、口内カンジダで発症。二例目はニューヨーク在住ハイチ人の両親から生まれる。三例目もハイチ人の子ども。四例目の母親はサンフランシスコ在住で注射型麻薬常用者だった。これら四人の乳幼児は輸血を受けていない。さらに六人の小児例が報告されており、すでに全員死亡。一人は乳幼児エイズで四例目の姉であった。

━ この乳幼児例はどのような感染経路を示唆しているか？ ━

母子垂直感染。

＊

一九八三年一月、二人の女性エイズ患者の報告があった。二人ともセックス・ワーカーで、パートナーの男性がエイズであった。一九八一年以来四三人の女性エイズ患者がすでに報告されている。そのうち一三人はハイチ人でもなければ麻薬常用者でもない。しかし、セクシャルパートナーが注射型麻薬常用者であることも多い。ただ、これらの男性は日和見感染を起こしていない。

━ このエピソードから、何がいえるか？ ━

・発症する前に感染性を有するようになる。
・男性ホモセクシャルにのみに見られるという知識が広がっているとしたら、直ちにこれを正すべきである。

ウイルスが発見されれば、それにともなって診断法が確立される。これは感染拡大を防ぐには強力な武器になるであろう。しかし、診断法が確立される前であっても感染経路を特定できれば予防可能な部分もあるはずだ。CDCにもたらされた情報を基に感染経路を四つ列挙せよ。また、もう一つ注意を促さなくてはならない職業がある。それは何か？

感染経路1：性交渉（ホモセクシャル間で感染リスクが高いがヘテロセクシャルでも感染する）
感染経路2：輸血（血液製剤含む）
感染経路3：分娩時、母乳など（垂直感染）
感染経路4：注射型麻薬常用者

ホモセクシュアル間の性交渉のほうがヘテロより性器などに傷がつきやすく、その結果ウイルスを含む血液が微量ながら輸血される形となる。麻薬の注射に関しては、麻薬常用者間で針を使いまわすため、針にわずかに残ったHIVを含む血液から感染する。妊娠中母親の血液と胎児の血液が混ざる現象は確認されており、分娩時出血のなかを胎児はでてくる。また母乳も血液の成分が濃縮されやすく、そのように考えるとB型肝炎同様、血液、それも血中ウイルス量にもよるのであろうが、微量でも感染する可能性は十分ある。だとすると医療従事者の針刺し事故がリスクである。

リスク・コミュニケーション

このような状況にいたるとメディアや市民の関心も一気に高まりを見せた。輸血に同意しない患者も多くなる。一方、当時のレーガン政権は、一九八七年になるまでエイズには関心を示さなかった。また、血液バンクや血友病治療薬に関係する会社はCDC側が主張する「エイズの原因は輸血(製剤)にある：これによって感染しうる」ということに関してはなかなか受け入れなかった。この現象はフランスや日本にもあったと思う。CDCは一九八三年三月、利害関係者を説得して以下の勧告をCDC、FDA、NIHの共同で発表した。[*7] ウイルスが発見される二〜三か月前のことである。

エイズリスクの人とは、エイズを疑わせる症状・兆候がある場合、性交渉仲間のなかにエイズ患者がいる場合、複数のパートナーのいるホモセクシャルあるいはバイセクシャル男性、ハイチよりアメリカに移住した者、過去あるいは現在の静脈麻薬使用者、血友病患者、性交渉相手が上記のいずれかに当てはまる場合である。

エイズの原因は不明であるが、以下の行動を勧告する。

1. 性交はエイズの診断あるいは疑いのある人とは避ける。ハイリスクの人は多くのパートナーと関係をもつことによりエイズに罹患するリスクを高めてしまう点に注意を払う。

2. エイズリスクのある人は献血を避ける。リスクのある人の多くはエイズを感染させないが、そうであっても、この勧告はリスクのある人全員への勧告である。血清や血液を採取しているセンターはこの勧告を献血する人に伝えること。FDAは血液製剤および血清あるいは血液を採取する方法について新たに勧告を準備中。これはエイズに対する検査方法ができるまでの暫定的なものである。

3. エイズを感染させる可能性の高い血清や血液を同定・除外する効果的なスクリーニング方法については研究しなければならない。これらの方法とは、特別な検査だけでなく、注意深い問診と診察も含まれる。

4. 医師は輸血の医学的適応に関して注意深く吟味する。そして自己血輸血ができればそれをする。

5. 作業は血友病患者に対する、より安全な血液製剤が開発されるまで継続しなくてはならない。

CDCの勧告は適切だろうか?

ホモセクシャルの人たちがエイズであるとは限らない。ほかも同様である。エイズリスクに当たる人びとの人権が損なわれないよう配慮しつつ、リスクのある人は献血しないでほしいと呼びかけている。ただ勧告であるので、どの程度の人が遵守してくれるかは不透明だ。「性交渉相手が上記のいずれかに当てはまる場合」に女性も含まれてくるのであろうが、曖昧な表現で「特別な人たちのみに広がる感染で一般の人たちは関係ない」というメッセージとして受け取った人も多かったかもしれない。セックス・ワーカーなどの言葉の使用も避けている。「セックス・ワーカーを含む複数のパートナーのいる相手と性交渉をもつ場合にはコンドームを使用する」より厳しく勧告したり、一九八〇年代後半よりタイ政府がとったようにテレビを通じてコンドーム使用の徹底的キャンペーンをしたり、コンドームの無料配布をしたら状況は変わっていたかもしれない。

診断法の確立

一九八三年五月、フランスのパスツール研究所リュック・モンタニエ博士とフランソワーズ・バレ・シノゼ博士らはホモセクシャル男性のリンパ節からヒト免疫不全ウイルス（HIV）を分離し、[*8]このことによりエイズ診断法が確立した。二〇〇八年、HIVの発見の功績により、ノーベル生理学・医学賞を受賞した。HIVに感染してから一〇年間、日和見感染などは発生しない無症候期があり、しかし感染性を有することもわかってきた。そのことから考えると、一九八一年に最初の報告があった時点で、アメリカでは二〇万〜三〇万人のホモセクシャル男性が感染していたことになる。この予測は、多くの関係者に警鐘を鳴らす結果となった。

HIVの感染経路がわかり、かつ診断方法が確立してもなお、感染が拡大し続けたのはなぜだろうか？　推測せよ。それを解消するために最近CDCはある勧告をだした。どのような勧

告だろうか？　予想せよ。

自分が感染していると知らずに性行為をする人が多い。現在でも新規感染の二〇％はそのような形でつくりだされている。

一三歳から六四歳が通常の医療を受ける際、書面による同意を必要とせずに、ＨＩＶの検査をするよう勧めている（そうできるようにＣＤＣの名前で勧告をだした）。

＊

一九八一年の最初のアウトブレイクから二〇一一年で三〇年である。世界中、ほぼすべての国でＨＩＶ感染／エイズはある。二〇〇九年末の段階で、およそ三三三〇万人がＨＩＶとともに生きているると推測されている。その九五％は低〜中所得の発展途上国の人たちだ。およそ半分が女性、一五歳未満の小児は二五〇万人にのぼるとみられている。

世界で見るとアフリカ・サハラ以南でおよそ三分の二、ほかは南〜東南アジア、南北アメリカ、東ヨーロッパ〜中央アジア、西〜中央ヨーロッパ、東アジア、中東〜北アフリカ、カリブ、オセアニアの順である。東南アジアではＨＩＶ陽性者が一％を超える国はタイくらいであるが、中国やインドなどは人口が多いため、ＨＩＶ陽性者の絶対数も多いことになる。東アジアではロシアでの陽性者が多いが、とくにウクライナの陽性者は一・一％と高い。現在新規発症は減り、治療法の進歩により長期間生きられるようになった。

厚生労働省による二〇一一年の年間エイズ発生件数の内訳は、新規ＨＩＶ感染者報告数が一〇五六件、エイズ患者報告数が四七三件で、ＨＩＶ感染者数は減少したものの、エイズ患者数は前年と比較して増加した。また、報告数の累計はＨＩＶ感染者一万三七〇四件、エイズ患者六二七二件（二〇一二年五月二四日現在）[*9]。

多くの国々で新規ＨＩＶ感染者数ならびにエイズ発症数は減少傾向にあるが、日本だけは増え続けている。

◆コラム⑨◆

ニードル・エクスチェンジ

アメリカでは注射麻薬常用者に対し、「ニードル・エクスチェンジ」と称して無料で針を交換している（図10－2）。あるいはメサドンという経口麻薬剤と交換するシステムも行っていた。要するに麻薬常用には目をつぶる代わりにエイズの蔓延だけは防ごうとする試みだ。その話を最初に聞いたときは「倫理上正しいことなのか？」と違和感を覚えた。しかし実際に現地を訪れ、このプロジェクト開始後麻薬中毒患者のエイズが減少したという成果を目の当たりにすると、意義はあったと思うようになった。

明治時代の豪傑、医師であると同時に官僚・政治家であった後藤新平の逸話を思い出さずにはいられない。後藤は医師として公衆衛生の感性も兼ね備えた人物だった。当時傑出した才能で、若くして内務省衛生局長になるのだが、その才能を買われ、日清戦争後、台湾の民政局長に抜擢《ばってき》される。当時台湾では、中国同様、阿片の吸引が蔓延していた。また「日本人は阿片を禁止しようとしている」と

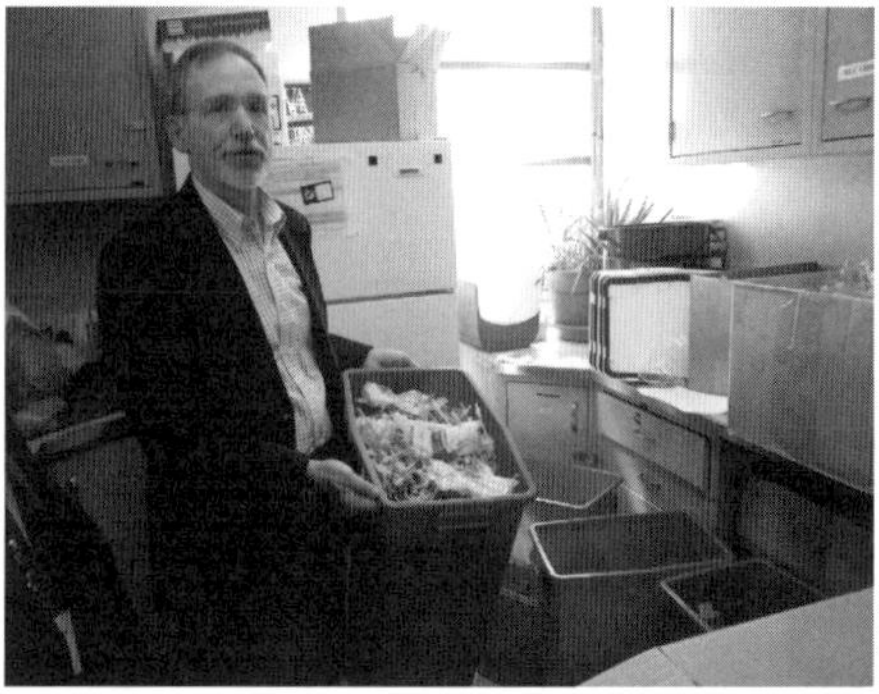

図 10－2　ニューメキシコでのニードル・エクスチェンジの現場。使用済の注射ピストンを見せてくれた（2010年 4 月）。

いう危機感が抗日運動の引き金の一つともなっていった。これに対し後藤は、阿片を性急に禁止する方法をとらなかった。後藤はすでに阿片を吸引している者はそのままとし、一方、阿片工場を日本国営として税金を高くするなどして新たな薬物依存者の発生を抑えたのだ。

徹底的に現地調査を行い、計画し実行するのが後藤の常であった。のちに台湾での成功の秘訣を以下のように語っている。

> 社会の習慣や制度は、生物と同様で相応の理由と必要性から発生したものであり、無理に変更すれば当然大きな反発を招く。よって現地を知悉《ちしつ》し、状況に合わせた施政を行っていくべきである。

第11章　エボラ出血熱——ザイール

ミッション

一九七六年一〇月一八日、ザイール（一九九七年にコンゴ民主共和国となる）のキンサシャにおいて国際調査チームが形成された。ミッションは、「エボラ出血熱」と名づけられた新しい病気を制圧するためにザイール政府にアドバイスを与えることである。*1

あなたは、このチームの一員として参加することになった。

ブンバの北一〇〇キロメートルにヤンドギ郡があり、そこにベルギー宣教師の建てたヤンブクカソリック教会があった。そこはヤンドギに住む六万人と近隣住人、さらには半径一〇〇キロメートルほどのブンバ地域の唯一の病院としても機能していた。当時、一二〇病床、現地補助員も含め一七人の医療スタッフ、三人のベルギー人看護師・助産師（彼女たちは修道女でもあった）がいただけだった。その病院ではおもに周産期医療と一日二〇〇〜四〇〇人の外来患者を診療していた。医療資材は

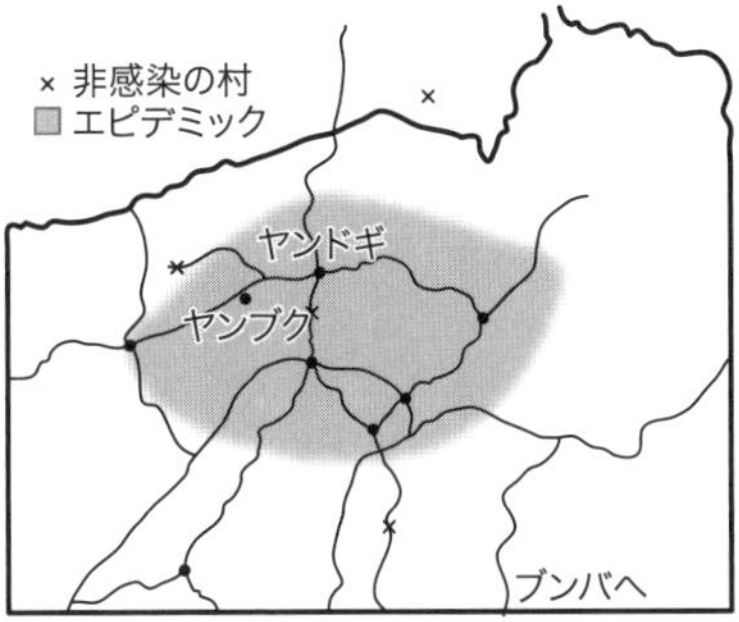

図11－1　エボラ出血熱の発生地域。

限られており、五本の注射ピストンと針がスタッフに毎朝あてがわれ、これをその日の外来、周産期、入院患者に使いまわすしかなかった。そのヤンブクにある病院がエピセンター（感染中心）となっているようなのだ（図11－1）。

ヤンブクの病院カルテには患者カルテ記載が十分ではなかったため、首都キンサシャの病院に入院した看護師三名の臨床経過をまず知る必要がある。

ヤンブクで出血熱患者の診療にあたった看護師Aが一九七六年九月二五日、首都キンサシャの病院に発症者第三病日の時点で入院となった。ヤンブクからずっと付き添ってきた看護師Bが引き続き彼女を看護した。しかし、看護師Aは九月三〇日に死亡。ⓘ付き添いの看護師Bは、何ら防護策を講じておらず、一〇月八日に発症し六日後に死亡した。ⓘⓘ看護師Cは九月二七日から看護師Aに付き添い、一〇月一三日に発症した。ⓘⓘⓘ看護師Cは発症前日まで外務省職員および家族と会っているが、そのなかからの発症はない。ⓘⓥ看護師Dは看護師Cにずっと付き添っているが、防護服を身に着けるなど十分な対策を講じており、その後発症はしていない。この感染連鎖の後半、カナダからポータブルの陰圧隔離ベッドが導入された。ⓥその後患者発生は見ていない。看護師Cに接触したスタッフ五一人を三週間検疫下に置いたが、誰も発症しなかった。検疫終了時採血した二五人においてエボラ出血熱の抗体価が上昇していた者はいなかった。

■ ①ⓘ～ⓘⓘⓘの文章より、どのような感染経路が考えられるか？　患者発生間隔は何日か？　患■

者は発症前ではなく、発症後で何らかの症状があるあいだに他者に対して感染性を有すると仮定すると、潜伏期間はどれくらいか？

②ⅲ〜ⅴの文章の事実より、今後封じ込め対策をどうするか？

①感染経路はヒトからヒト。患者看護など患者分泌物に触れるような濃厚な接触があると感染しうる（接触感染）。しかしこれだけのデータからは飛沫感染、空気感染は否定しきれない。逆に蚊などベクターを介する感染ではなさそう。患者発生間隔は一五日前後である。看護師Cは発症前まで多くの人と接触しているが、その接触者から発症者がいないことから、発症後に感染性をもつと考えられる（断定はできない）。そして死亡するまで感染性を有していたとすると、接触感染における潜伏期間は看護師Aから看護師Bのケースでは最短で八日、最長で一四日、看護師Cでは最短で一三日、最長で一六日である。

②発症前に感染を広めてしまう可能性がないとすれば、患者をしっかり隔離することによって感染拡大を食い止めることができる。防護服だけでも十分効果はありそうだ。陰圧隔離ベッドを使える環境ではそのようにするべきだが、使えない流行地では、防護服で対応するしかないであろう。

ウイルスの発見と疾患定義

アウトブレイクの初期、たとえ数例であっても詳細な情報を集めることにより、対応策が見えてくる。

死亡した三人の看護師の経過は以下のようであった。
発熱、頭痛、るい痩、嘔吐が最初に見られる。三九度の高熱。第五〜六病日には、多形性紅斑が患者体幹前面に出現。やがて背部や四肢に広がったが四八時間以内に消褪。この時期、患者は著しく消耗する。出血症状と強い咽頭痛が第四〜七病日に見られた。頭痛は突然前頭から始まり、やがて後頭に移動する。背部、ひどいときには下肢にまで放散する。
消化器症状：発症数日してから下痢（＋嘔吐）が見られる。最初は水様便だがやがて血便に変わる。
出血症状：一人では第四病日、口腔内および眼球結膜の点状出血、吐血とタール便、第七病日には注射部位からの出血症状が認められた。
咽頭痛：一人では進行性の舌炎と咽頭炎が第三病日より始まり、やがて重症の発赤と浮腫が軟口蓋から咽頭に広がり、呼吸困難にいたった。「咽にボールがあるような感じ」と患者は表現する。

あなたはこの致死率の高い病気の病原体を一刻も早く明らかにしたいと考えている。出血熱ということで、まずはマーブルグ・ウイルスなどと既知の疾患との鑑別が必要になる。患者の血液および組織を入手できたらまずは何を調べるべきか？[*2]

---

①ベロ細胞の培養液に患者検体を加える。
②三日後、細胞の形態変化が見られたら、培養液をとって電子顕微鏡で形態を見る。フィラメント

状で細長い形状（一マイクロメートル弱）をしていた（図11－2）。マーブルグ・ウイルスとは異なるものである。

③患者組織を観察。光学顕微鏡で特徴的組織所見がないか見る。また電子顕微鏡でウイルスを見つける。

④回復患者血清中には抗体があり、このウイルスが原因であれば、これと反応するはずである。

⑤モルモットに培養液を投与し、その血清と培養液を反応させる。

⑥遺伝子解析を行う。

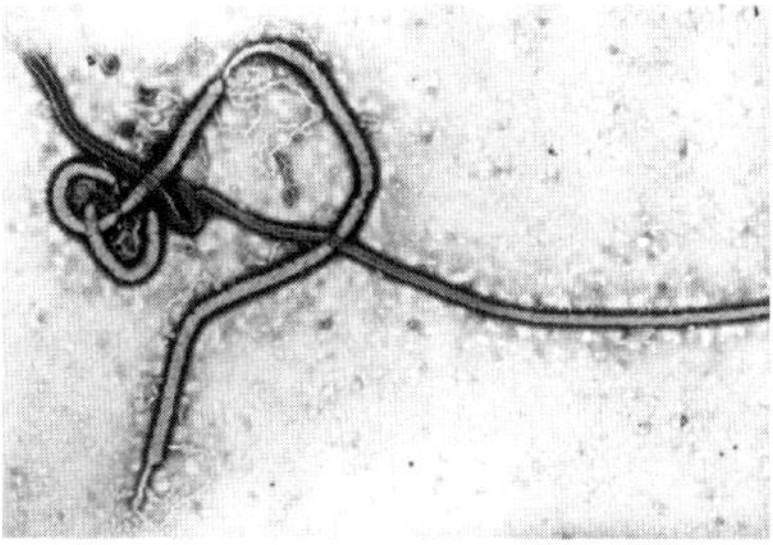

図 11－2　エボラ・ウイルスの電顕写真。
Johnson, K.M. et al, *Lancet*, **1**（**8011**）, 569-571（1977）, with permission from Elsevier.

このウイルスの名前は「エボラ」と名づけられた。エボラは、ヤンブクの北を流れる小さな川の名前で、この川のある村の患者からウイルスは分離された。

＊

次に状況を把握するためには、疾患を定義する必要がある。たとえば以下のような状況が想定される。

1. 流行地在住、頭痛、発熱、腹痛、嘔気・嘔吐、出血症状のうち二つ以上当てはまり、数日以内に死亡した場合。
2. エボラ・ウイルスが電子顕微鏡で直接確認された、あるいは発症後三週以内の血清でＥＬＩＳＡ（抗体の濃度を検出する方法）によりエボラ出血熱に対する抗体価が六四倍以上に増加している場合。

医師あるいは看護師をリーダーとし、二人の看護師、一人の運転手からなる四人チームを一〇組編成し、二週間の疫学調査に当たってもらうこととした。彼らには簡単な訓練を受けてもらう。あなたならどのような内容にするか？

①エボラ出血熱の鑑別診断（訪問の際、可能性のある患者がいる場合には、診察などはせず、薬を与え、村のなかで隔離する。そのような村においては、道沿いにバリアを立て、出入りを制限する）。
②可能性のある感染経路も含めた疫学調査（一軒一軒訪問してインタビューする）。
③感染防護の方法（1．衣類、用具、排泄物などの患者汚染物の廃棄方法：二％次亜塩素酸塩、煮沸、焼却、2．調査員防護法：使い捨て衣服、呼吸器、手袋の使い方、その廃棄方法、3．死体の埋葬法：ホルマリンあるいはフェノールに浸した埋葬用のビニールに死体を入れ、地下深く埋葬）。
④家族情報を得る方法（家族名と人数など）。
⑤確定、疑い、可能性例の記載方法。

＊

調査チームは九月一日から一〇月二四日のあいだに三一八人のエボラ出血熱確定、疑いと可能性例を把握した。そのうち二八〇人が死亡していたため、致死率は八八％である。

ヤンブクの病院では医療スタッフ一七人中一三人が病気になり、一一人が死亡した。その結果一〇月三日で病院を閉鎖している。

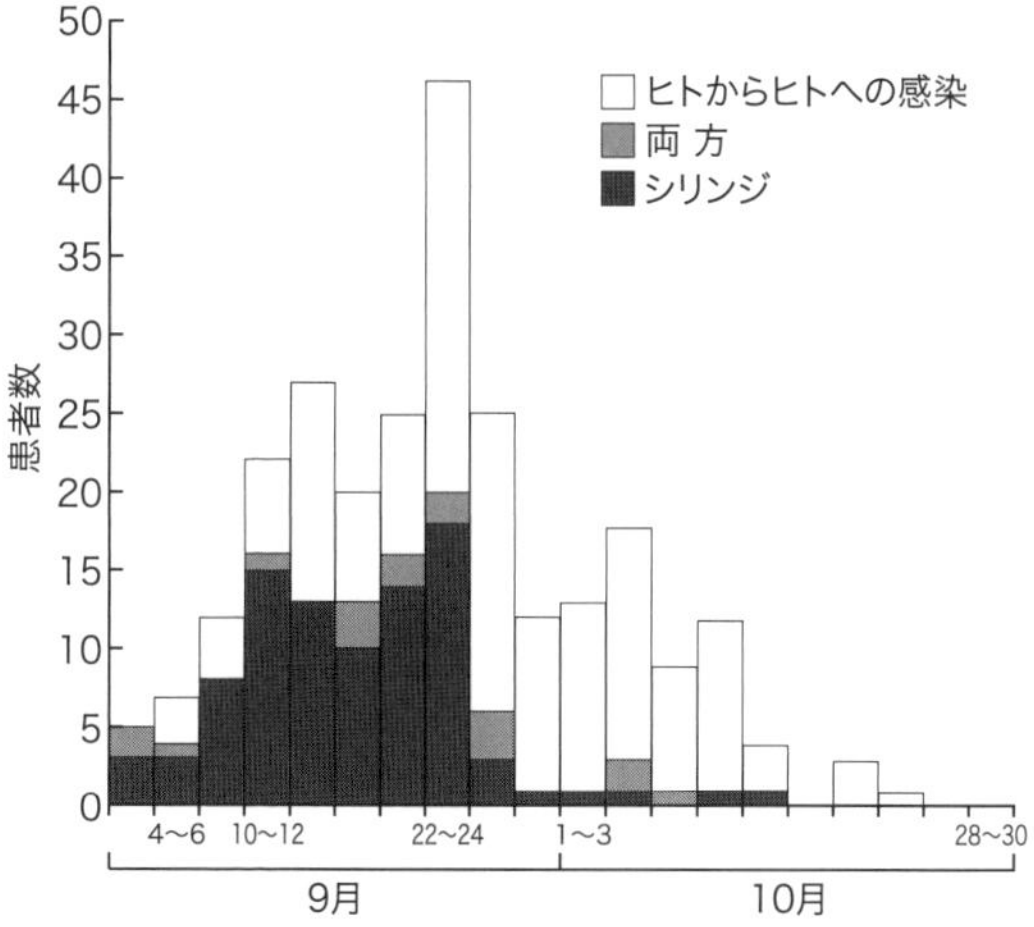

図 11－3　エボラ出血熱の流行曲線。

①図11－3の流行曲線をどう見るか？

②患者倍加時間はどれくらいか？（ヒント：ヒト—ヒト感染にだけ焦点を当てると、九月四日～六日に三人、九月一〇日～一二日に六人発症していると考えよ）

③患者発生間隔はどれくらいか？　看護師Aが九月二三日に発症し、看病していた看護師Bが一〇月八日に発症したと考えよ。

④R_0はどれくらいか？　次の公式より考察せよ。R_0＝患者発生間隔／患者倍加時間＋1

⑤このエボラ出血熱の流行に関していつ終息宣言をだすべきか？

⑥同時にケース・コントロール研究を行っている。ケースは可能性例であり、コントロー

ルは同じ村の性、年齢をマッチした非患者である。何がリスク因子だったと思うか？　二つ挙げよ。

①病院閉鎖する少し前から、明らかに状況が変化している。初期は注射（シリンジ）によって感染した人が多いが、時間経過とともに、とくに病院閉鎖前から家庭内などのヒトからヒトへの感染が中心だ。病院では、一度患者に使用したシリンジを同じ日に何度も別の患者に使い回ししており、注射などの医療行為を介して感染流行のきっかけをつくったといえる。

②六日

③患者発生間隔＝一五日

④$R_0 = 15/6 + 1 = 3.5$

⑤ＳＡＲＳの場合、最長潜伏期間（一〇日）の二倍の長さ（二〇日）で新規患者発生を見なかった時点で終息宣言がだされた。最後の症例一〇月二四日から最長潜伏期間一六日を経ても新規患者発生がいなければ、終息宣言でもよかったかもしれない。しかし、患者サーベイランスがしっかりしていることが前提である。――実際には最終死亡から六週間後の一二月六日に検疫解除がなされた。妥当なタイミングといえるだろう。

⑥ヤンブクの病院で注射などの医療措置を受けている。患者を看護するなど濃厚接触がある。

感染流行後の一九七六年一二月から翌年一月のあいだに、五五の村のうち一人以上患者発生のあった四八の村に住む九八四人から血清を採取しエボラ出血熱に対する抗体価を測定した（六四倍以上を陽性とした）。対象を発熱と出血症状からの回復患者、患者と接触があったが発症しなかった人、患者と接触がなくかつ発症しなかったグループに分けてある（表11－1）。エボラ出血熱では無症候性感染もありえるだろうか？

無症候性感染もありえる。なぜなら「接触（＋）発症（－）」の人で抗体陽性率が二・四％だったからである。今回の流行以前に感染していた可能性も否定できないが、「接触（－）発症（－）」で〇・九％の陽性率だったことを考えると、二・四％は明らかに高く、無症候性感染があったと考えるほうが合理的だろう。それにしても、回復患者の陽性率が一七％ということは検査の感度があまりよくない。とすれば、無症候性感染は実際もっと多かった可能性もある。

表 11－1　抗体価の測定結果

	抗体陽性	抗体陰性	合計
回復患者	20（17%）	101	121
接触（＋）発症（－）	10（2.4%）	405	415
接触（－）発症（－）	4（0.9%）	444	448
合計	34（3.5%）	950	984

エボラ出血熱では発症すると致死率も高く重症化するが、一方、感染しても症状のでない患者もいることが先の調査でわかった。エボラ出血熱死亡例ではサイトカインはまったく上昇していない。一方、無症候性の患者ではＩＬ１β、ＩＬ６、ＴＮＦα、ＭＣＰ１、ＭＩＰ１といったサイトカインが発症七日間で上昇していた。発症したが回復した患者では無症候性患者ほど上がっていなかったが、ある程度は上昇していた。*3

■どのようなことが考察できるか？■

患者に曝露されウイルスが侵入するとサイトカインが上昇しウイルスの増殖を抑え込む。逆に、この免疫反応が十分でないとウイルスの増殖を許して発症する。なぜ免疫反応に個人差があるかはわかっていない。

スーダンでのアウトブレイク

一九七六年六月から一一月にかけて、スーダン南部、ザイールとの国境付近にヌザラとマリディという町がある。ここで出血熱（のちにエボラ出血熱と名づけられる）に二八四人が罹患するという大きなアウトブレイクが発生した（図11-4）。

ヌザラはジャングルに接する一六平方キロメートル、人口二〇〇〇人の小さな町である。住人のほとんどは綿花産業に従事し、その半数は町の綿工場に勤務していた。一九七六年六月二七日、ヌザラの町中心部のそばにある綿工場の職員が高熱、頭痛、胸痛で発症。六月三〇日、鼻咽腔から出血、下痢便にも血液が混ざるようになり、町の病院に入院するも七月六日に死亡。入院前、この患者は弟に看病されていたが、その弟も七月一三日に兄と似た症状で発症。しかし、二週間後には回復している。最初の患者と一緒に綿工場で働いている男性が七月一二日に入院し一四日に死亡。間もなく、この男性の妻が発症し七月一九日に自宅で死亡。二人とも高熱と出血症状があったという。三番目の患者も同じ綿工場で働いている男性で、七月一八日頃具合が悪くなり、二四日に入院、二七日に死亡。三人は同じ綿工場に勤務していたが、家は遠く、私生活のうえで接触はなかった。
三番目の患者は町の中心部に住み、とても社交的であった。この患者の弟は、入院前兄を看病しており、七月二六日に発症。しかし、この弟はもう一人の弟とともに八月六日、マリディに行っている。そこで悪化し、八月七日、マリディの病院に入院。このことによりヌザラから一二八キロメートル離れた人口一万五〇〇〇人のマリディに感染は飛び火した。この町にはヌザラとは違い、二三〇人の医療スタッフを抱える基幹病院があった。八月七日、マリディの病院に入院した弟は、友人、看護師、病院関係者二人にも感染させている。この四人がさらに院内の別の患者や見舞人などにも感染を広げ、瞬く間にマリディの町全体に広がってしまった。結局病院で感染が広まった形となり、九月末には大勢の病院スタッフを含む患者数二一八人にいたったのだ。一〇月初旬には、感染防護用の服を着用するようになったためか、終息に向かった。最終患者は一一月二〇日に発症。

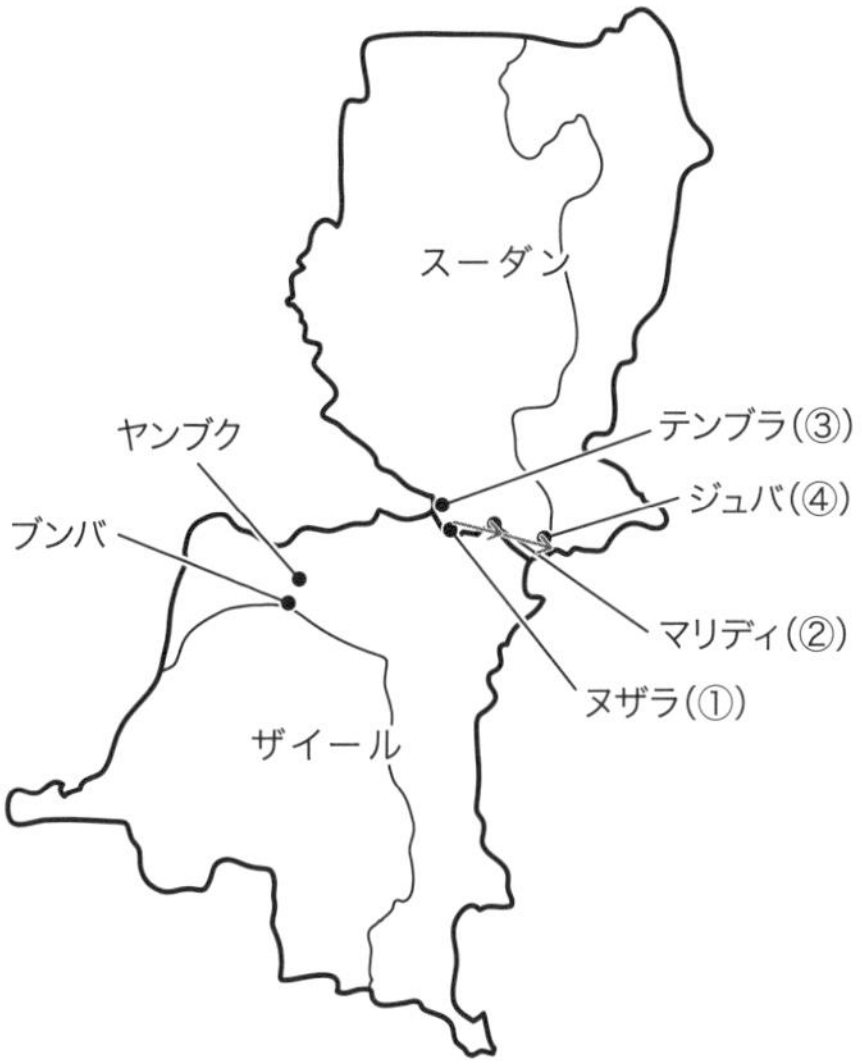

図 11－4　スーダンでのエボラ出血熱アウトブレイク。①67人、②213人、③3人、④1人の計284人が発症した。

ヌザラで病気になったある女性は、

一六〇キロメートル離れたテンブラの実家に帰っていた。テンブラでは、この女性だけでなく彼女を看病した三人の女性も出血熱にかかり死亡している。しかし、クラスターで留まり、テンブラでは町全体に流行することはなかった。

ヌザラから一人、マリディから三人の患者がジュバに搬送されている。九月末、この四人中三人が一二〇〇キロメートル北のカートゥムに運ばれ、そこで二人は死亡。付き添ったジュバの看護師が感染を起こしたが、それ以上ジュバで感染が広がることはなかった。

ヌザラ、マリディではアウトブレイクになったが、テンブラでは三人、ジュバでは一人の患者で留まっている。このようにとくに感染がアウトブレイクにいたるか否かの分かれ道は、まだ患者数が少ない初期の段階における偶然の影響がきわめて大きい。特定の二人が出会う確率が0・02の一〇〇〇人の集団に一人の患者が侵入した場合、アウトブレイクにならない確率はおよそどれくらいか？　という設定に対して、確率モデルのシミュレーションを五〇〇回行ってみると、およそ一〇〇回は患者発生が五人未満程度のクラスターに留まりアウトブレイクにはいたらなかった。よって五分の一の割合でアウトブレイクにはいたらない。アウトブレイクにいたった場合、およそ八〇人が感染する。スーダンで見られた現象（アウトブレイクになる場合と、ならない場合がある）は確率モデルで考えると説明しやすい。

一九七六年一〇月二九日、ＷＨＯのメンバーはマリディに到着した。あなたはメンバーの一員である。どのような戦略をとるか？　箇条書きにせよ。

①ヒトからヒトへの感染様式を把握し、感染の連鎖を断ち切る。
②感染源を直ちに同定し、対策を打ち立てる。
③可能性例も含めた患者宅を地図上にプロットし、患者の行動と接触歴を調査する。
④有効な治療法はないので、回復した患者血清を保存する。
⑤患者と接触のあった者、なかった者も含めて血清を採取する。
⑥ヒト以外の病原体保有生物を探索する。
⑦調査チームならびに患者ケアに当たっている病院スタッフに防護服を届ける。

＊

WHO調査チームが現地入りしたときには、ヌザラのアウトブレイクは大分落ち着いたところであった。しかし、マリディは恐怖のどん底にあった。まず病院から患者が逃げ出してしまい、もぬけの殻である。医療スタッフもほとんど残っていない。責任医師と一五四人の看護師中六一人は病気となり、三三人はすでに死亡していた。病院清掃員や事務員のなかからも八人が死亡。誰もが、病院がアウトブレイクの元凶であることを知っていた。病気から回復した看護師はいう。感染はヒトからヒトで症状が強い患者に密に接触した場合に起きる。

■ スーダン人の協力を得ながら、まず行うべきことは何か？ ■

①現地関係者を集め、現状を説明させる。病気の症状と経過。感染経路など。患者隔離が最優先さ

れる点を指摘し賛同を得る。協力者を募り、どの地域までカバーするか決める。
②病院では隔離病棟をつくる。現在入院している出血熱患者だけでなく、これから町で調査を進めていくと多くの患者を発見できるはずなので、その患者も収容する十分な空きベッドを確保する。そこで患者ケアにあたる医療スタッフには防護服（使い捨てのガウン、手袋、マスク、帽子、呼吸器付フルフェース）などを配布し、使用法を説明する。
③町の患者を発見し、隔離する。——学校の先生や上級生からなる三〇人のサーベイランスチームが編成された。三〇人はパブリック・ヘルスにくわしいリーダーのもと六つのチームに分かれ、防護服を着て直ちに調査に赴いた。調査員の感染を防ぐため家のなかには入らないよう指導された。患者が見つかると救急車がかけつけ、隔離病棟に入院するよう説得するのである。一部は入院を拒否。その場合、看護する人を友人か親戚一人に制限し、防護服を着るようアドバイスした。
④出血熱に罹患しても死亡せずに回復した患者を見つけだし、血清を採取して保存する。
⑤患者と接触した人、しなかった人の血清を採取する。血中ウイルスが残存している可能性があり、当面は使用しない。
⑥可能であれば病理解剖を行い、病態を理解する。
⑦ヌザラの綿工場を調査する。——綿工場にはネズミと天井裏にコウモリが住んでいた。綿工場は広いが、その一画から五人の患者が発生している。しかし、この五人は工場以外接点がない。血清調査を行う。

＊

サーベイランス強化と患者隔離が功を奏し、一一月二五日のマリディ病院入院を最後に患者発生は止まった。

一九七九年、南スーダンでエボラがふたたび流行した。五家庭で三四人のエボラ出血熱が見られ、いずれも病院で感染した人が帰宅して家族に感染を広げるパターンだった。一方同じ家族でも感染しなかった人も多い。表11－2は患者と同じ家に暮らしながらも感染した二九人としなかった一〇三人を比較したケース・コントロール研究である。

表11－2　ケース・コントロールの結果

	患者の発生した家庭内で二次感染した	患者の発生した家庭内で感染しなかった
看病	24	36
患者に触れたが看病はしていない	3	23
同じ部屋に居たが患者には触れていない	0	23
患者の居た部屋に入っていない	0	21
不明	2	0
合計	29	103

初期の段階で感染経路を把握することは今後の対策を考えるうえできわめて重要だ。このデータからエボラ出血熱は空気感染、飛沫感染、接触感染（軽、または看病などかなり濃厚）のどれで感染すると考えられるか？[*4]

看病した場合には感染率は高いが、患者に触れる程度だと感染率は必ずしも高くはない。そのため接触感染、とくに看病をするなどかなり濃厚な接触があってはじめて感染する。一方、同じ部屋にいるだけでは感染率はゼロであり、飛沫感染は考えにくい。空気感染では、患者と同じ部屋にいなくても、患者が使用した部屋にあとから入るだけでも感染しうるが、それもなさそうである。よって看病など濃厚な接触によって感染する。

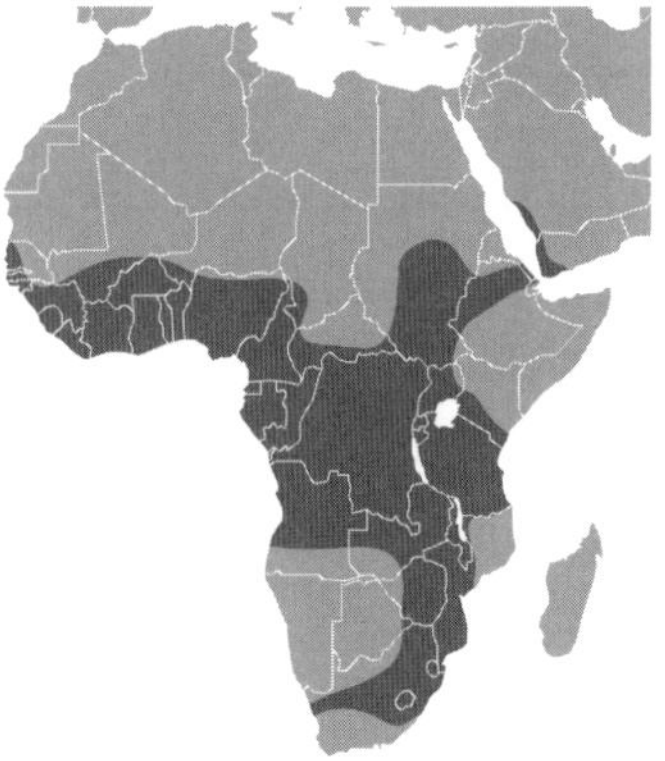

図11－5　麦わら色オオコウモリの生息地域。

エコロジー

オオコウモリがエボラ・ウイルスの自然宿主とする論文が発表された。[*5] 仮に、エボラ・ウイルスは、一九七〇年代の出血熱アウトブレイクが多発するようになる以前からコウモリを宿主として存在していたとしよう。なぜ一九七〇年代になって、エボラ出血熱のアウトブレイクが見られるようになったのだろう？

麦わら色オオコオモリは熱帯雨林の木を根城とし、一〇万〜一〇〇万匹で群をなして移動する。森林を伐採し、人が入植することによってコウモリが農園の作物を食べるようになった。熱帯雨林の面積減少は森林伐採や地球温暖化による気候変動の影響もあるかもしれない。あるいは熱帯雨林の面積が小さくなることによってコウモリが食べ物を求めてジャングルとサバンナの境界領域にまで出没するようになり、ヒトとコウモリ、あるいはゴリラとコウモリが遭遇する機会が増えた。ヒトの場合には、道路が整備され遠くから病院に医療を求めてヒトがやってくるなど、感染者と非感染者とが接触する機会が増え、アウトブレイクの頻度が増えたこともあるだろう。

図11-5は麦わら色オオコオモリの生息場所で、エボラ出血熱アウトブレイクが見られる地域とほぼ一致する。コンゴ、スーダンでのアウトブレイクのあと、ガボン、ウガンダでもエボラのアウトブレイクが頻発するようになっていた。時期を同じくしてガボンのゴリラがエボラ出血熱で死亡し始めた。ひどい地区では九八%のゴリラが死亡したと報告している。そのことから二七〇〇平方キロメートルのロッシ地区では五〇〇〇頭のゴリラが死亡したと推測された。*6

アメリカ人患者

二〇〇八年一月九日、感染症専門医からコロラド公衆衛生局に「ウガンダから帰国した女性が不明熱で入院している」との連絡があった。彼女は、ウガンダの二週間サファリ・ツアーでキャンプ、いかだの川下り、地元の村を訪問、野生動物の観察などをして一月一日にアメリカに帰国した。一月四日に、ひどい頭痛、悪寒、嘔気、嘔吐、下痢が出現したが、旅行にもっていっていたシプロキサンなどの抗生剤を内服してしのいでいた。ところが、発疹がでてきたため一月六日と七日、外来を受診し採血検査を受け、鎮吐剤を処方された。白血球は九〇〇/μLと極端に低かった。一月八日、下痢が続き、腹痛、倦怠感、混迷などの症状があり医療機関を受診。顔色不良、倦怠感、腸雑音の低下以外、所見で目立つものはなかった。一月八日の血液検査では肝炎と腎不全の所見を示したため、地域病院に入院となる。

入院時、体温三五・七度で熱はなく、点滴と抗生剤が使われた。その後、汎血球減少症、凝固異常、筋炎、膵炎、脳症などさまざまな合併症を併発したが一月一九日に退院。入院中、レプトスピラ、ウイルス性肝炎、マラリア、アルボウイルス感染症、住血吸虫症、リケッチャ、マーブルグやエボラを含む出血熱の抗原抗体を調べたがいずれも陰性であった。回復期血清として一月一四日（発症後一〇日）のものがCDCに送られたがマーブルグ・ウイルスや抗体価の上昇は認められなかった。

六か月後の二〇〇八年七月、その患者は再度検査をしてほしいと申しでた。理由は、オランダ人観光客が、自分が訪れたのと同じウガンダのコウモリが多く生息するクイーン・エリザベス国立公園フィトン洞窟に行き、その後マーブルグ出血熱を発症し死亡したのを知ったからだ。この女性も二〇〇七年一二月二五日にこの洞窟を訪れている。のちのインタビューで彼女と夫はその洞窟のなかに一五〜二〇分程度滞在し、その際、コウモリが彼らの頭上を過ぎ去ったのを思いだした。さらに彼女は洞窟のなかをのぼっていく瞬間、岩の上に堆積したコウモリの糞に手をついてしまった。その後、洞窟のなかがあまりにもひどいにおいだったので、反射的に糞に触れた手で鼻と口を覆ってしまったのである。その一〇日後に発症したのだ。

今回の採血検査ではマーブルグ出血熱に対する抗体が陽性であり、前回入院時の保存血液を前回検査より感度のよいRT‐PCR法（遺伝子検査の手法の一つ）で調べたところマーブルグ・ウイルスの遺伝子を検知した。彼女の夫や入院中の医療スタッフ、同室の入院患者など、彼女の体や体液に触れた人や周辺にマーブルグ出血熱を思わせる症状を示した者はおらず、また同じツアーに参加したほかの八人中調査可能であった六人では、抗体価が上昇した者はなかった。さらに調査範囲

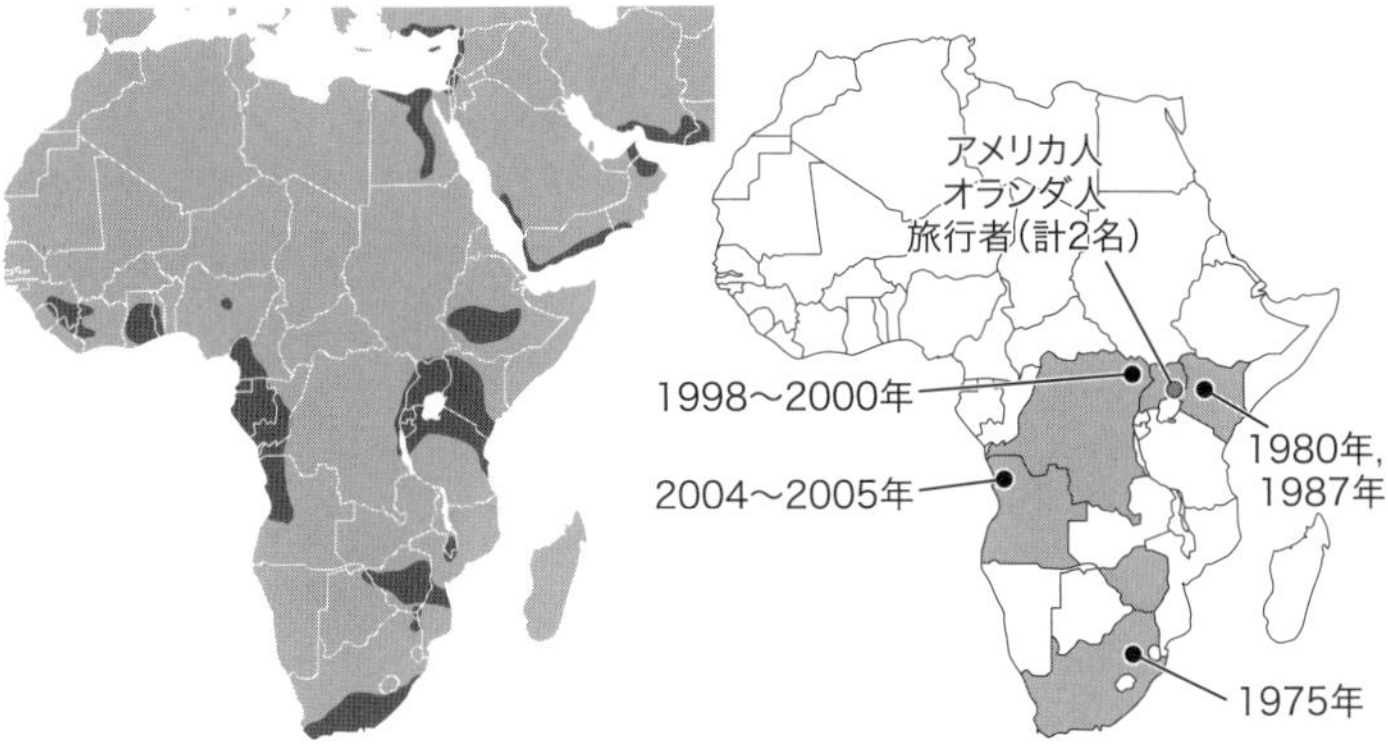

図11－6　エジプトオオコウモリの生息地域（左）と過去のマーブルグ出血熱のアウトブレイクのあった場所（右）。両者はある程度一致している。

を拡大し、この洞窟にツアーを組んでいる旅行会社を同定し、ツアーに参加した人を割りだし、質問紙を送ったり、Eメールでやり取りをしたり、血清検査の申しでをしたりしたが、誰も感染した人はいなさそうであった。

マーブルグ出血熱の自然宿主はエジプトオオコウモリであることが判明した。エボラ・ウイルスの宿主であるオオコウモリはジャングルの木を根城にするのに対して、エジプトオオコウモリはジャングルの木にも住むが、洞窟や鉱山の穴に住む傾向にある。夜、ジャングルのフルーツを食べに飛び立つが、夜明け前に洞窟に戻ってくる。問題の洞窟に住むコウモリはエジプトオオコウモリで、この患者はそこで感染したと推定できる（図11－6）。

オランダ人患者

二〇〇八年七月五日、四一歳女性が三日前からの三九度台の高熱と悪寒で、開業医からオランダの病院に紹介され入院となる。この女性は六月五日から二八日にかけ、ウガンダ観光ツアーに参加したとのこと。出血熱の疑いもでてきたため、七月七日、ライデン大学附属病院の陰圧個室に転院となる。入院後、発疹、結膜炎、下痢、肝不全、腎不全が顕著になり、最終的には出血症状もでてきた。ウイルス検査のため検体はオランダ国立研究所とドイツのハンブルグにあるバーンハード熱帯医学研究所に送られた。七月一〇日、マーブルグ・ウイルスが原因であることが遺伝子検査で判明する。七月一一日、患者は脳浮腫のため死亡。[*7]

患者は七人のオランダ人と二人のガイドからなるグループ・ツアーに参加していた。患者を含む三人の観光客と一人のガイドが六月一九日にフィトン洞窟に入っている。患者とともに入った観光客の一人は「コウモリが観光客のほうに向かって飛んできた。下にはたくさんの糞が落ちていた」と述懐している。彼女が撮影した写真を見せてもらったところ、エジプトオオコウモリが写っていた。

---

①この患者はどこで感染したと予想するか？

②あなたはライデン大学附属病院の感染症専門医である。七月八日にオランダはどのような対応をしたと思うか？　列挙せよ。

③七月一〇日、マーブルグ・ウイルスが原因であることが判明した段階で行うべき対応は？

④どのような人をどのくらいの期間、何をパラメータにモニターするのが適切か？　対象をハイリスクとローリスクに分けるとしたらどうなるか？　この対象者の採血は必要か？　採血

するとしたらいつ頃が適切か？
⑤今後このようなことは発生しうると思うか？

①フィトン洞窟。
②オランダの保健所ならびに保健省に報告。
国は臨床医、ウイルス学者、公衆衛生専門家、国の危機管理部門の担当官、報道官からなるアウトブレイク対応チームを発足。

チームはほぼ連日電話会議を招集。1．患者が入院した（している）二つの病院のリスク評価。地域のリスク評価。2．接触の程度をクラス分け。3．接触者経過観察のためのガイドライン作成。4．医療関係者ならびにメディアへの情報提供。5．危機対応進展のモニター。
③記者会見で現状と感染の広がりを食い止めるための対策について説明。また国際保健規則に基づきWHOに事態を知らせる。
④患者が発熱した七月二日から死亡日まで患者と接触した人を対象にモニターする。潜伏期間は長めにとって二一日とした。つまり接触してから二一日間、体温測定を課すことと、海外など遠方への出張を控えるよう要請。接触者をハイリスクとローリスクに分ける。前者は患者が最初に入院した病院で同室だった患者三人や何も防護措置をせずに患者に触れたり採血をした人、検体を扱うなどした病院スタッフ。後者は、防護措置をしながら患者と接触した医療スタッフ。発症前ではあるが、ツアーに参加した人、発症から入院までのあいだ患者のそばにいた人（体液には接

触していない）、最初に検体を検査したバイオセーフティ・レベル3の研究所職員。
・その結果、六四人がハイリスク（一日二回検温）、六六人がローリスク（一日一回検温）、合計一三〇人が検温の対象となった。三八・〇度以上であれば、保健所に連絡する。
・八月一日にモニターを終了したが、発熱した者はいなかった。
・抗体が上昇するのに少なくとも一か月以上はかかり、かつ長期に上昇しっぱなしのため、半年後くらいに同意の得られた人から採血。しかし全例で陰性であった。
⑤最近アフリカのジャングルも含め世界各地への旅行者が増えている。よって、日本でも同じような事態が発生しないとは限らない。
このように、オランダとアメリカでは同時期にマーブルグ感染例があった。オランダでは死亡、アメリカでは生存したが、対応は明らかにオランダのほうがしっかりしている。日本で類似例があったとき、しっかりやれるだろうか？

◆コラム⑩◆

映画『アウトブレイク』

エボラ出血熱は、リチャード・プレストン著『ホット・ゾーン』あるいはダスティン・ホフマン主演の映画『アウトブレイク』（一九九五年）で有名になった。これはまさにエボラ出血熱より強力な新ウイルスを扱った娯楽映画に仕上がっている。ザイールからもち帰ったウイルスが軍の研究所からもれ、アメリカ国内でもアウトブレイクにつながる点が実際とは異なる。最終的には小型のサルが自然宿主であることを発見し、これから抗血清をつくり感染して重病にある恋人や多くの患者を救うというハッピーエンドで終わる。

実際の話、エボラ出血熱に罹患し回復した患者二六人から血清をマイナス一五℃で保存し、ウイルスが血清中にいないことを確認。抗体価が二五六倍にまで上昇している血清を選び、エボラ出血熱急性期にある患者とエボラ以外の不明熱患者の計二人に投与したところ両者は生存した。ただ投与人数が少ないため、その血清投与が効いたのかは不明である。そんな実際の話からもおおいにヒントを得て本作品はつくられたのだろう。お奨めの作品だ。

二〇一一年に公開された映画『コンテイジョン』もアウトブレイクを扱った映画だ。（私はまだ見ていないが）「接触感染により数日で命を落とすという強力な新種ウイルスが香港で発生。感染は瞬く間に世界中に拡大していく。見えないウイルスの脅威に人々はパニックに襲われ、その恐怖のなかで生き残るための道を探っていく」というストーリーで、ＳＡＲＳを連想させる。

第12章　スペイン風邪

本章では、悪名高きスペイン風邪を扱う。スペイン風邪は一九一八年に発生したインフルエンザ・パンデミックで、死者数は世界で二〇〇〇万人とも一億人ともいわれている。ヨーロッパでは第一次世界大戦が繰り広げられており、多くの国から人が集まったときでもあった。当時はインフルエンザ・ウイルスの存在すらわかっておらず、しかるに検査法もなければ抗インフルエンザ薬もワクチンもない（当時は死者から検出された菌が原因と考えられインフルエンザ桿菌と名づけられ、これに対するワクチンも使われたようである）。二次感染を防ぐ抗生剤すらない時代だ（フレミング博士により発見され、グラクソにより開発されたペニシリンが本格的に使われ始めたのは第二次世界大戦中からである）。人々はこの難局をどう乗り切ったのだろうか？

内務省報告書

一九二二（大正一一）年に、日本の内務省がスペイン風邪の国内外の状況を克明に記した「流行性感冒」と題する報告書がでている。本書物および人口動態統計をもとに、日本におけるスペイン風邪の被害状況を解析していくことにする。

全世界ヲ風靡シタル流行性感冒ハ大正七年秋季以来本邦ニ波及シ爾来大正十年ノ春季ニ亘リ繼續的ニ三回ノ流行ヲ来シ總計約二千三百八十餘萬人ノ患者ト約三十八萬八千餘人ノ死者トヲ出シ疫學上稀ニ見ルノ慘狀ヲ呈シタリ

當局ハ毎次ノ流行ニ對シ常ニ學術上ノ知見ト防疫上ノ經驗トニ鑑ミ最善ノ施設ヲ行ヒ之カ豫防ニ努メ或ハ防疫官ヲ海外ニ派遣シテ歐米ニ於ケル本病豫防上ニ關スル施設ノ實況ヲ視察セシメ又特ニ職員ヲ置キテ專ラ豫防方法ノ調査ニ從事セシメ一面又學者及實地家ノ意見ヲ徵スル等本病豫防上苟モ遺漏ナカランコトヲ期シタリ

惟フニ本病ノ豫防方法ハ尚今後ニ於ケル學術的研究ニ待ツノ要アルヘシト雖今次流行ノ際ニ於ケル施設ハ又以テ今後ノ參考資料ト爲スニ足ルモノアルヘキヲ信ス

大正十年十二月

内務省衛生局

図12－1　内務省報告書の一部。

二〇〇八年、夏の暑い日、ある人の紹介で国立国会図書館に行き、マイクロフィルムに収められた内務省報告書を読んだ。片仮名交じりの古い書体で、最後には「本病の予防方法は今後の学術的研究に待たねばならないが、次の流行の際における対応など、今後の参考資料に足るものであると信じる」という内容の一文が記されていた（図12－1）。この報告書を書いた人々はすでにこの世にはいない。しかし、大正時代の日本人の嘆きと将来に託す熱意に胸が熱くなった。驚くことに翌二〇〇九年にパンデミック・インフルエンザ2009が発生した。天国にいる先人が、「私を国会図書館に誘導し、この報告書を読ませた」といった運命を感じずにはいられなかった。

超過死亡

内務省のまとめによると二三八〇万人の患者と三八万八〇〇〇人の死者をだしたとある。当時の日本の人口は五〇〇〇万余なので日本人の半数近くが罹患した計算だ。致死率は一・六％。しかし、当時は現在のようなサーベイランス・システムもなく、かつスペイン風邪の診断もいまよりずっと

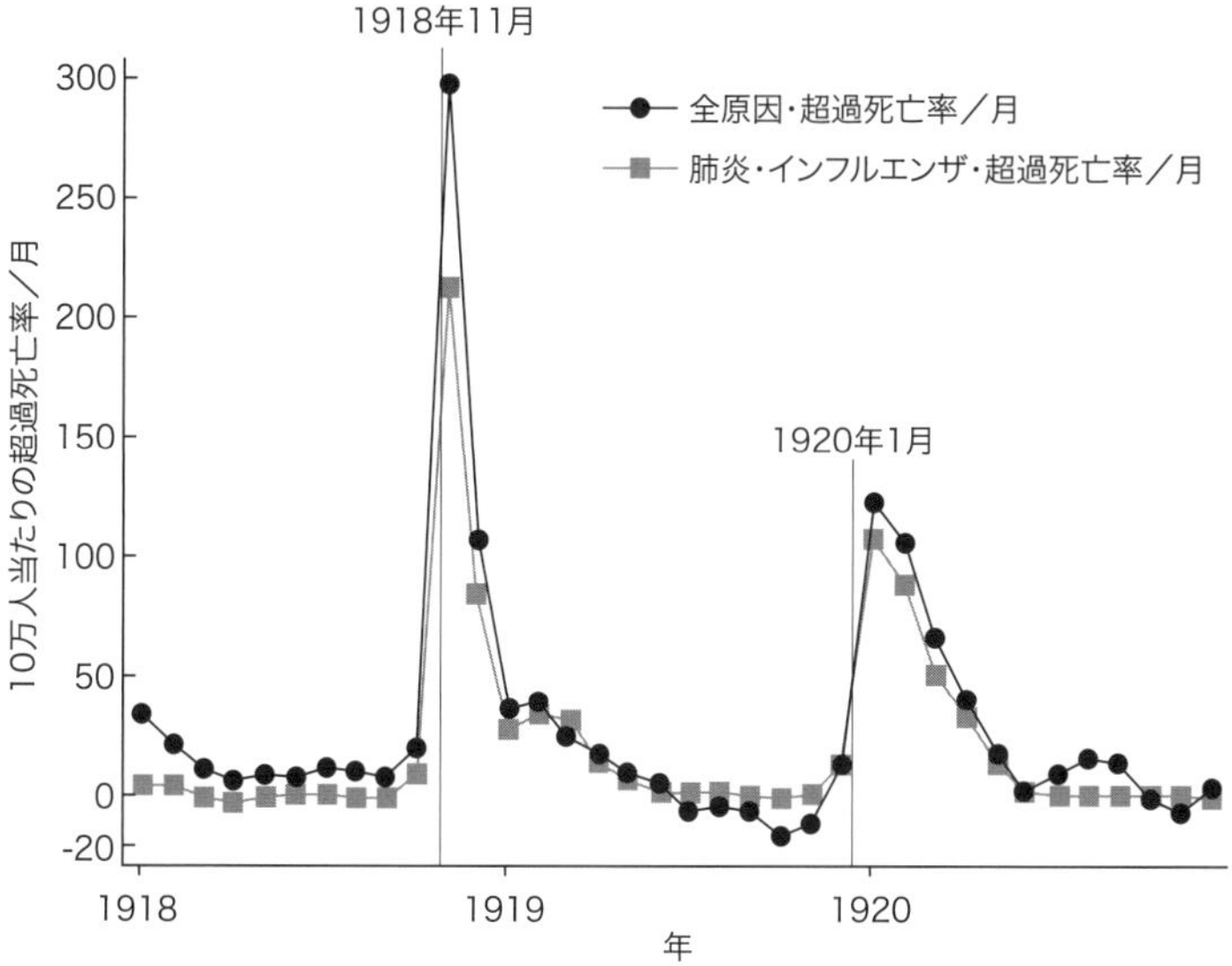

図 12－2　スペイン風邪流行中の日本における超過死亡率の推移。

ラフだったはずだ。またインフルエンザが流行すると、それが直接死因になるだけではなく、その合併症である肺炎や脳症、心疾患、脳卒中などの持病の悪化などの間接死因によっても死者数が増えることを念頭に置かなくてはならない。そのためインフルエンザの影響を評価するときは致死率よりは平年よりどれくらい多く死者がでたかで見る「超過死亡率」で評価することが一般的である。超過死亡率はすべての死因で見る場合とインフルエンザと肺炎で見る場合が多い。

一九一八～二〇年までスペイン風邪が流行したと仮定し、たとえば一九一五～一七年と一九二一～二三年の同月人口一〇万人当たりの死亡率中央値を算出し、これをパンデミック中の月死亡数から差し引くと流行期間中の月間超過死亡率とその推移も見ることができる（図12－2）。一八九九年からのデータがPDF化されている人口動態統計をもとに計算したところ、超過死亡はおよそ五〇万人となった。これは当時の日本人口のおよそ〇・九％にあたる。

スペイン風邪各国超過死亡率は、インドのある地域では人口の七・八％、アメリカ・ウイスコンシン州では〇・二五％と、三一倍の開きがある。このように国や地域によって大きく異なる超過死亡率は国民一人当たりの収入と負の相関関係にあった。[*1] 富める国では死亡率が低かったということである。現代、ふたたびスペイン風邪が大流行すると、死者のほとんどは発展途上国で見られるだろう。日本でも多くの犠牲者がでる可能性はあるが、世界のなかではかなり低い水準に保たれるはずだ。パンデミック・インフルエンザ２００９が好例であろう。しかし、ＣＯＶＩＤ－19では、状況がまったく逆転していた（図３－11参照）。

夏―秋―冬のスペイン風邪

日本ではスペイン風邪がいつ頃から見られていたのだろうか？

一九一八年四月に台湾巡業中の力士が病気にかかり、三人が死亡。[*2] 五月に東京で開かれる大相撲夏場所で、多くの力士がインフルエンザ様疾患にかかり休場したことから「力士風邪」とも呼ばれたそうだ。さらに、内務省報告書の流行の概要を見る限り「一九一八年五月上旬、南洋方面より横須賀に帰港した一軍艦二五〇名でインフルエンザ様疾患の発生があった」とある。続いて六月〜七月には国内各地の軍隊で流行し、「軍隊病」などとも呼ばれた。

表12－1　コペンハーゲンにおけるスペイン風邪の状況

	1918年夏 12週間 7/23～9/8	1918年秋 12週間 9/15～12/1	1918年冬 24週間 12/8～4/27	合計
インフルエンザ超過人数（1万人当たりの人数）	480	1170	710	2360
超過死亡	1.7	27	12	41
致死率（%）	0.35	2.3	1.7	1.7

パンデミック・インフルエンザ2009では、1．肥満者の重症化が目立っていた（病的肥満者は入院リスクが五倍以上であった）、2．五月に最初のピークがあった：関西の高校生を中心にインフルエンザが蔓延したが、皆比較的軽症であった、3．夏には一端流行は下火になるも九月以降増え一一月がピークであった。以上も考え合わせると、一九一八年の春から夏にかけて流行したインフルエンザ様疾患はスペイン風邪であった可能性が高い。

しかし、内務省の報告書では一九一八年八月後半から流行が始まったと捉えている。当時ウイルスの存在すら知られていなかったので、一九一八年五月から七月までと、とくに一九一八年一〇月以降では死亡率がまったく違ったので同じスペイン風邪とは思えなかったのであろう。実際図12－2でも一九一八年の春夏の超過死亡はほとんど上昇していない。

一九一八年は大正七年であり、日本の当時の医療技術と体制ではスペイン風邪の正確な人数把握はできなかった。コペンハーゲンのデータがあるので表12－1に示す。[*3] どのように分析するか？

一九一八～一九年のスペイン風邪流行シーズンの夏には、例年より多

表 12－2　年齢層による超過死亡率（1万人当たり）の違い

	1916年流行期 16週間 2/6～5/21	1918年夏 12週間 7/23～9/8	1918年秋 12週間 9/15～12/29	1919年冬 16週間 1/5～3/30	合計 1918～1919 3つの波
呼吸器疾患による超過死亡	6.6	1.4	27.0	12.0	41.1
超過死亡（全年齢）	18.4	1.7	27.0	12.6	41.2
＜15歳	37.5	0.2	12.2	17.3	29.7
15-44歳	1.4	3.1	46.7	14.9	64.7
45-64歳	11.4	0.3	7.7	7.3	15.5
65歳以上	82.6	0	0.5	0	0.5

い人口の四・八%が受診している。過去冬にインフルエンザが流行していることを考えると、夏にこれだけのインフルエンザ患者が発生することは異例の事態であっただろう。秋、冬ではそれぞれ一一・七%、七・一%（期間が倍のため三・六%）で秋にピークがあったことがわかる。パンデミック・インフルエンザ2009でもこの時期がピークであった。この三つの期間を合わせるとデンマーク国民の二三・六%となり、例年より多くの人がインフルエンザで医療機関を受診している。超過死亡は、夏秋冬でそれぞれ〇・〇一七%、〇・二七%、〇・一二%（同じ理由で〇・〇六%）であった。秋の超過死亡は夏に比べ一六倍（0.27/0.017=16）にも跳ね上がったことになる。

コペンハーゲンにおける一九一六年、一九一八年夏、秋、冬の流行時の各年齢層の一万人当たりの超過死亡率を表12－2に示すので分析せよ。またその理由を考察せよ。

一九一六年の季節性インフルエンザの際、六五歳以上での死亡がもっとも多く、次いで一五歳未満である。一五歳から四四歳の若年から壮年での死亡率は上記年齢層の数十分の一である。これは通常の季節性インフルエンザでよくあるパターンだ。一九一八年夏はさらに各年齢層とも死亡率が低いが、対比すると一九一六年にもっとも割合の低かった一五歳から四四歳の若年から壮年での死亡率が一五歳未満の一五倍（3.1/0.2）にも達している。そして一九一八年秋には、各年齢層で死亡率が増加しているが、一五歳未満の増加（12.2/0.2＝60倍）が、一五〜四四歳の増加（46.7/3.1＝15倍）に比べ著しい。冬に入ると一五歳未満の死亡がさらに増え、一五歳から四四歳のそれは三分の一程度（14.9/46.7）に減っている。一方、季節性インフルエンザでもっとも超過死亡の多い、六五歳以上の年齢層ではスペイン風邪流行中、超過死亡はほとんど上昇していない。パンデミック・インフルエンザ２００９では、死亡率はこのスペイン風邪と比べものにならないくらい低かったが、傾向は同じく若者、子どもに感染者が多く、中年以降、とくに高齢者には少ない傾向にあった。一方、ＣＯＶＩＤ－19では四〇代以降、年齢が高くなればなるほど発生率、死亡率ともに高くなっている。

＊

一九一八年スペイン風邪以前のインフルエンザ・パンデミックは、一八八九〜九一年にロシアで始まり、日本では一八九〇（明治二三）年から翌年にかけて流行した。とくに東京と神奈川での健康被害が甚大であったようだ。このときのウイルスとスペイン風邪のウイルスが似ていれば、一八九〇年に二〇歳で感染し免疫を獲得した青年は一九一八年には四八歳であり、比較的死亡率の低かった年齢層に属することになる。一方、一八九〇年以降に生まれた世代にとって、スペイン風邪ははじめての新型インフルエンザであったかもしれない。

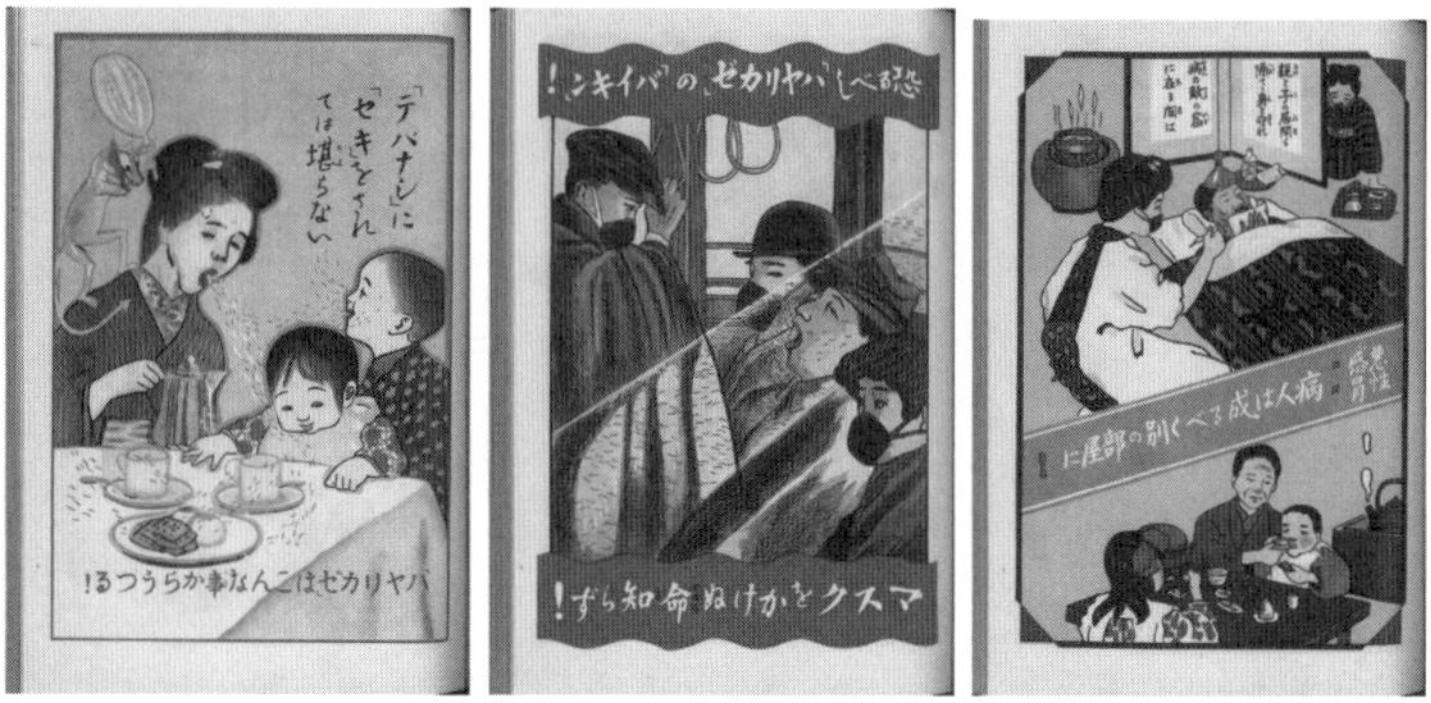
「テバナシ」に「セキ」をされては堪らない
ハヤリカゼはこんな事からうつる！
恐るべし「ハヤリカゼ」の「バイキン」！
マスクをかけぬ命知らず！
病人は成るべく別の部屋に

図 12－3　スペイン風邪予防ポスター。内務省衛生局『流行性感冒』（1922年）より。

明治・大正という時代では、現代のように満員電車に揺られることも、新幹線や飛行機で高速移動することもできなかったから、毎年日本全国隅々までインフルエンザが流行する現代とはわけが違う。そのため田舎部では、季節性インフルエンザの感染を免れて二〇年経ってしまうことだってあっただろう。また、子ども時代にかかればさほど重症化しない感染症でも、青年期にはじめて感染すると免疫が過剰反応を起こしてかえって重症化するといったシナリオはありえる。子どもの頃かかると比較的軽くすむが、大人になってかかると重症化する感染症は多く、おたふく風邪、麻疹、風疹、水痘などはその典型例かもしれない。パンデミック・インフルエンザ２００９では、一九七〇年代のソ連風邪（Ｈ１Ｎ１）の流行を体験した世代は免疫をもっていることも多く発症率は低かった。また、スペイン風邪の際、東京、神奈川で死亡率が低かったのは、前のパンデミックでは東京、神奈川で患者が多く発生していたため、免疫をもつ人が多く住んでいた可能性もある。その結果、スペイン風邪の際、東京、神奈川で死亡率が低かったのではないか。

なぜ夏のスペイン風邪と秋以降のスペイン風邪では、こうまで死亡率が違うのだろう？　仮説をたて、コメントせよ。

仮説1　ウイルスが感染を繰り返すうちに毒性を強めていった。

コメント　しかし、ふつうは逆のことが多い。最初は強病原性を示すが、感染力は弱く、逆に病原性を失うにしたがって感染力を強めていく傾向がある。ウイルスにとっては感染した人がすぐに死亡してしまうと、ウイルスも一緒に死滅する。一方、病原性が弱いと患者も歩き回る余裕があるので、他者に感染させる機会も多くなる。インフルエンザは遺伝子変異により時々刻々とその特性を変化させる。スペイン風邪期間中、病原性の強いウイルスと弱いウイルスが同時に流行していたとしよう。上記理屈に当てはめると、やがて病原性の弱いウイルスが優勢になる。さらに一五歳から四四歳の死亡率は、秋に一万人当たり四六・七だったものが、翌年冬には一四・九に低下している。ウイルスの遺伝子変異により病原性を強めたとすると、死亡率が低下した事実と矛盾する。

また「夏のスペイン風邪の死亡率は低く、秋のスペイン風邪の死亡率は高い」という現象は世界的にほぼ同期して見られている。当時の人の移動に要する時間を考えると、どこかで毒性を強めたインフルエンザ・ウイルスが瞬く間に世界中に広がったというのは考えにくいように思う。

夏と秋にスペイン風邪で死亡した人からウイルスの遺伝子を抽出し両者を比較することによりその解答は得られるかもしれない。が、それはまだ行われていない。

仮説2　同じインフルエンザ・ウイルスに罹患しても、春〜夏に罹患すると軽症ですみ、秋〜冬に罹患すると重症化しやすい。

コメント　ビタミンDはインフルエンザを予防することが示唆されている。ビタミンDは日光に当たることにより皮下で合成されるので、その血中濃度は夏に高く、冬に低くなる。また肥満者、妊婦、慢性疾患をもつ人ではビタミンDの血中濃度が低い。その結果、ビタミンDの血中濃度が高い夏は比較的軽くすんだのではないだろうか？　しかし、当時の患者の血清を調べてみることはできないので、いまとなっては知る由もない。

アメリカ四三都市の対応

ＣＤＣはスペイン風邪の流行中、一九一八年九月八日から一九一九年二月二二日までの二四週間、四三都市のデータを検討し二〇〇七年のアメリカ医師会誌に報告している。[*4] その結果一一万五三四〇人（一〇万人当たりおよそ五〇〇人）の肺炎およびインフルエンザによる超過死亡があったと推定した。どの市も患者隔離、学校閉鎖、集会禁止の少なくとも一つの対応はとっている。そして対応をしっかりやった都市では超過死亡が有意に少なかったことを突き止めた。

興味深いことに、同じアメリカ国内でありながら超過死亡が高い市と低い市があった。最初の感染ピーク時の超過死亡が、フィラデルフィア（ペンシルベニア州）では一週間で一〇万人当たり二五〇人だったのに対しグランドラピッズ（ミシガン州）は一〇万人当たり一五人で、その差は一七倍である。調査を行った二四週間全体の超過死亡はピッツバーグで一〇万人当たり八〇七人だったのに対して、グランドラピッズは一〇万人当たり二一一人で、その差三・八倍。同じアメリカ国内でありながら、なぜこのように大きな違いがでてしまったのだろうか？

早期に介入（学校閉鎖など）が開始される、あるいは十分な期間介入が実施されると、超過死亡のピークを低くできるか、ピークを遅らせることができるか、あるいは二四週間全体の超過死亡を減少させることができるかどうかを検証してみよう（図12－4）。

超過死亡がもっとも多かったフィラデルフィア

九月末時点で州政府は患者発生を把握していたが、楽観的であった。フィラデルフィアで行われた戦勝パレード（九月二八日）には二〇万人以上が参加した。この数日後に大流行となる。とくに工場地帯で大流行した。

流行加速期に戦勝パレードで二〇万人が集まり、感染が広がった。それにもかかわらず対応が、患者がピークに達しかけてから開始されている。介入は事務手続き上一〇月四日より開始されたことになっているが、学校閉鎖が実際に開始されたのは一〇月二四日以降であり、集会禁止が確実に実施されたのは一一月二日であった（図12－5）。「時すでに遅し」である。

大都市でありながら超過死亡が比較的少なかったニューヨーク

ニューヨーク市で最初のスペイン風邪症例が発生してから、超過死亡が二倍を超える一一日も前から介入を開始している。数理モデルでは、地域でインフルエンザ発症率が一％未満で介入を開始すると効果があるとされている。この一％という数値は、日本におけるパンデミック・インフルエ

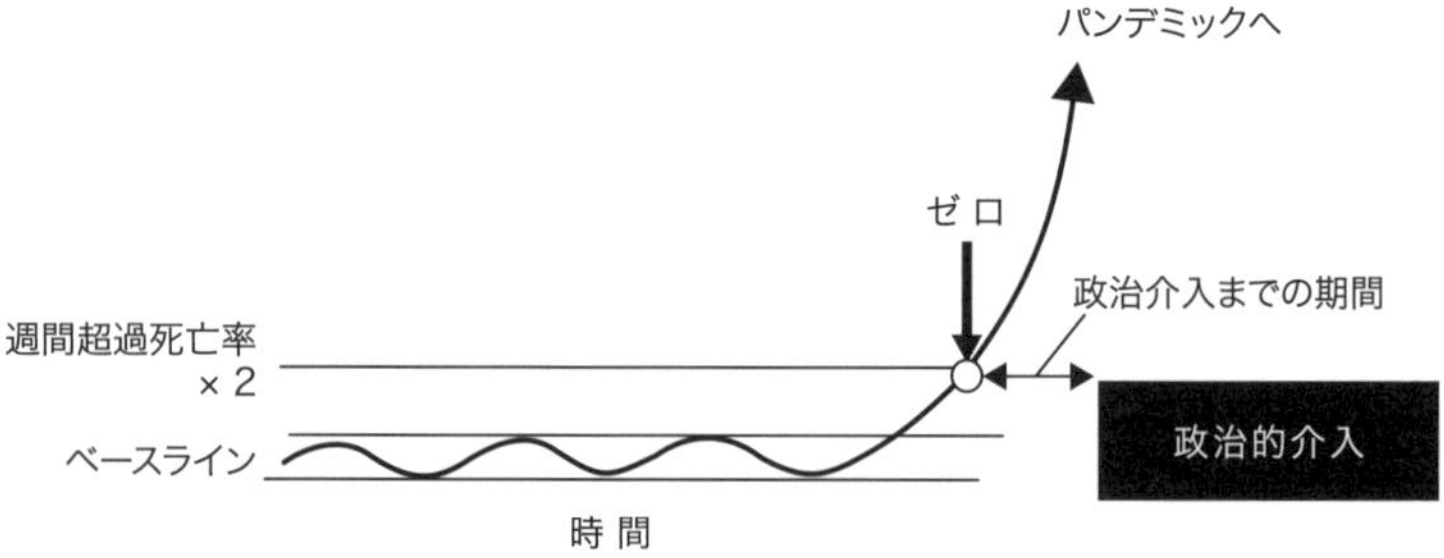

図 12－4　介入の効果。週間超過死亡率が平年の肺炎、インフルエンザ死亡率の中央値の2倍を超えた日を流行加速日としている。流行加速日から介入開始までの期間が7日以内であると、10万人当たりの24週超過死亡数が低い傾向にあった。

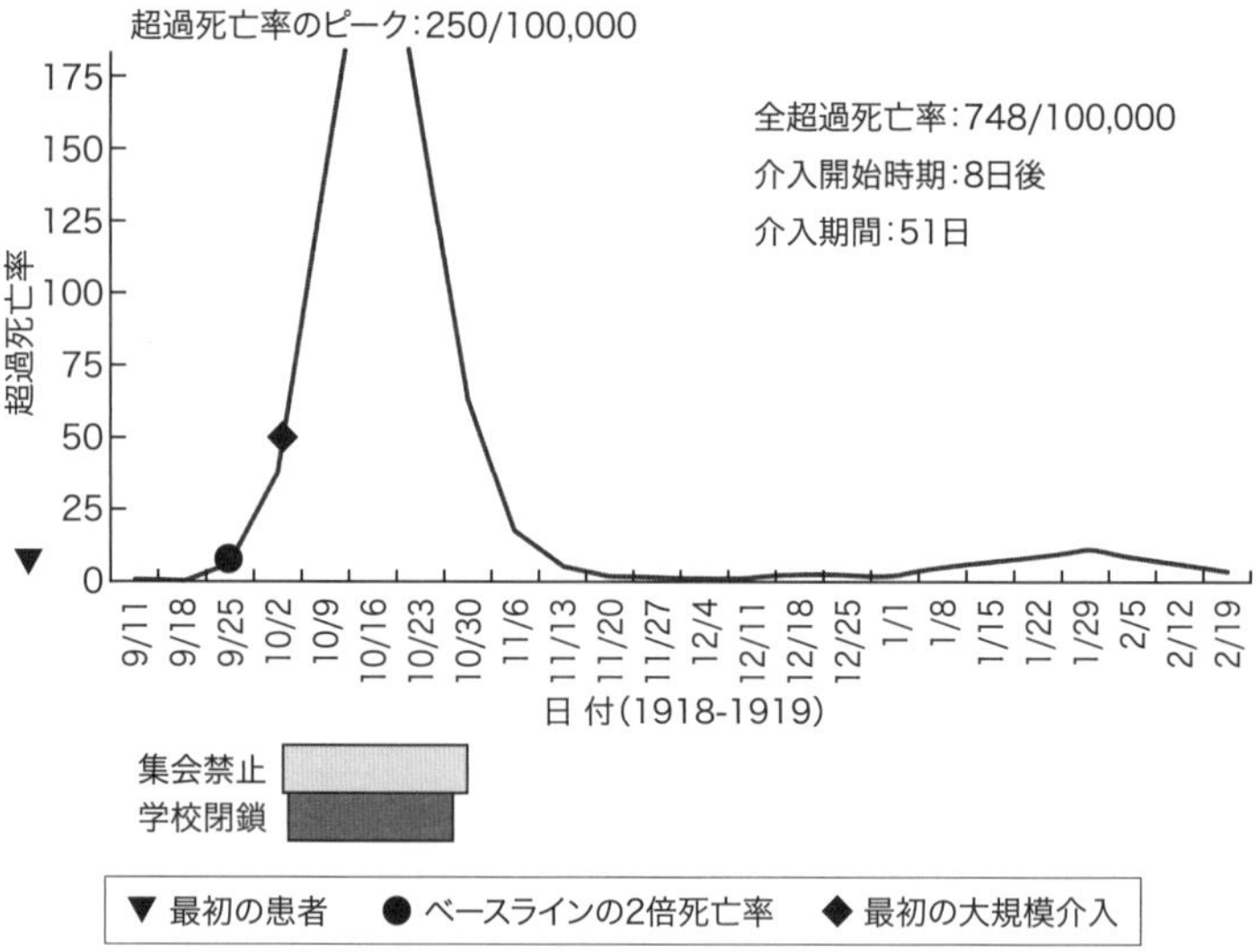

図 12－5　フィラデルフィアにおける超過死亡率と介入の関係。

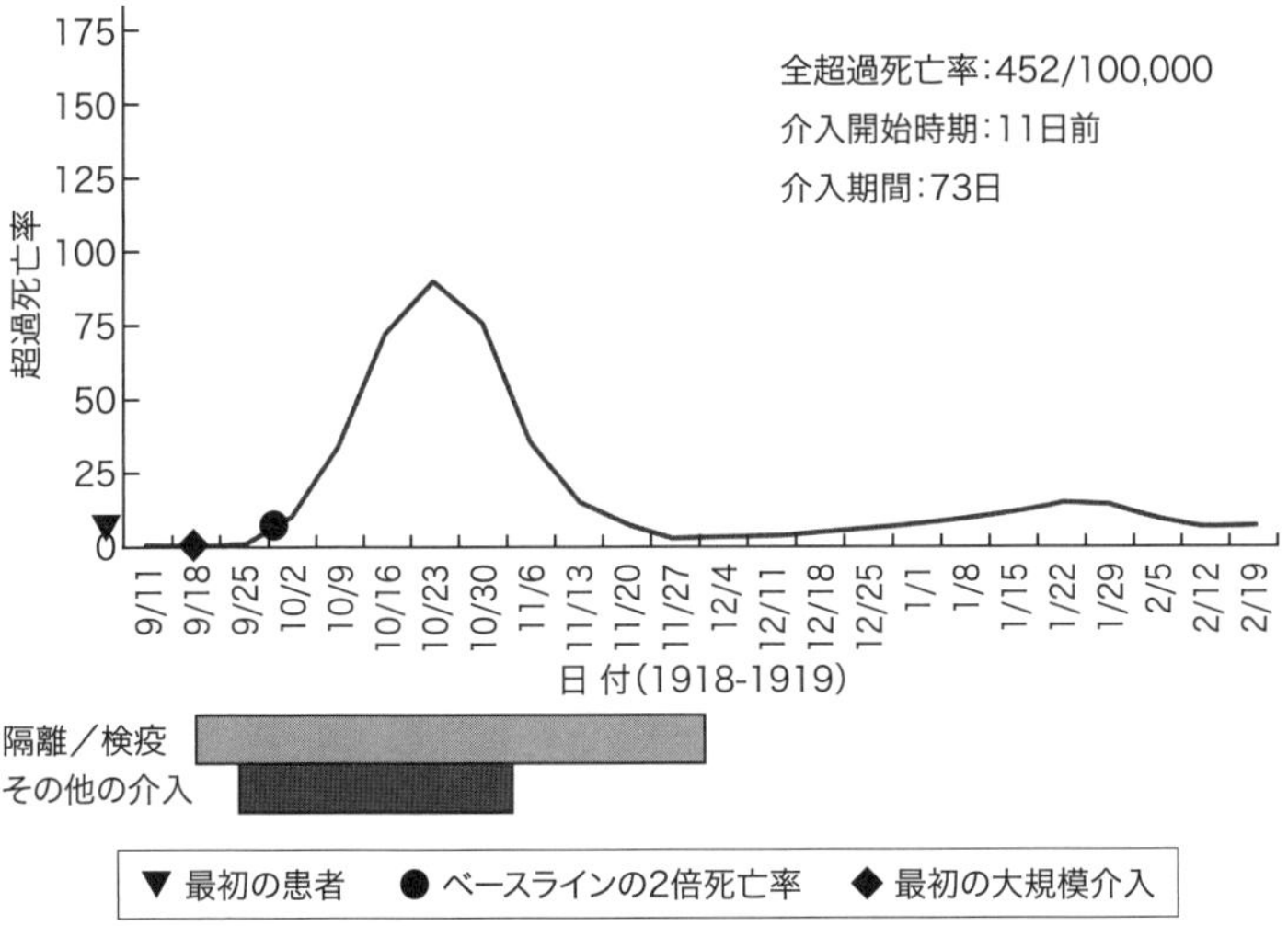

図 12－6　ニューヨークにおける超過死亡率と介入の関係。

ンザ２００９で実証されたように思う。五月に関西の高校を中心に患者が急増しかけたタイミングで学校閉鎖を行い、明らかに感染は終息に向かった。おそらく関西ではそのとき、発症率が一％未満であったであろう。一方、秋以降は日本全国にインフルエンザが広がり、高校生だけではなく、乳幼児から高齢者まで広い年齢層が感染するようになり（当然発症率も一％を超えた）、学校閉鎖をしても明らかな効果は認められていない。

　介入時期だけではなく、市は介入期間を一〇週間以上継続している。また介入の種類であるが、患者を隔離（isolation）しただけではなく、患者と接触した人びとを検疫下（quarantine）に置いた。アメリカ東海岸は最初に流行ピークを迎えたが、そのなかでは死亡率をもっとも低く抑えている（図12－6）。

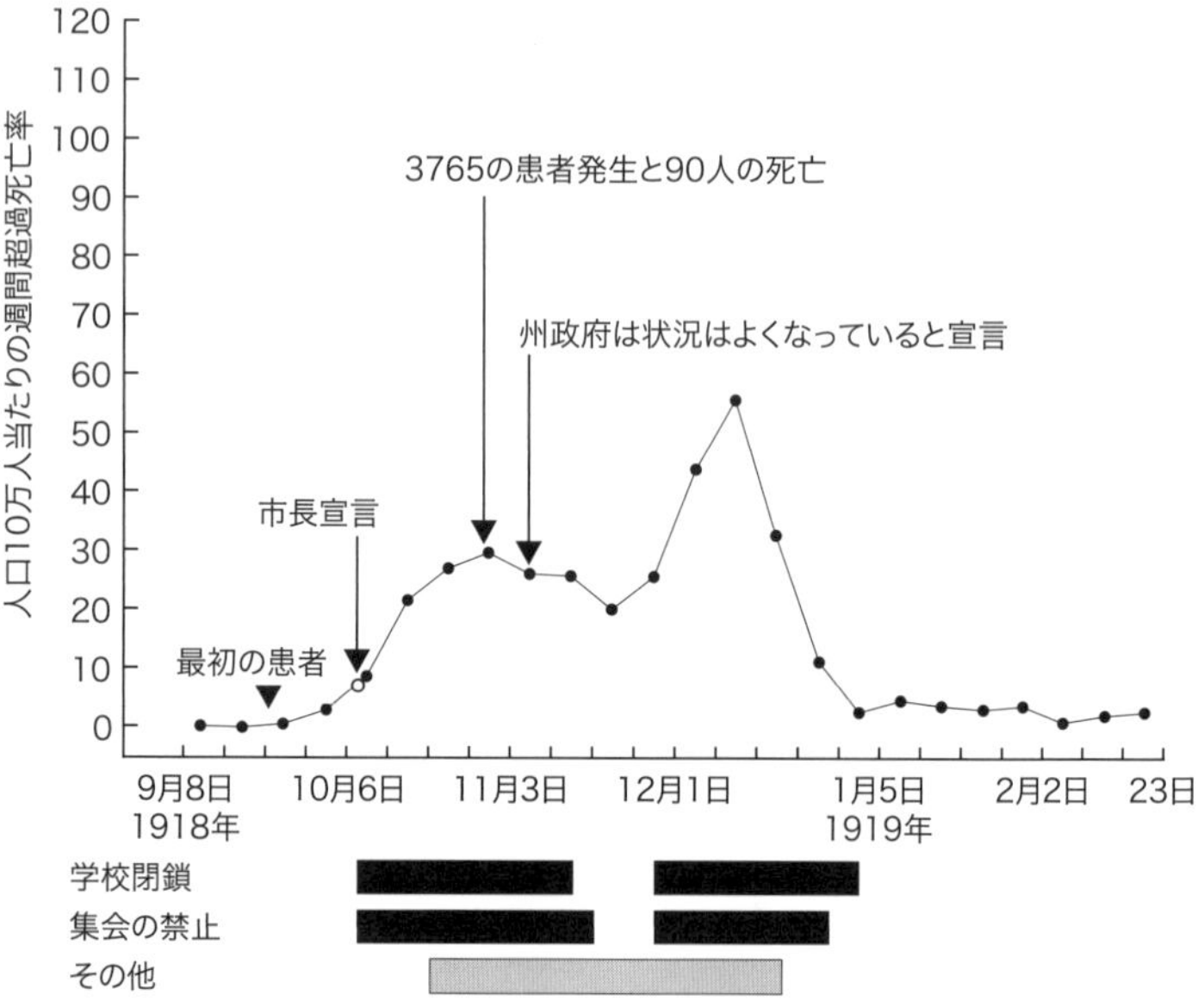

図 12－7　セントルイスにおける超過死亡率と介入の関係。

二つのピークをもつセントルイス

一〇月七日、セントルイス市長は以下の宣言を行った。

「現在セントルイス市でスペイン風邪が発生しています。そして大流行になりつつあります。すべての劇場、学校、ホール、酒場、民宿、ダンスホールは次のアナウンスがあるまで閉鎖します。集会も日曜学校も禁止です」

ミズーリ州政府は正確な患者数を把握しかねていたが一〇月二五日、州政府は「状況はよくなっている」と宣言してしまった。しかし、実際には事態は悪化していたのだ。

初期の頃は市長のリーダーシップがあり、最初の打撃を避けることができた。しかし、第四週の時点で介入の手を緩めてしまい、一二月に大きなピークが発生している（図12－7）。ポイントは介入を早期に開始し、十分な期間継続し、かつ介入も一種類ではなく複数を同時に断行することである。このポイントを着実に実行するためには市長のリーダーシップが必要だ。SARS流行の際、カナダのトロント市長は感染が下火になったところで、観光やビジネスの落ち込みを心配して、「もう大丈夫」と宣言し、感染制御の手を緩めてしまった。その結果、SARS流行は再燃した。セントルイスと酷似する。

日本における四七道府県の超過死亡率

アメリカ四三都市の研究にならい、日本の四七道府県の超過死亡率を計算した。超過死亡がもっとも低かったのは、東京（一〇万人当たり四・一人）、長崎（同一一・八人）、神奈川（同一四・五人）である。一方、もっとも高かったのは、香川県（同五六・四人）、徳島県（同四六・四人）、高知県（同四〇・九人）だった。同じ日本でありながら、死亡率の開きは一三・八倍もある。日本の五月の流行は海軍が海外から横須賀港（神奈川）経由でもたらし、東京で開催された大相撲夏場所で国民のあいだに広がったとしよう。また佐世保にも軍港があり、そこでも夏に感染が広がったとする。この仮説が正しければ、東京、神奈川、長崎で夏にスペイン風邪にかかり、免疫を獲得した人が多く、四国では少なかった。これがワクチンのような働きをして、東京、神奈川、長崎では秋以降の死亡率の高かった流行の影響をあまり受けなかったとも考えられる。あるいは、一八九〇年のパンデミックの際、日本ではインフルエンザが東京、神奈川を中心に流行した。裏を返せば、そのとき四国あたりは一八九〇年の流行を免れたかもしれない。その結果、東京、神奈川では一九一八年のスペイン風邪に対する免疫をもつ人が多く、一方、四国では少なかったとも考えられなくはない。

ほかの要因は考えられないだろうか？　そこでさまざまなデータとの関係を探索してみた。その結果、スペイン風邪が流行する前の年（一九一七年）の、乳児死亡率、五歳未満乳幼児死亡率、私生児の割合、面積、人口密度の五因子で四七道府県のそれぞれの超過死亡の相違の七五％を説明できたのだ。流行前でも四七道府県で、乳児死亡率、五歳未満の乳幼児死亡率は大きく異なっており、これとスペイン風邪時の超過死亡率がよく相関していた。

この当時乳幼児の死因のトップは、肺炎、脱水、麻疹、髄膜炎であり、現在では助けなくてはならない病気である。子どもの病気を助ける環境とは、栄養状態、衛生状態、家族のケア、医療機関へのアクセスなど、現代と重なる部分も多い。平時これらの疾患に対して救命率が高い県では、スペイン風邪時の死亡率が低かったのだ。すなわち、助けられる病気を確実に助けられる地域社会を平時から構築すること、「危機管理は平時にあり」ということを解析結果は示してくれている。

図12－8を分析せよ。

月間死亡数は一九〇〇年代から一九二〇年頃まで高い。その後、徐々に低下し始め、一九六〇〜七〇年代は安定する。しかし、一九八〇年代以降徐々に増加傾向にある。最近の死亡増加は高齢者増加にともなう気管支炎や肺炎などによる。スペイン風邪は三波あったが、第二波、第三波で多く

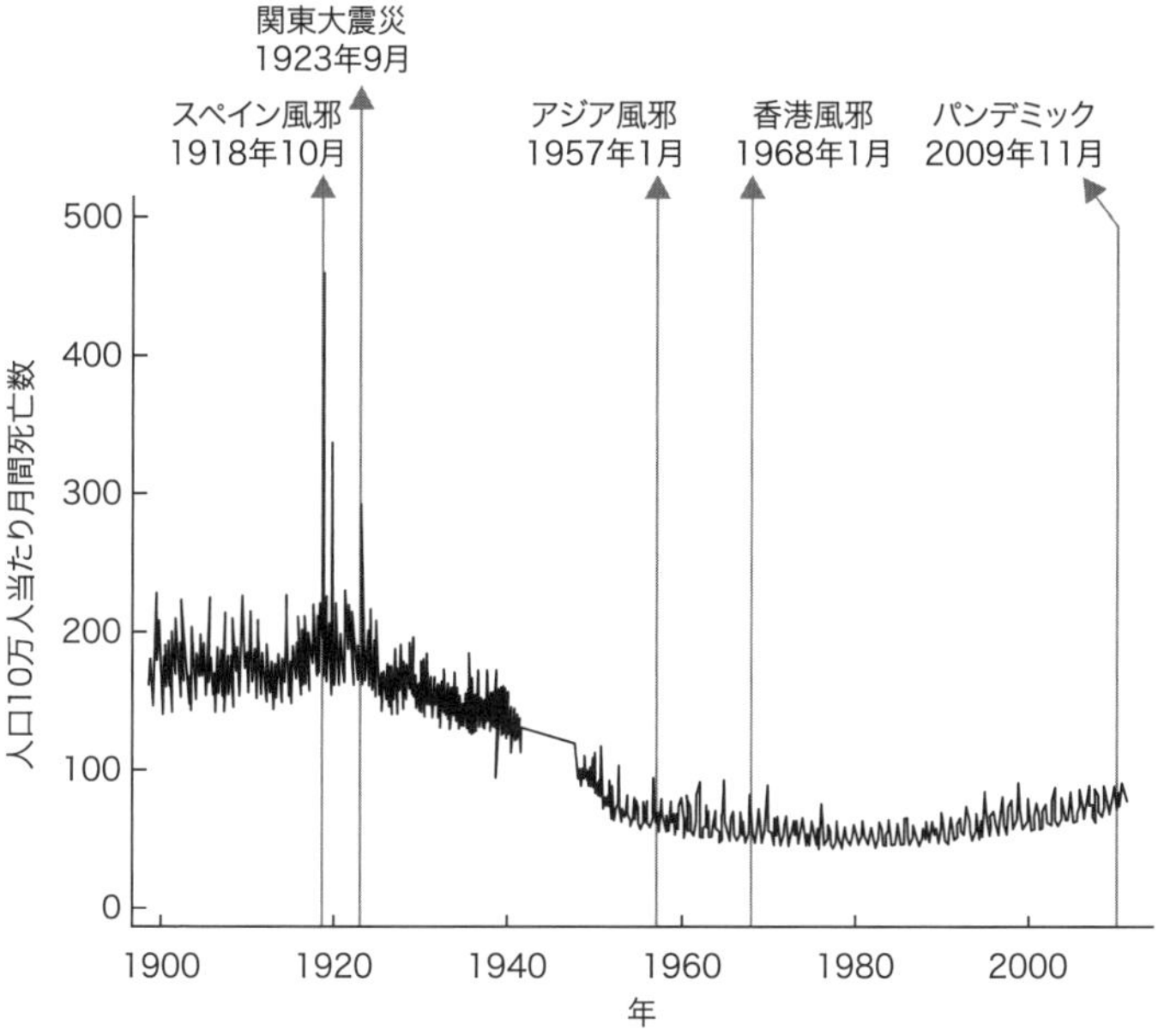

図12－8　1900年からの月間死亡数の推移。

の犠牲者をだしているのがよくわかる。一九二三年の関東大震災でも多くの人命が失われているが、スペイン風邪時のほうがはるかにひどい状況だ。一方、アジア風邪、香港風邪時はスペイン風邪時に比較すると目立ったピークはない。二〇〇九年のインフルエンザ・パンデミック時の死亡にいたってはほとんど影響していない。東日本大震災でも二万人近くの人命が失われるという近年になない犠牲者の数であるが、関東大震災と比較するとピークは小さい（遺体の発見の遅れがピークを曖昧にしている可能性もある）。

この違いは何からくるものだろうか？　私は、国民の防災や感染症に対する知識の向上、栄養状態の改善、学校閉鎖など社会の迅速な対応、医療へのアクセスのよさ、予防接種や抗インフルエンザ薬など医療技術の進歩といったものが、パンデミックや震災時の犠牲者の数を低くしていると思う。しかし、もっと低く抑えることはできるはずだ。そのためには、繰り返しになるが「危機に対する備えは平時にあり」である。平時にできないことは、有事にもできない。救える命を確実に救える地域を構築することが危機管理である。

◆コラム⑪◆

ビタミンDのインフルエンザ予防効果

二〇〇八年頃、高病原性鳥インフルエンザ流行から、このような致死率の高いインフルエンザがパンデミックになったらという懸念がでてきた。そこでいろいろなところから、インフルエンザのパンデミックについて講演してほしいと依頼を受け、自分なりに資料を集め勉強した時期がある。その一環として国会図書館にも足を運び、内務省のマイクロフィルムにも目を通したものである。

ある論文のなかにビタミンDがインフルエンザの予防に関わっているのでは？というハーバードの研究グループによる総説を発見した。私の頭では、ビタミンDは骨を丈夫にするものという意識が強く、最初は懐疑的であった。しかし、文中の参考文献を読んでいくうちに、ビタミンDが自然免疫を強化する働きが最近の『ネイチャー』や『サイエンス』にも報告されているのに気づいた。カビがペニシリンのような抗菌物質をだして細菌を撃退するように、ヒトの免疫細胞も抗微生物タンパクを産生する能力がある。しかも、このタンパクの産生量は血中ビタミンDに比例するというのだ。とくに結核や気道感染症の予防にはビタミンDが重要ということであった。ビタミンDは日光に当たることで、皮下でつくられる特殊なビタミンである。健常人の血中ビタミンD濃度は夏高く冬低い。二倍程度の差がある。ちょうどインフルエンザが流行する一月〜二月にビタミンD濃度がもっとも低いのだ。そこで、ランダム化プラセボ比較二重盲検試験というものを企画して、私たちはビタミンDがインフルエンザの発症を有意に減らすことができることを証明した。*5

いまは、がんの再発予防やパーキンソン病の症状改善、脳梗塞後のリハビリ、喘息発作の軽減に役立つのではないかという想定のもと臨床試験を進めている。

皆も見ているはずなのに気づかない、そんなものが自分にだけ見えてきたとき。研究の面白さは、その瞬間にある。

第13章　アウトブレイク対策の批判的吟味

自分がアウトブレイク調査員の一人であったらどれくらいうまくやれたであろうか？　あとから批判することはたやすいし、心苦しい。しかし、次にもっとうまくやるため、犠牲者の数を一人でも減らすためには批判的に吟味することも必要だ。

1　COVID-19（二〇一九年）：不成功（成功した国もある）

台湾では、感染者数が増えていない。一月に入って中国からの水際対策を実施するなど、迅速な対応が図られた。この点、シンガポールも早期より対策をしている。SARSの苦い経験が今回に生かされている。しかし、WHOのホームページには台湾の数字が反映されていない。

韓国では、クラスターが発生したものの、感染爆発を抑えることができた。中東以外でMERSを経験した国であり、検査態勢を整えていた。そのため、宗教施設で集団感染があった際も徹底的に検査を実施し、封じ込めに成功した。

一方、イタリアやアメリカで感染拡大に歯止めがかからなかった。BCGは結核のワクチンであるが、多種多様なウイルスに対する自然免疫力を上げることが示唆されている。イタリア、アメリカ、ベルギー、オランダでは、過去も現在もBCGワクチンプログラムを実施していない。スペインは一九八一年にBCGを中止しているので、三九歳以下は接種していない。一方イランは一九八〇年代よりBCG接種プログラムを開始した。BCGの接種の有無が、感染拡大に影響した可能性も考えられる。

ただし、四月二〇日現在、パンデミックの終息は見通せない状況だ。事態の推移を注視したい。

2 パンデミック・インフルエンザ２００９（二〇〇九年）：日本では過剰な場面もあったが成功

国際感染症学会によるProMedという世界の感染症情報サイトがある。自分のEメール・アドレスを登録しておくと日々情報を送信してくれる有益なものだ。このインフルエンザに関してもパンデミックになる前から関連情報はProMedにアップされていた。そのなかに

> アウトブレイクは医療従事者をも襲った……メキシコ都市部で発症率は高かったが、重症化率はアメリカとの国境付近など田舎部で高い。四月二三日

という文面があった。医療関係者には感染しているが、SARSのときのような重症化した医療関係者に関する記載が一切なかったのである。アメリカでは比較的軽症者が多かったことから、私は「このインフルエンザは近いうちにパンデミックになるであろうが、医療関係者が重症化していないとすれば、スペイン風邪やSARSのようになることはないであろう。また国境付近で重症感染

が多い→貧困層で重症化→日本での重症化は少ない」と直感した。当時医学雑誌では、通常は投稿してから掲載されるまで数か月の時間を要するが、このような事態においては電子版としてきわめて早い段階で公開された。このような次々に公開される初期の情報だけでも深く洞察することにより、どのように備えるべきかが見えてくる。

日本では次にパンデミックになるとしたら、H5N1の高病原性鳥インフルエンザであり、これに向けての方針が各自治体まで行き渡ったところであった。病原性が低い新型インフルエンザ対策はなかったものだから、病原性が低いにもかかわらず高病原性用の対策を進めてしまったのだ。単純にWHOがフェーズ4を宣言すれば、日本の新型インフルエンザ対策も自動的に発動される仕組みだったのだ。対策が非常に硬直しており、成田空港での物々しい検疫をした日本と、学校閉鎖さえもしなかったアメリカとは対照的であった。

結果的にはこのパンデミックによる死者の数は日本のほうがアメリカより少なかった。その理由は厳格な検疫や発熱センターの設置ではない。ひとえに、いつでもどこでも誰でも熱がでたらしっかりとした医療を受けられる常日頃の日本の体制が功を奏したと思う。また海外と比較すると極端な肥満者の割合も少ない。抗インフルエンザ薬が四八時間以内に投与された場合、重症化率が半減することが夏以降明らかになった。一方、日本ではそのようなエビデンスがでる前から、熱がでたときの迅速診断が仮に陰性でも、臨床的にインフルエンザが疑われれば抗インフルエンザ薬を直ちに処方していた。また会社や学校などでも感染が蔓延しないよう取り組んだことも大きい。さらに国民皆保険でいつでも誰でもどこでも医療を受けることができる。このような文化がすでに日本全国に浸透していた点が死亡率を世界でもっとも低くした理由であろう。まさに「危機管理は平時にあり」だ。

3 SARS（二〇〇三年）：成功

WHO感染症専門家ウルバーニ博士の役割が大きい。彼はベトナムでのSARS一例目を見て、さらに医療スタッフに感染が拡大する状況を見て「大変なことが起こりつつある」と直感し、WHOに直接連絡している。それでもWHOは動いていない。ウルバーニ博士は学会に参加するためタイのバンコクに飛んだが飛行機のなかでSARSを発症。彼はバンコク空港で同じ学会に参加する予定だったCDCの友人に「事態が急を要する」ことを、身をもって示した。その友人がWHOに告げ、WHOもやっとグローバル・アラートをだしたのだ。インターネットでは、広東省の情報がでてはいたが、誰もことの重大さに気づいていない。やはり、電話やEメールではことの真相は伝わりにくく、直接会って目を見て話すことがいかに重要かを示唆していると私は思う。情報化社会である現代、常に頭の隅に置いておかなくてはならない点だろう。

一日もあれば世界中のどこにでも行ける現代。感染症も同じスピードで移動する。いつまたSARSのような致死率の高い新興感染症がパンデミックとなってもおかしくはない。

4 炭疽菌テロ（二〇〇一年）：不成功

フロリダの最初のケースがでた時点で、アメリカ政府はテロではなく、悪いいたずらと捉えてしまった。実際、ダッシュル上院議員らにあてられた二回目のアタックの際に使われたものに比べると炭疽菌の精度が低かった。ラジニーシュプラムによるサラダ・バーにサルモネラ菌を混ぜた事例(第1章参照)がそうであったように、テロリストは一回目に成功すると二回目のアタックを企てる。成功に味を占め、その規模はエスカレートする。実際、このケースでは、二回目に使われた炭疽菌の粒子はより細かく、かつ電荷を帯びていたため、粒子どうしがくっつきにくくなっていた。その結果、郵便局内の仕分け機を通過した際、電子顕微鏡で見てわかる程度のごく小さな封筒の穴から炭疽菌が空中に漏れ、郵便局内に犠牲者をだした。一方、CDCやFBIを含めたアメリカ政府は、炭疽菌に改良が加えられているとはゆめゆめ思わず「大丈夫、大丈夫、心配するな」とリスク・コミュニケーションしてしまったのである。

なぜそのようになってしまったのか? メディアに送られた炭疽菌はCDCで、議員に送られた炭疽菌はFBIで分析された。双方が情報を共有しておらず、二回目のアタックで使われた炭疽菌の殺傷能力が向上していた点に気づくのが遅れたと私は分析する。その後、アメリカ議会に「公衆衛生と法執行部門の障壁、コミュニケーション不足」を指摘されることになる。この指摘を真摯に受け止め、年に二回、CDCとFBIによる合同机上演習が行われるようになった。公衆衛生部門は国民の健康を守るため、法執行部門は犯人検挙と再犯の防止のために存在し、決してバッティングするものではない。なぜうまくいかなかったかを徹底的に検証し、改善策をだしていく。日本にはないアメリカの偉いところだ。

彼らと話したところ、この演習は非常によいという。そこで、この仕組みを共有する目的で、G

8やASEAN地域フォーラムの枠組みに絡めて、各国の公衆衛生専門家と法執行部門が一堂に集まる会議がもたれるようになった。また、イギリスでも同じような認識をもっており、感染症、中毒、放射線の研究所を統合し、健康保護局（HPA）を設立した。ロンドンに本部を設け、個々の機関のトップが頻繁に会合をもつ機会をつくっただけなので、費用もさほどかからなかったそうである。実際、ポロニウムの事例の際には、警察とHPAが情報を共有して非常にうまくいったようである。

私もこのような会議にしばしば参加し、日本にも必要な仕組みであると実感している。しかし、日本では、オウム真理教がサリンを用いた化学テロや失敗はしたがボツリヌス毒素や炭疽菌を使ったテロを起こしていながら、公衆衛生専門家と法執行部門が情報を共有するといった取り組みは一切なされていない。

5　西ナイル熱（一九九九年）：不成功

一九九九年、ハーバード大学公衆衛生大学院に留学中にこのケースは発生した。ニュースでは、蚊を駆除するためヘリコプターを使っての殺虫剤大量散布が行われる様子が報道されていた。殺虫剤は農薬やオウム真理教の化学テロで使われたサリンと同じ神経毒である。子どもを含め人間の健康によいわけはない。さらには、地域のエコシステムを破壊するため、中長期に見るとかえって蚊を増やしかねない。実際、その後一〇年かけて西ナイル熱は北米および南米に広がり、風土病として定着してしまった。

西ナイル熱はアメリカに起こるべくして起こったとも考えられる。それは

1．グローバル化にともない、ヒトやモノが国境を越えて容易に行き来する時代となり、蚊も大陸を越えて移動できるようになった
2．森林を伐採して田畑や牧場に変えるなど自然環境の人為的改変
3．地球温暖化により気温や降雨量が変化したことでエコシステムが変貌、地域のベクターや宿主の分布が変化した
4．媒介生物であるイエカと鳥は都市郊外など居住地域に多く、鳥―蚊―ヒトのループを形成

といった条件が揃ったためである。

ではなぜ日本で西ナイル熱が発生しないのか？　アメリカで西ナイル熱が発生した当時、日本でも地方自治体ではカラスの死亡などに非常に神経をとがらせていた。私は次のように想像する。日本脳炎ウイルスと西ナイル熱ウイルスが似ているので、日本脳炎に対して免疫をもっていると西ナイル熱に罹患しにくいのではないか（交叉免疫）。しかし、アメリカには西ナイル熱と似たセントルイス脳炎が分布していたのに西ナイル熱が広がった。この違いは日本脳炎に対してはワクチンがあり、日本人の多くが日本脳炎に対して免疫をもっているため、西ナイル熱もセントルイス脳炎も発生しないのだろう。

6 ニパ脳炎（一九九八年）：シンガポールは成功、ほかは不成功

マレーシア政府はしばらく日本脳炎対策しかとっていなかったし、ニパ脳炎という新しい感染症であることが判明してからも、不必要にブタを大量畜殺（一〇〇万匹）した。一方シンガポールでは畜殺場職員にニパ脳炎がでてからの対応は迅速かつ的確であった。結果的にはヒトからヒトに感染しないので「やり過ぎ」の感は拭えないが、感染経路がよくわかっていなかった時期での判断でやむをえないだろう。

わずか三年後に発生したバングラデシュのアウトブレイクでは、マレーシアとは異なりニパ・ウイルスはヒトからヒトに感染するように進化している。バングラデシュではイスラム教が主である関係からブタをほとんど飼育していない。ブタを介して感染できないぶん、コウモリから直接ヒトに感染できるように進化したのだ。ウイルスは膜で囲まれた遺伝子であり生命ではないとする考え方がある。しかし「生命が種の保存のため環境に合わせて進化する」とすれば、ウイルスも生命体であるとするほうが受け入れやすい。

なぜ東南アジアでニパ脳炎が発生したのだろうか？　ヒトが熱帯雨林を切り開き農地に変えていった。その結果、オオコウモリの住む場所が狭められ、残り少ない果樹園に住処を求めた。果樹園のそばにはヒトが生活しており、オオコウモリとヒトは接近遭遇することになる。この地域では子どもが木に上り、フルーツを採って食べる習慣がある。森を追われたオオコウモリがフルーツの木に住み、ニパ・ウイルスをもつコウモリがフルーツをかじり、それを子どもが採って食べれば感染する。また、木登りした際、ウイルスを含むコウモリの屎尿《しにょう》あるいは糞化石に触れ、手を洗わ

ずにウイルスがついた手を舐めてしまったかもしれない。そして発症した子どもを看病した家族にヒトからヒトという形で直接感染した。しかし、看病といった濃厚な接触でなければ容易に感染は広がらず自然と終息したのだろう。将来ニパがパンデミックになる可能性は高病原性インフルエンザH5N1がパンデミックになる可能性より高いかもしれない。なぜなら体温が近い哺乳類間の人畜共通感染症だからである。

7　高病原性鳥インフルエンザ（一九九七年）：短期的には成功、長期的には不成功

鳥インフルエンザで息も絶え絶え、あるいは死亡した鳥に接触し、このウイルスを深く吸い込むと、これが肺胞にまで届きα2－3Gal1を介して細胞内に侵入。増幅してウイルス血症をきたし、肺炎、多臓器不全で死亡する。一方、ウイルスを大量に肺まで吸い込むことがなければ、軽い風邪症状あるいは無症候性で免疫を獲得する。またα2－3Gal1の分布や量にも個人差があって、同じウイルス量を吸い込んでも発症する人と発症しない人があるのではないか？　家族内感染は、濃厚接触だけではなく、病気を発症しやすい遺伝的素因を共有していることが多い。また、鳥インフルエンザ・ウイルスが人に感染するメカニズムには不明な部分も多く、鳥と人との体温の違いが影響するとか、細胞内環境、免疫反応などほかの説を強調する学者もいる。そのため、現在の鳥インフルエンザが大きな変異を起こさなければ、パンデミックになる可能性は低いだろう。しかし裏を返せば可能性は常にある（＝ゼロではない）。

しかし、ブタあるいはヒトが季節性インフルエンザと高病原性インフルエンザに同時感染し、こ

の二種類のウイルスの遺伝子が組み変わることにより、季節性インフルエンザの感染力と高病原性インフルエンザの高病原性を兼ね備えた新しいウイルスが出現すれば、人類にとっては脅威になる。ただ、多くの人は季節性インフルエンザに対する免疫を多かれ少なかれもっているわけだから、致死率六〇%ということは考えにくい。鳥インフルエンザは日本、韓国などの温帯でも発生しているが、死亡例は季節性インフルエンザの比較的少ない一部の国に限られている。このことは季節性インフルエンザに対する一定の免疫をもつことが鳥インフルエンザの発症を防ぐ何らかの役割を担っている可能性も否定できない。さらに、香港の鳥インフルエンザのアウトブレイクがあった地域では、ゼロから三%がH5N1にいつの間にか感染しており、年間数件いくかいかないかの重症例がWHOに報告されているに過ぎないとすれば、致死率は桁違いに低いことになるし、感染を受けて重症化するのは特異体質をもつ人ということになる。

このケースを「短期的には成功、長期的には不成功」とした理由は、香港では最初に鳥インフルエンザのアウトブレイクが発生したとき、家禽をいっせいに処分し、感染拡大を防いだから短期的には成功である。しかし、生の家禽を購入して一般家庭でさばいて料理に使ったりする習慣や家禽、ブタ、ヒトがともに暮らす地域がある限り、高病原性インフルエンザのパンデミックのリスクはゼロにならない。

8　エイズ（一九八一年）：不成功

クラスターの段階でCD4細胞の減少がベースにある病態と気づいたところはさすがアメリカで

ある。しかし、その後の疫学調査でホモセクシャルのみに調査対象を絞ってしまったために、ほかの感染経路が不明のまま感染が拡大してしまった。とくに男女間でも感染があることが知られるようになるのが遅すぎた。リスク・コミュニケーションに関しても、コンドーム使用により感染を防げることをCDCや政府が示していれば、状況はかなり異なったのではないだろうか？　アメリカは自由と権利を尊ぶ国であり、この点に触れるのを躊躇《ちゅうちょ》したのだろう。しかし、エイズが世界中に広がってしまったことを考えるとアメリカのとった初期対応は不成功と結論せざるをえない。

9　エボラ出血熱（一九七六年）：不成功

ザイール、スーダンにCDC、WHOが入ったのは、流行が終息しかけた頃で遅かった。時代を考えるとやむをえなかったと思う。逆に、CDCやWHOが未知の感染症の封じ込めに乗りだしたのはこのときがはじめてだったのではないだろうか？

日本人の多くは、「エボラやマーブルグ出血熱はアフリカの病気か映画の世界の出来事」と思っているであろう。しかし、最後の事例でも示したように、旅行者がウイルスをもち込み、診断がつかないまま病院を中心に感染が広がるということは十分想定される。先進国といえども出血熱と無関係といいきれる場所はない。

このケースで見逃せないのは、道路ができたり、森林伐採したりといった環境の変化が背景にある点だ。さらにフィリピンにおいては、レストンという新種のエボラとしてサルやブタに感染しており、ヒトにも無症候性であるが感染している。フィリピンでも森林伐採が進み、コウモリ→家畜

↓ヒトという流れが考えられる。エボラはアジア圏という、日本のすぐそばでもすでに発生しているのだ。

10　スペイン風邪（一九一八年）：成功

国、地域によって死亡率に大きな隔たりがあった。その理由を振り返ると、その国や地域の社会経済レベルが大きく関与している。もちろんワクチンや抗インフルエンザ薬なども重要であるが、患者隔離や検疫、集会の禁止、学校閉鎖など社会の対応もそれと同じくらい重要であることもわかった。とくに社会対応については判断能力の優れたリーダーシップが不可欠であろう。

日本ではスペイン風邪により多くの死者をだした。しかしながら、当時の先進国と同レベルの死者数ですんでいる点は成功と評価したい。その後のアジア風邪、香港風邪、パンデミック・インフルエンザ2009では、先進国のなかでも超過死亡を低く抑えることができている。インフルエンザのパンデミックに平時より備えることは、インフルエンザ以外の新興感染症対策にもつながり、奨励される。

あとがき

二〇一一年一〇月三一日、世界人口は七〇億人を突破した。二〇五〇年までに九三億人に達し、今世紀の終わりまでに一〇〇億人を突破する見とおしだ。全体の約半数が都市部に住んでいる。地球はこの急増する人口を養うために水と食料を提供しなくてはならない。また経済活動をするためエネルギーも必要になる。その結果、森林を伐採し、農地を拡大し、化石燃料を消費する。地球温暖化が進み、水循環が激しさを増すと、各地で水害と干ばつが発生する。その結果、エコシステムは大きく変化する。かつてイースター島で見られたような現象（第8章コラム参照）が地球規模で起こりつつある。

本書を執筆しながら、このような地球環境の変化が新興感染症のきっかけになっているのではないかと感じ始めた。シェイクスピアがいったように、物事には何らかの原因がある。すなわち新興感染症が発生したのは偶然ではない。必然なのだ。私たちはなぜ新興感染症が発生したかを深く考える必要があるのではないだろうか？

感染症数理モデルの最後に示したカオスモデルを思いだしていただきたい（第2章参照）。ある池にいる被捕食系生物が増えると、これを餌とする捕食系生物が増える。しかし餌である被捕食系生物が少なくなるので捕食系生物も減る。捕食系生物が減ると、被捕食系生物が増え……ということを繰り返し、両者はサイン・コサイン・カーブを繰り返す。

ところが、ほんのわずかなパラメータのズレにより、この生態系はカオス状態に陥り、やがて被捕食系生物も捕食系生物も絶滅してしまう。現在の地球はこのカオス初期にあるような気がする。本来地球人口が増えれば、食料の減少や感染症などにより人口は減少し、そのことによりふたたび食料が豊富となり人口も増加する。しかし、生産性の効率化や医療の進歩により、昔では考えられないくらい多くの人口が地球上で暮らしている。その結果、地球全体の生態系がカオスになりつつあるのかもしれない。

そのように述べると悲観的にも聞こえるが、まず地球がいまどのような状態にあるか正しく診断し、なぜそうなっているかの病態生理を考えれば、おのずと治療法が見つかるはずだ。最後の木を切り倒すまでにはまだ時間がある。

＊

二〇一〇年秋に化学同人の津留貴彰氏より「パンデミック」をテーマに感染症について執筆を依頼された。いろいろと資料を集めだしたところで、二〇一一年三月一一日に東日本大震災、引き続き福島第一原子力発電所の事故が発生した。小児科医として長年、放射線治療などに携わってきた経験もあり、放射能についての正しい知識をもってほしいという思いから『放射能汚染　ほんとうの影響を考える』を先行出版した。その後、ふたたび感染症の執筆に立ち返り、こうして出版にいたったのである。執筆の機会を与えていただいた津留貴彰氏に心より深謝します。

二〇一二年五月七日　ボストンにて最初の推敲を終える

浦島　充佳

改訂版あとがき

三月一九日、日本全国でＣＯＶＩＤ－19の患者報告数が少しずつ増えていた頃、化学同人編集部の津留貴彰氏より、二〇一二年に刊行した『パンデミックを阻止せよ！』改訂の打診があった。今回のパンデミックに対して、ハーバード公衆衛生大学院で学んだ内容を少しでも役立てることができるならと考え、二つ返事で引き受けた。それから約一か月、毎週毎日変化する事態に翻弄されながら、一章分を書き上げた。しかし、まだ道半ばである。出口も見えていない。このパンデミックが落ち着いた段階で、新型コロナウイルスに特化した内容の原稿を執筆し、その意味をふたたび問いたいと考えている。

令和二年四月二二日　　自粛中の自宅にて

http://api-net.jfap.or.jp/status/2011/11nenpo/h23gaiyo.pdf

第11章

＊1 *Bulletin of the World Health Organization*, **56**, 271-293 (1978).
＊2 Johnson, K. M., et al. Isolation and partial characterisation of a new virus causing acute haemorrhagic fever in Zaire. *Lancet,* **1**(**8011**), 569-571 (1977).
＊3 Leroy, E. M., et al. Human asymptomatic Ebola infection and strong inflammatory response. *Lancet*, **355**, 2210-2215 (2000).
＊4 *Bulletin of the World Health Organization*, **56**, 247-270 (1978).
＊5 Leroy, E. M., et al. Fruit bats as reservoirs of Ebola virus. *Nature*, **438**, 575-576 (2005).
＊6 Bermejo, M., et al. Ebola outbreak kills 5000 gorillas. *Science*, **314**, 1564 (2006).
＊7 Timen, A., et al. Response to Imported Case of Marburg Hemorrhagic Fever, the Netherlands. *Emerg. Infect. Dis.*, **15**, 1171-1175 (2009).

第12章

＊1 Murray, C. J., et al. Estimation of potential global pandemic influenza mortality on the basis of vital registry data from the 1918-20 pandemic: a quantitative analysis. *Lancet*, **368**, 2211-2218 (2006).
＊2 速水融『日本を襲ったスペイン・インフルエンザ』藤原書店 (2006).
＊3 Andreasen, V., et al. Epidemiologic Characterization of the 1918 Influenza Pandemic Summer Wave in Copenhagen: Implications for Pandemic Control Strategies. *J. Infect. Dis.*, **197**, 270-278 (2008).
＊4 Markel, H., et al. Nonpharmaceutical Interventions Implemented by US Cities During the 1918-1919 Influenza Pandemic. *JAMA*, **298**, 644-654 (2007).
＊5 Urashima, M., et al. Randomized trial of vitamin D supplementation to prevent seasonal influenza A in schoolchildren. *Am. J. Clin. Nutr.*, **91** (**5**), 1255-1260 (2010).

(1998).
＊2 Matrosovich, M., et al. The surface glycoproteins of H5 influenza viruses isolated from humans, chickens, and wild aquatic birds have distinguishable properties. *J. Virol.*, **73**, 1146-1155 (1999).
＊3 Stevens, J., et al. Structure of the Uncleaved Human H1 Hemagglutinin from the Extinct 1918 Influenza Virus. *Science*, **303**, 1866-1870 (2004).
＊4 Shinya, K., et al. Avian flu: Influenza virus receptors in the human airway. Nature, 440, 435-436 (2006); van Riel, D., et al. H5N1 Virus Attachment to Lower Respiratory Tract. *Science*, **312**, 399 (2006).
＊5 CDC. Update: isolation of avian influenza A(H5N1) viruses from humans--Hong Kong, 1997-1998. *MMWR*, **46**, 1245-1247 (1998).
＊6 Bridges, C. B., et al. Risk of Influenza A(H5N1) Infection among Health Care Workers Exposed to Patients with Influenza A(H5N1), Hong Kong. *J. Infect. Dis.*, **181**, 344-348 (2000).
＊7 Mounts, A. W., et al. Case control study of risk factors for avian influenza A (H5N1) disease, Hong Kong. *J. Infect. Dis.*, **180**, 505-508 (1999).
＊8 Jin, X. W. and Mossad, S. B. Avian influenza: An emerging pandemic threat. *N. Engl. J. Med.*, **350**, 1179-1188 (2004).
＊9 Ungchusak, K., et al. Probable Person-to-Person Transmission of Avian Influenza A(H5N1). *N. Engl. J. Med.*, **352**, 333-340 (2005).
＊10 http://www.who.int/influenza/human_animal_interface/H5N1_cumulative_table_archives/en/index.html

第10章

＊1 Gottlieb, M. S., et al. Pneumocystis carinii pneumonia and mucosal candidiasis in previously healthy homosexual men: evidence of a new acquired cellular immunodeficiency. *N. Engl. J. Med.*, **305(24)**, 1425-1431 (1981).
＊2 Hymes, K. B., et al. Kaposi's sarcoma in homosexual men-a report of eight cases. *Lancet*, **2**, 598-600 (1981).
＊3 CDC. Kaposi's sarcoma and Pneumocystis pneumonia among homosexual men—New York City and California. *MMWR*, **30**, 305-308 (1981).
＊4 Chang, Y., et al. Identification of herpesvirus-like DNA sequences in AIDS-associated Kaposi's sarcoma. *Science*, **266**, 1865-1869 (1994).
＊5 Jaffe, H. W., et al. National Case-Control Study of Kaposi's Sarcoma and *Pneumocystis carinii* Pneumonia in Homosexual Men: Part 1, Epidemiologic Results. *Ann. Intern. Med.*, **99**, 145-151 (1983).
＊6 Auerbach, D. M., et al. Cluster of cases of the acquired immune deficiency syndrome. Patients linked by sexual contact. *Am. J. Med.*, **76(3)**, 487-92 (1984).
＊7 CDC. Prevention of acquired immune deficiency syndrome(AIDS): report of inter-agency recommendations. *MMWR*, **32**, 101-103 (1983).
＊8 Barré-Sinoussi, F., et al. Isolation of a T-lymphotropic retrovirus from a patient at risk for acquired immune deficiency syndrome(AIDS). *Science*, **220**, 868-871 (1983).
＊9 厚生労働省エイズ動向委員会「平成23（2011）年エイズ発生動向—概要—」

第4章

＊1 Shinde, V., et al. Triple-Reassortant Swine Influenza A(H1) in Humans in the United States, 2005-2009. *N. Engl. J. Med.*, **360**, 2616-2625 (2009).

＊2 Lessler, J., et al. Outbreak of 2009 Pandemic Influenza A(H1N1) at a New York City School. *N. Engl. J. Med.*, **361**, 2628-2636 (2009).

＊3 Perez-Padilla, R., et al. Pneumonia and respiratory failure from swine-origin influenza A (H1N1) in Mexico. *N. Engl. J. Med.,* **361(7)**, 680-689 (2009). Epub 2009 Jun 29.

＊4 Jain, S., et al. Hospitalized patients with 2009 H1N1 influenza in the United States, April-June 2009. *N. Engl. J. Med.*, **361**, 1935-1944 (2009).

第5章

＊1 Zhong, N. S., et al. Epidemiology and cause of severe acute respiratory syndrome(SARS) in Guangdong, People's Republic of China, in February, 2003. *Lancet*, **362**, 1353-1358 (2003).

＊2 Tsang, K. W., et al. A cluster of cases of severe acute respiratory syndrome in Hong Kong. *N. Engl. J. Med.*, **348**, 1977-1985 (2003).

＊3 Rota, P. A., et al. Characterization of a Novel Coronavirus Associated with Severe Acute Respiratory Syndrome. *Science*, **300**, 1394-1404 (2003).

＊4 Poutanen, S. M., et al. Identification of severe acute respiratory syndrome in Canada. *N. Engl. J. Med.*, **348**, 1995-2005 (2003).

＊5 Lipsitch, M., et al. Transmission Dynamics and Control of Severe Acute Respiratory Syndrome. *Science*, **300**, 1966-1970 (2003).

＊6 Ali, M., et al. Fouchier, Isolation of a Novel Coronavirus from a Man with Pneumonia in Saudi Arabia. *N. Engl. J. Med.*, **367**, 1814-1820 (2012).

第7章

＊1 Nash, D., et al. The Outbreak of West Nile Virus Infection in the New York City Area in 1999. *N. Engl. J. Med.*, **344**, 1807-1814 (2001).

＊2 Kilpatrick, A. M. Globalization, Land Use, and the Invasion of West Nile Virus. *Science*, **334**, 323-327 (2011).

＊3 Paton, N. I. Outbreak of Nipah virus infection among abattoir workers in Singapore. *Lancet*, **354**, 1253-1256 (1999).

第8章

＊1 Paton, N. I. Outbreak of Nipah virus infection among abattoir workers in Singapore. *Lancet*, **354**, 1253-1256 (1999).

＊2 Goh, K. J., et al. Clinical Features of Nipah Virus Encephalitis among Pig Farmers in Malaysia. *N. Engl. J. Med.*, **342**, 1229-1235 (2000).

第9章

＊1 Subbarao, K., et al. Characterization of an avian influenza A(H5N1) virus isolated from a child with a fatal respiratory illness. *Science*, **279** (**5349**) 393 - 396

＊3　Meselson M, Droplets and Aerosols in the Transmission of SARS-CoV-2. *N. Engl. J. Med.*, Apr 15, 2020. doi: 10.1056/NEJMc2009324.
＊4　Pan, A. et al. Association of Public Health Interventions With the Epidemiology of the COVID-19 Outbreak in Wuhan, China. *JAMA*, April 10, 2020. doi:10.1001/jama.2020.6130.
＊5　Chen, N. et al. Epidemiological and clinical characteristics of 99 cases of 2019 novel coronavirus pneumonia in Wuhan, China: a descriptive study. *Lancet*, **395**, 507-513 (2020).
＊6　Murray CJ. et al. Estimation of potential global pandemic influenza mortality on the basis of vital registry data from the 1918-20 pandemic: a quantitative analysis. *Lancet*, **368**, 2211-2218 (2020).
＊7　Dawood, F. S. et al. Estimated global mortality associated with the first 12 months of 2009 pandemic influenza A H1N1 virus circulation: a modelling study. *Lancet Infect. Dis.*, **12**, 687-95 (2012).
＊8　厚労省ホームページ、新型コロナウイルス感染症について：https://www.mhlw.go.jp/stf/seisakunitsuite/bunya/0000164708_00001.html#kokunaihassei
＊9　Borba, M. G. S., et al. Effect of High vs Low Doses of Chloroquine Diphosphate as Adjunctive Therapy for Patients Hospitalized With Severe Acute Respiratory Syndrome Coronavirus 2 (SARS-CoV-2) Infection: A Randomized Clinical Trial. *JAMA Netw. Open*, **3**(**4**), e208857 (2020).
＊10　Cao, B., et al. A Trial of Lopinavir-Ritonavir in Adults Hospitalized with Severe Covid-19. *N. Engl. J. Med.*, Mar 18, 2020. doi: 10.1056/NEJMoa2001282.
＊11　Wang, Y., et al. Remdesivir in adults with severe COVID-19: a randomised, double-blind, placebo-controlled, multicentre trial. Published Online April 29, 2020 https://doi.org/10.1016/ S0140-6736(20)31022-9
＊12　Biering-Sørensen, S., et al. Early BCG-Denmark and Neonatal Mortality Among Infants Weighing <2500 g: A Randomized Controlled Trial. *Clin. Infect. Dis.*, **65**, 1183-1190 (2017).
＊13　de Castro, M. J., et al. Nonspecific (Heterologous) Protection of Neonatal BCG Vaccination Against Hospitalization Due to Respiratory Infection and Sepsis. *Clin. Infect. Dis.*, **60**, 1611-1619 (2015).
＊14　Arts, R. J. W. et al. BCG Vaccination Protects against Experimental Viral Infection in Humans through the Induction of Cytokines Associated with Trained Immunity. *Cell Host Microbe*, **23**, 89-100 (2018).
＊15　Aronson, N. E., et al. Long-term efficacy of BCG vaccine in American Indians and Alaska Natives: A 60-year follow-up study. *JAMA*, **291**, 2086-2091 (2004).
＊16　Miller, A. et al. Correlation between universal BCG vaccination policy and reduced morbidity and mortality for COVID-19: an epidemiological study. https://www.medrxiv.org/content/10.1101/2020.03.24.20042937v1
＊17　https://www.who.int/news-room/commentaries/detail/bacille-calmette-gu%C3%A9rin-(bcg)-vaccination-and-covid-19
＊18　https://www.thelancet.com/journals/lancet/article/PIIS0140-6736(20)31025-4/fulltext#back-bib9

引用文献

第1章

＊1 Duchin, J. S., et al. Hantavirus Pulmonary Syndrome: A Clinical Description of 17 Patients with a Newly Recognized Disease. *N. Engl. J. Med.*, **330**, 949-955 (1994).

＊2 Hantavirus Disease -- Southwestern United States, *MMWR*, **42** (**29**), 570-572 (1993).

＊3 Barrette, R. W., et al. Discovery of Swine as a Host for the Reston ebolavirus. *Science*, **325**, 204-206 (2009).

＊4 Parker, A. A., et al. Implications of a 2005 Measles Outbreak in Indiana for Sustained Elimination of Measles in the United States. *N. Engl. J. Med.*, **355**, 447-455 (2006).

＊5 Meselson, M., et al. The Sverdlovsk Anthrax Outbreak of 1979. *Science*, **266**, 1202-1208 (1994).

＊6 Gajdusek, D. C. and Zigas, V. Degenerative Disease of the Central Nervous System in New Guinea—The Endemic Occurrence of Kuru in the Native Population. *N. Engl. J. Med.*, **14**, 974-978 (1957).

＊7 Gajdusek, D. C., et al. Transmission of experimental kuru to the spider monkey (Ateles geoffreyi). *Science*, **162**, 693-694 (1968).

＊8 Prusiner, S. B. Novel proteinaceous infectious particles cause scrapie. *Science*, **216**, 136-144 (1982).

＊9 Fraser, D. W., et al. Legionnaires' disease: description of an epidemic of pneumonia. *N. Engl. J. Med.*, **297**, 1189-1197 (1977).

＊10 Steere, A. C., et al. Erythema chronicum migrans and Lyme arthritis: epi- demiologic evidence for a tick vector. *Am. J. Epidemiol.*, **108**, 312-321 (1978).

＊11 Wallis, R. C., et al. Erythetna chronicum migrans and Lyme arthri- tis: field study of ticks. *Am. J. Epidemiol.*, **108**, 322-327 (1978).

＊12 Török, T. J., et al. A Large Community Outbreak of Salmonellosis Caused by Intentional Contamination of Restaurant Salad Bars. *JAMA*, **278**, 389-395 (1997).

＊13 Keele, B. F., et al. Chimpanzee reservoirs of pandemic and nonpandemic HIV-1. *Science*, **313**(**5786**), 523-526 (2006).

第2章

＊1 Tsang, K. W., et al. A Cluster of Cases of Severe Acute Respiratory Syndrome in Hong Kong. *N. Engl. J. Med.*, **348**, 1977-1985 (2003).

第3章

＊1 Rothe, C. et al. Transmission of 2019-nCoV Infection from an Asymptomatic Contact in Germany. *N. Engl. J. Med.*, **382**, 970-971 (2020).

＊2 Bai, Y. et al. Presumed Asymptomatic Carrier Transmission of COVID-19. *JAMA*, **323**, 1406-1407 (2020).

浦島　充佳（うらしま　みつよし）

1986年東京慈恵会医科大学卒業後、附属病院において骨髄移植を中心とした小児がん医療に献身。93年医学博士。94〜97年ダナファーバー癌研究所留学。2000年ハーバード大学大学院にて公衆衛生修士取得。2013年より東京慈恵会医科大学教授。小児科診療、学生教育に勤しむ傍ら、分子疫学研究室室長として研究にも携わる。
9.11米国同時多発テロに強い衝撃を受け、医師として大勢の尊い命を守るべく活動するようになる。専門は小児科、疫学、統計学、がん、感染症。現在はビタミンDの臨床研究にフォーカスしている。またパンデミック、災害医療も含めたグローバル・ヘルスにも注力している。小児科専門医。
ホームページ：http://dr-urashima.jp
著書に『放射能汚染　ほんとうの影響を考える』（化学同人）など多数ある。

DOJIN選書　084
〈新型コロナウイルス対応改訂版〉
パンデミックを阻止《そし》せよ！　感染症《かんせんしょう》を封《ふう》じ込《こ》めるための10のケーススタディ

第1版　第1刷　2020年6月20日

検印廃止

著　　者　浦島充佳
発 行 者　曽根良介
発 行 所　株式会社化学同人
600-8074　京都市下京区仏光寺通柳馬場西入ル
編集部　TEL：075-352-3711　FAX：075-352-0371
営業部　TEL：075-352-3373　FAX：075-351-8301
振替　01010-7-5702
https://www.kagakudojin.co.jp　webmaster@kagakudojin.co.jp
装　　幀　BAUMDORF・木村由久
印刷・製本　創栄図書印刷株式会社

ISBN978-4-7598-1684-6